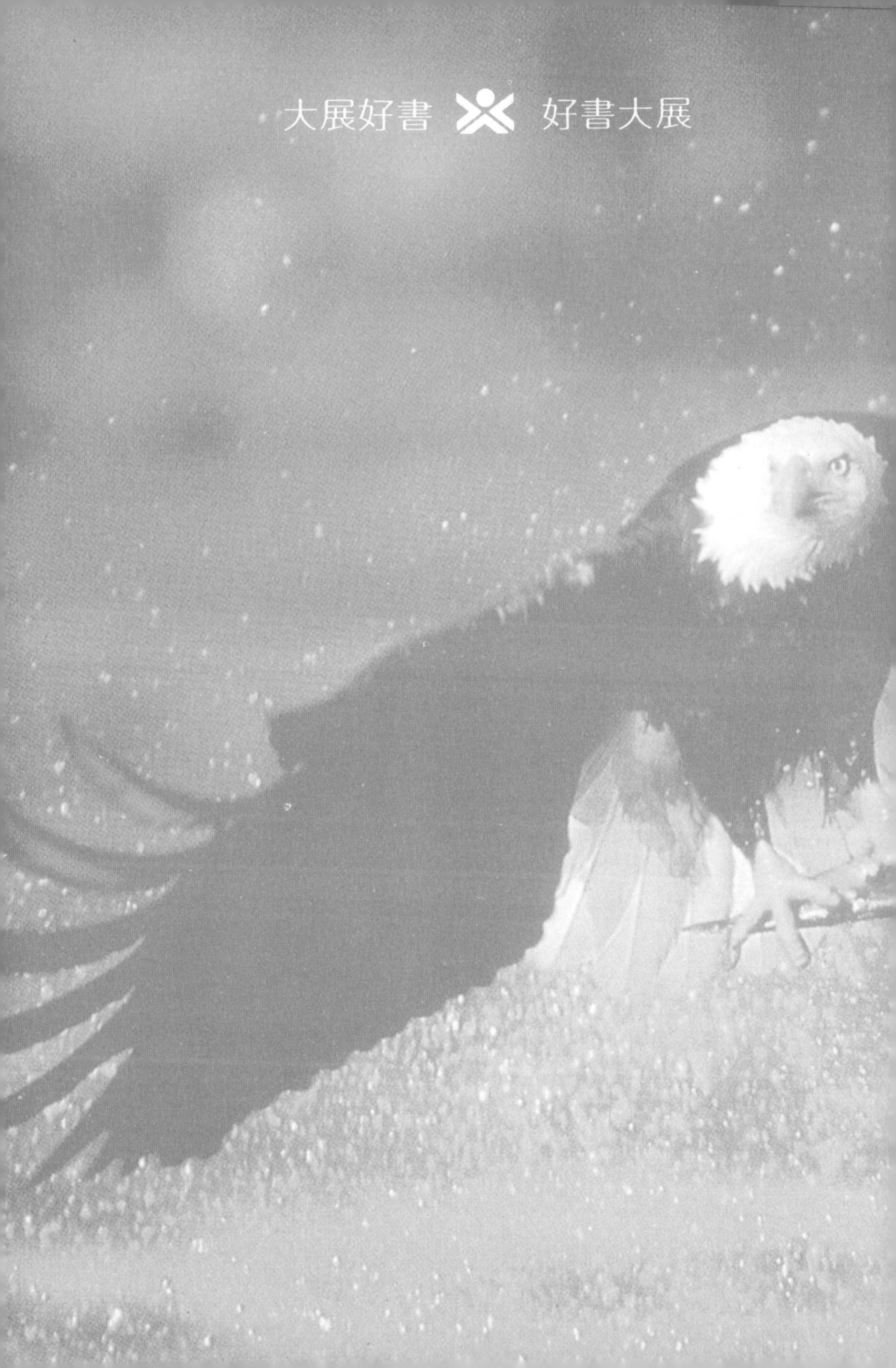
大展好書 好書大展

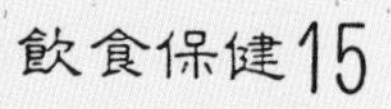

胃、十二指腸潰瘍的飲食

勝　健　一
宮本千華子／著
劉　小　惠／編

大展出版社有限公司
DAH-JAAN PUBLISHING CO., LTD.

目錄

1

材料別、體貼胃的單品料理

2

症狀別四季的菜單與便當

3

體貼胃的料理技巧與種類

4

何謂胃、十二指腸潰瘍

5 胃、十二指腸潰瘍的食物療法

現代人與胃、十二指腸潰瘍

■胃、十二指腸潰瘍是壓力社會的宿命嗎?

最近，工作旺盛年齡層的過勞死成為話題。過勞死大都是因為腦溢血、狹心症、心肌梗塞等循環器官系統的疾病所引起的，而消化器官系統也會因為過勞或壓力而產生各種症狀的煩惱，因此，很多人經常去看門診或住院。

胃、腸等消化管在體內是最容易受到壓力影響的臟器，幾乎都會呈現潰瘍的病情，所以胃、十二指腸潰瘍可說是消化器官身心症的代表，一些醫療關係者依死亡例的不同，有時甚至將其視為一種過勞死，由此可知，這是與壓力有直接關係的疾病。

根據衛生署的統計，胃、十二指腸潰瘍者以從事管理職、運職及高科技產業者最顯著。像承受較多壓力的管理職，或是要求分秒的速度之運輸業或高科技產業者，較常罹患胃和十二指腸潰瘍，可知此為現代病的象徵。

■胃潰瘍在開發中國家較常見，十二指腸潰瘍在文明國家較常見

胃、十二指腸潰瘍中，特別容易因為壓力而引起的就是十二指腸潰瘍。因此，胃潰瘍以開發中國家較常見，十二指腸潰瘍以文明國家較常見。

我國目前正邁入先進國家的行列，因此國人的胃潰瘍罹患率減少，十二指腸罹患率則增加了。根據全國的統計，還是以胃潰瘍較多，大都會中罹患十二指腸潰瘍者較多，這是因為都會生活中的壓力所造成的。

■兒童的潰瘍也增加了

現代社會的壓力不僅對於成人，對於兒童也造成各種影響，以往被視為大人疾病的胃、十二指

腸潰瘍，現在在兒童身上也增加了。

一般而言，四十～五十歲是潰瘍年代，其中以胃和十二指腸潰瘍特別多，二十～三十幾歲則以十二指腸潰瘍較常見。但是最近胃潰瘍從二十歲開始，十二指腸潰瘍從十五歲開始出現。也就是說，中學生、高中生罹患者有明顯增加的趨勢。兒童潰瘍大都是在學校生活及升學考試等精神壓力所造成的。此外，有些上補習班的兒童可能某一天突然吐血，家人才發現孩子罹患潰瘍。

另一方面，胃和十二指腸潰瘍的男女比以男性占壓倒性多數，不過隨著女性進入社會後，相信今後女性患者會增加。

■「不想治好」的潰瘍並不少

胃、十二指腸潰瘍隨著醫學發達，大多數症例不必動手術就能治好，是很少會導致死亡的疾病。但是容易再發，治療後十年內至少再發一次的人占八十％。

尤其因為壓力原因所引起的潰瘍，不僅是產生壓力的生活環境，同時可能具有容易罹患潰瘍的體質或性格，因此，如果不改善這種生活環境或性格，則疾病再發的可能性很高。

生活環境或性格不可能輕易改變，但是不可以因此而放棄，缺乏想治癒疾病的慾望，這麼一來會使得事態更為惡化。一些反覆再發的人之中，大都欠缺想要治癒疾病的慾望，也就是屬於「不想治好」的潰瘍。反覆再發時，症狀會惡化，最初只要用藥物就能治好，最後可能必須動手術，變成越來越難治好，一生中反覆致力於再發治療。

避免再發的重點，本文中將詳細敘述，但是不可治好後又回復原先的生活，必須自覺自己還在治療中。此外，也要好好地看清壓力的真相，找出控制的方法。當然，不要給予過多壓力及飲食生活也是重點。

現代社會中個人承受太多壓力，而且只要願意就可以輕易接受高度的醫療服務。可以選擇各種生活型態也是優點。充分利用這些優點、不要焦躁，好好與壓力相處，克服疾病。

胃、十二指腸潰瘍的食物療法重點

■即使服用藥物，食物療法也是不可或缺的

潰瘍的治療目前已經開發了調節胃酸分泌、保護胃粘膜的有效藥物，因而手術的情況銳減，需要住院治療的必要性減少，產生很大的變化。因此，很多人會輕視食物療法的重要性，但是，藥物療法只是彌補自然治癒力的手段。為了提高自然治癒力，首先必須治療受傷的胃粘膜，所以食物療法是不可或缺的治療法。

很多人會採用門診治療的方法，過於掉以輕心，但是同樣的症狀，如果適合住院治療時，在醫院接受嚴格的食物療法較好，在家庭中採用這種方法並不適當。

胃是消化食物，每天必須工作的器具，因此，飲食生活的好壞會影響治療效果，也掌握潰瘍再發與預防的關鍵，所以一定要認識這一點。

■積極攝取營養

以往認為罹患潰瘍後只能喝粥或吃豆腐等容易消化、低熱量的流質食品，採用嚴格的飲食限制。當然，必須動手術或吐血剛過後必須注意這些問題，但如果長期持續這種飲食法體力無法恢復，手術後的傷口也難以復原，反而會使疾病拖得更久。

當然，不能攝取對潰瘍的傷口造成刺激，對胃造成負擔的食物，而且要避免會提高胃酸分泌的食物，除此之外，不必有太大限制，可以配合各種症狀選擇食品和料理，積極攝取營養。

特別需要攝取的營養，是因為潰瘍而受損的胃粘膜修復不可或缺的蛋白質，以及代謝蛋白質所需要的維他命、礦物質等。礦物質中特別需要鐵質，因為它能促進血液循環，同時提高胃的防禦力。

此外，積極攝取營養，但量不能吃得過多，因此要重質不重量，這一點非常重要。同樣是魚和肉，選擇少量而能提高較高營養價的食物較好，所以在選擇素材及調理上要下工夫。

■控制對胃造成負擔與刺激的料理

潰瘍是指胃和十二指腸粘膜受損的狀態，因此，盡可能不要給予刺激，讓傷口保持靜養，這是治療的重點。

為了讓傷口保持靜養，絕對要避免的，就是煙酒及香辛料。此外，對胃會造成負擔或刺激的食品及調理法，都必須注意。但是，什麼食品該如何吃，依症狀不同而有不同的吃法。過度限制反而會造成壓力。應遵守的事項就要確實遵守，而且要配合症狀，以柔軟的態度妥善地加以應用。

■嚴禁暴飲暴食。過規律正常的飲食生活，吃八分飽

不只是飲食內容，吃法對於胃腸的功能也會造成影響。當然嚴禁暴飲暴食，但是也不能讓胃空著，否則也是損傷胃粘膜的原因。每天有規律的飲食時間，而且遵守吃八分飽的原則。

吃得太快是對胃造成負擔的吃法。因為胃受傷，消化力減退，因此，必須比平常更努力咀嚼，幫助消化的吃法很重要。

罹患胃、十二指腸潰瘍的人，有不少人是原本就過著無法輕鬆地享受飲食生活的人。藉著生病的機會，不只是食物的內容，也可以享受音樂或談話等，在悠閒的氣氛中用餐，在精神面體貼胃。

本書的使用方法

本書為各位介紹胃、十二指腸潰瘍的治療食。包括發病後，持續門診治療者，或經過住院治療後而出院，過著療養生活的人，都可以採用這種食物療法。但已經治療痊癒的潰瘍，為了防止再發，也可以將此做為飲食生活的指針。

●胃、十二指腸潰瘍的治療食對健康人而言，也是非常好的料理，為了引出患者的食慾，最好全家人一起吃。

各料理的材料，如果沒有特別說明，表示四人份的量。但為了容易參考營養價，表示一人份的量。

●材料的重量為淨重

所謂淨重，就是指去除皮和根，或是胃和內臟等廢棄物的重量。

●材料的計算，以標準量杯、量匙表示

標準量杯、量匙的容量如下：

一杯＝二〇〇mℓ
一大匙＝十五mℓ
一小匙＝五mℓ

此外，鹽和醬油等不能用小匙表示的微量材料，則用重量表示。

●材料中的湯或高湯是使用以下的材料熬出來的。

湯＝五杯滾水中加入一個湯塊，或是加入一小匙顆粒狀的湯塊。

高湯＝用柴魚片或昆布，小魚等所熬出的天然高湯。如果使用高湯素，則是五杯水加二小匙高湯素。

●營養價以符號表示各營養素。各符號的意義如下：

〇〇kcal＝熱量
♥＝蛋白質（單位公克）
♦＝脂質（單位公克）
♣＝鹽分（單位公克）

●各料理配合各種症狀給予標記。

A＝動手術或因為出血而住院、剛出院時的治癒期適合飲食。恢復期疼痛症狀強烈時，也要採用這種標準。

B＝手術、出血後的恢復期，或是並非出血性的潰瘍適合的普通食。殘留輕微症狀時也可以吃。

C＝消化力恢復，無症狀的人適合的普通食。與健康人相同，但是還是要避免香辛料及脂肪較多等刺激胃的料理。

以上述的標記為標準，配合自己的狀況，C程度者當狀況不佳時，也要回到B或A程度，自行調整。

1 材料別、體貼胃的單品料理

依材料別為各位介紹因胃、十二指腸潰瘍而進行門診治療者的料理。
以圖片展示容易消化、不會對胃造成負擔的調理重點。
只要掌握重點，則其他料理也可以廣泛加以應用。
此外，治療期的軟食或是恢復期的普通食，
以及無症狀者的普通食，各自附有標記，
請配合自己的症狀加以利用。

A 治癒期的軟食

B 恢復時的普通食

C 接近健康人的普通食

蛋料理

蛋不只是良質蛋白質，同時也是維他命A和鐵質的供給源。症狀嚴重時也可以使用，半熟狀的蛋在胃內的停留時間較短，最容易消化，如果煮太熟時不容易消化，因此要注意。

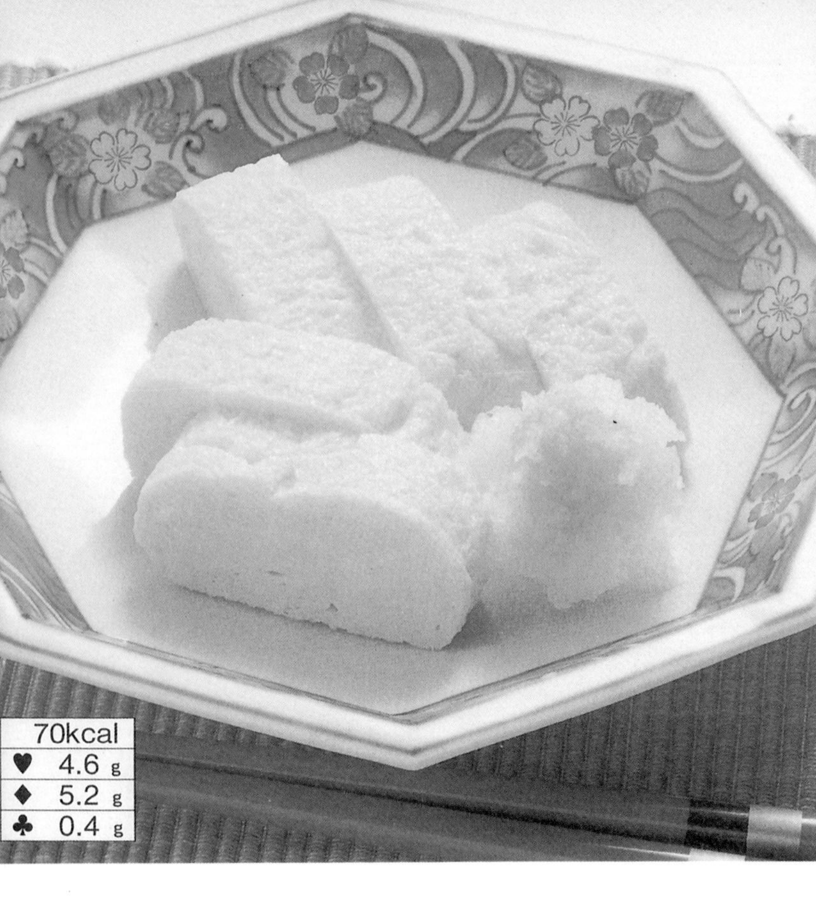

70kcal	
♥	4.6 g
♦	5.2 g
♣	0.4 g

A 高湯蛋捲

材料　蛋三個　高湯三大匙　鹽五分之一小匙　醬油二~三滴　油適量　白蘿蔔泥三〇公克

作法　❶蛋打散，高湯中加入調味料與蛋混合。

❷加熱煎蛋器，塗上油，倒入三分之一量的①，全部攤開，輕輕混合，成半熟狀之後朝前方捲起。空出的部分抹油，將煎蛋移到對面，在面前抹油，倒入二分之一量剩下的蛋汁，表面煎成半熟後朝前方捲起。再反覆煎一次，擺在捲簾上捲成蛋卷。

❸切好後盛盤，添上白蘿蔔泥。

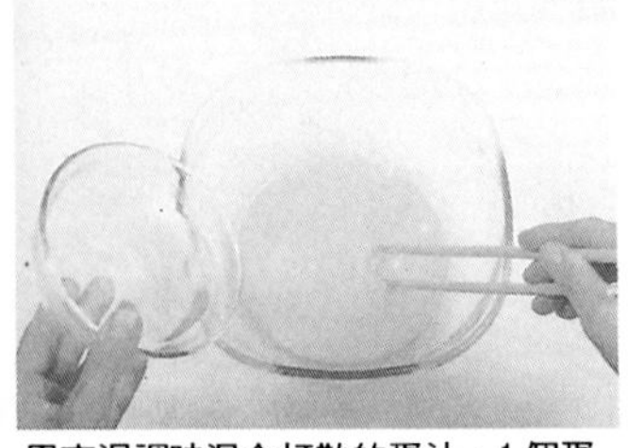

用高湯調味混合打散的蛋汁。1個蛋使用1大匙高湯。

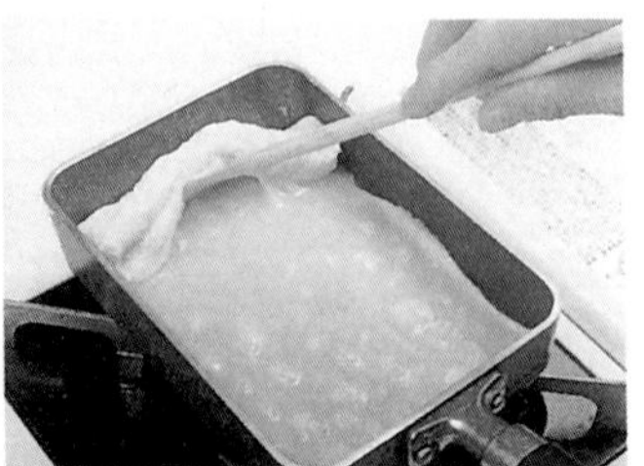

捲好的蛋往上抬，在其下方再倒入蛋汁煎蛋。

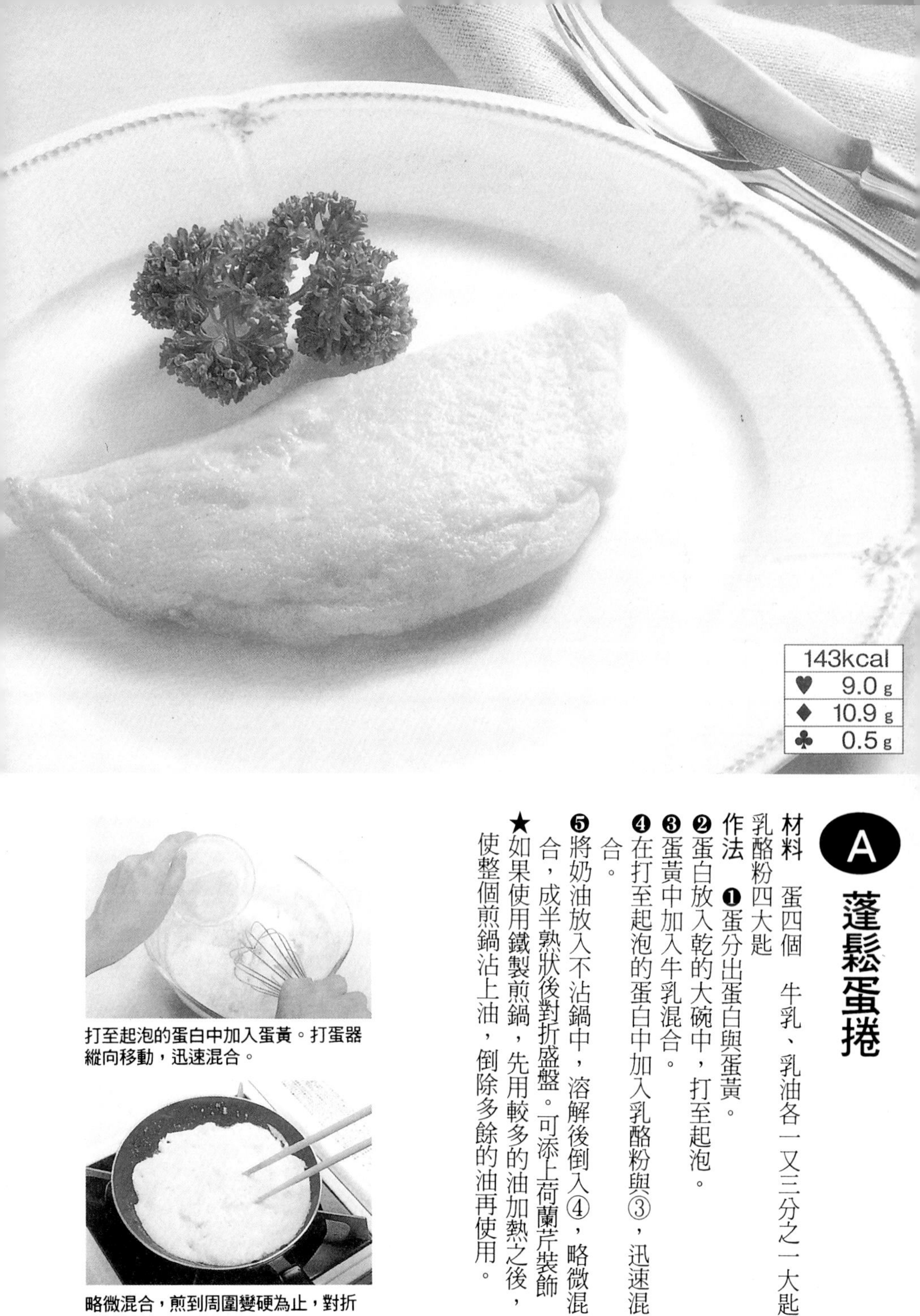

143kcal	
♥	9.0g
♦	10.9g
♣	0.5g

A 蓬鬆蛋捲

材料　蛋四個　牛乳、乳油各一又三分之一大匙　乳酪粉四大匙

作法　❶蛋分出蛋白與蛋黃。

❷蛋白放入乾的大碗中，打至起泡。

❸蛋黃中加入牛乳混合。

❹在打至起泡的蛋白中加入乳酪粉與③，迅速混合。

❺將奶油放入不沾鍋中，溶解後倒入④，略微混合，成半熟狀後對折盛盤。可添上荷蘭芹裝飾

★如果使用鐵製煎鍋，先用較多的油加熱之後，使整個煎鍋沾上油，倒除多餘的油再使用。

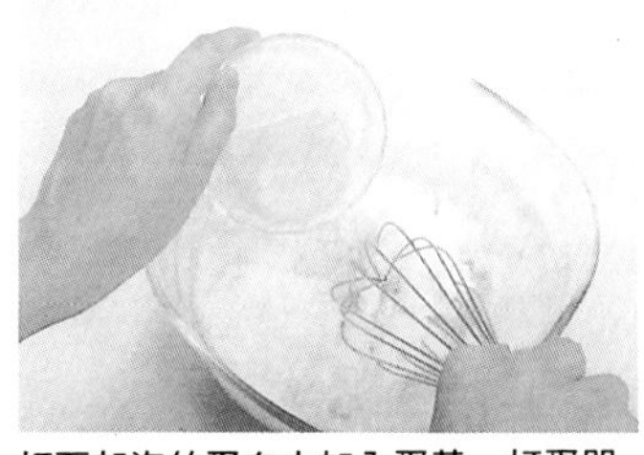

打至起泡的蛋白中加入蛋黃。打蛋器縱向移動，迅速混合。

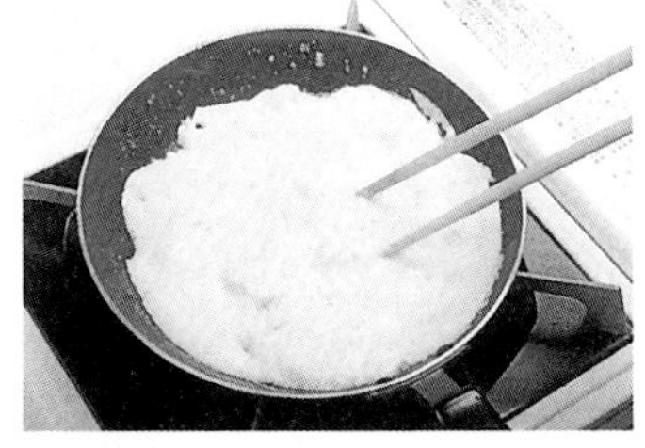

略微混合，煎到周圍變硬為止，對折

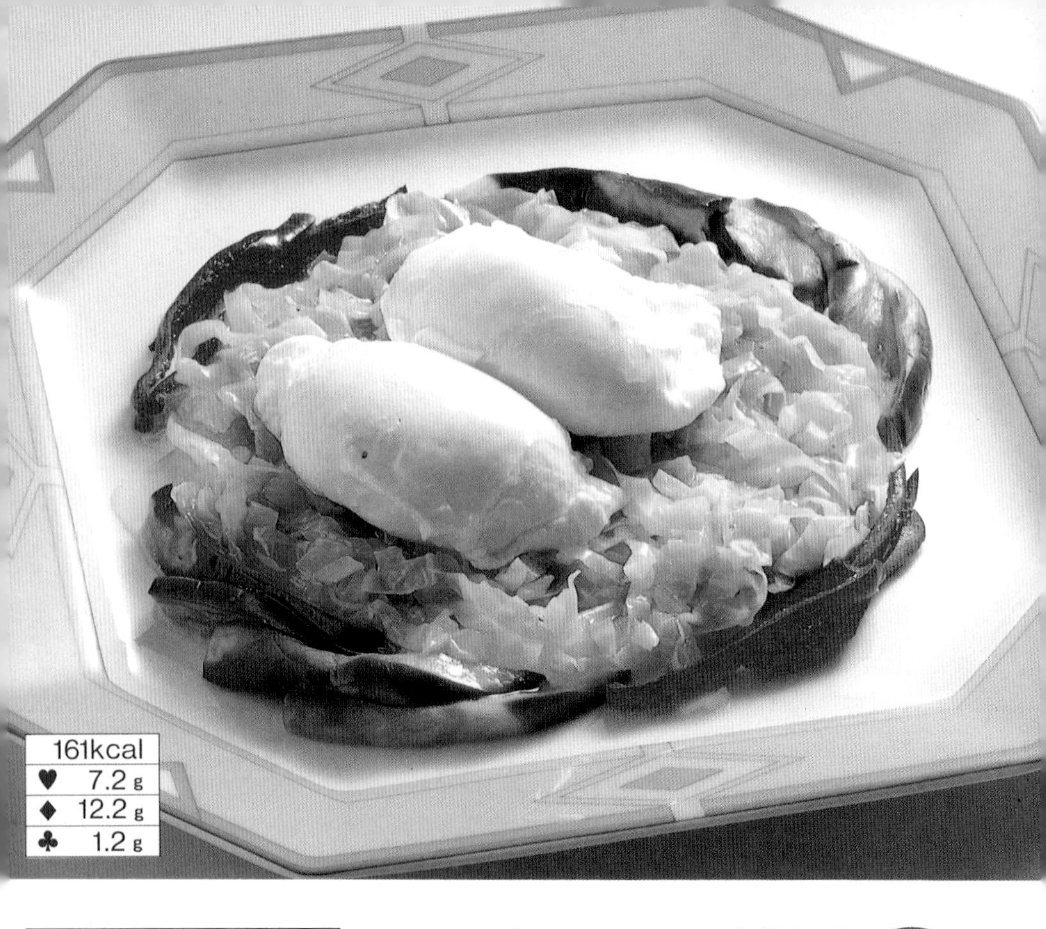

B 水煮蛋沙拉

材料 蛋四個　高麗菜一二〇公克　茄子四個　紅椒小四個　a〔油、醋、水各二大匙　鹽一小匙弱〕

作法 ❶蛋打入器皿中。鍋中煮滾一公升的水，加入三大匙強的醋，將蛋沿著器皿輕輕地滑入鍋中，一邊煮蛋白靠攏，同時煮成半熟狀，用網杓撈起，瀝乾水分。

❷高麗菜煮軟，茄子與青椒切成細絲，煮過之後盛盤，鋪上蛋，淋上a調拌而成的調味汁。

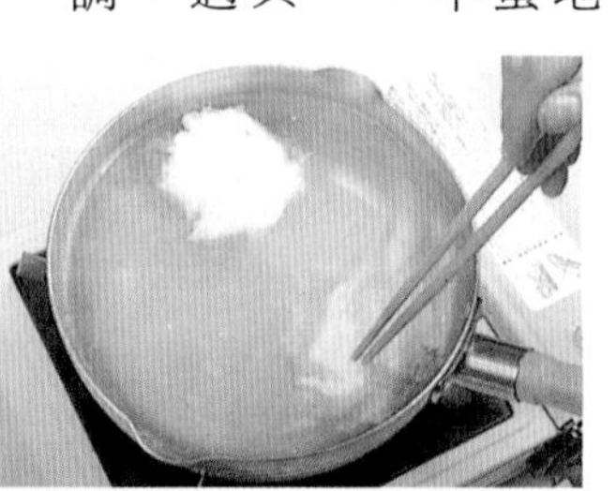

靜靜地倒入水中煮，用筷子將蛋白朝蛋黃的周圍靠攏。

煎軟荷包蛋

荷包蛋的下方很容易煎硬，因此加水燜燒一下能夠快速煎熟，而且蛋白較軟，油量較少，也不必擔心會煎成燒焦。

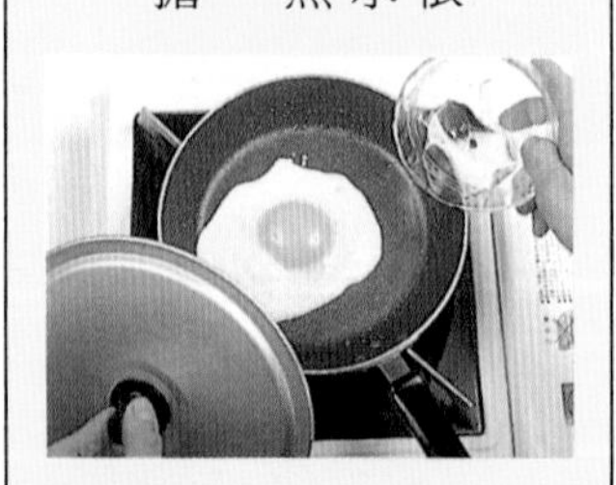

蛋白變硬之後，1個蛋加入1大匙水蓋上蓋子。

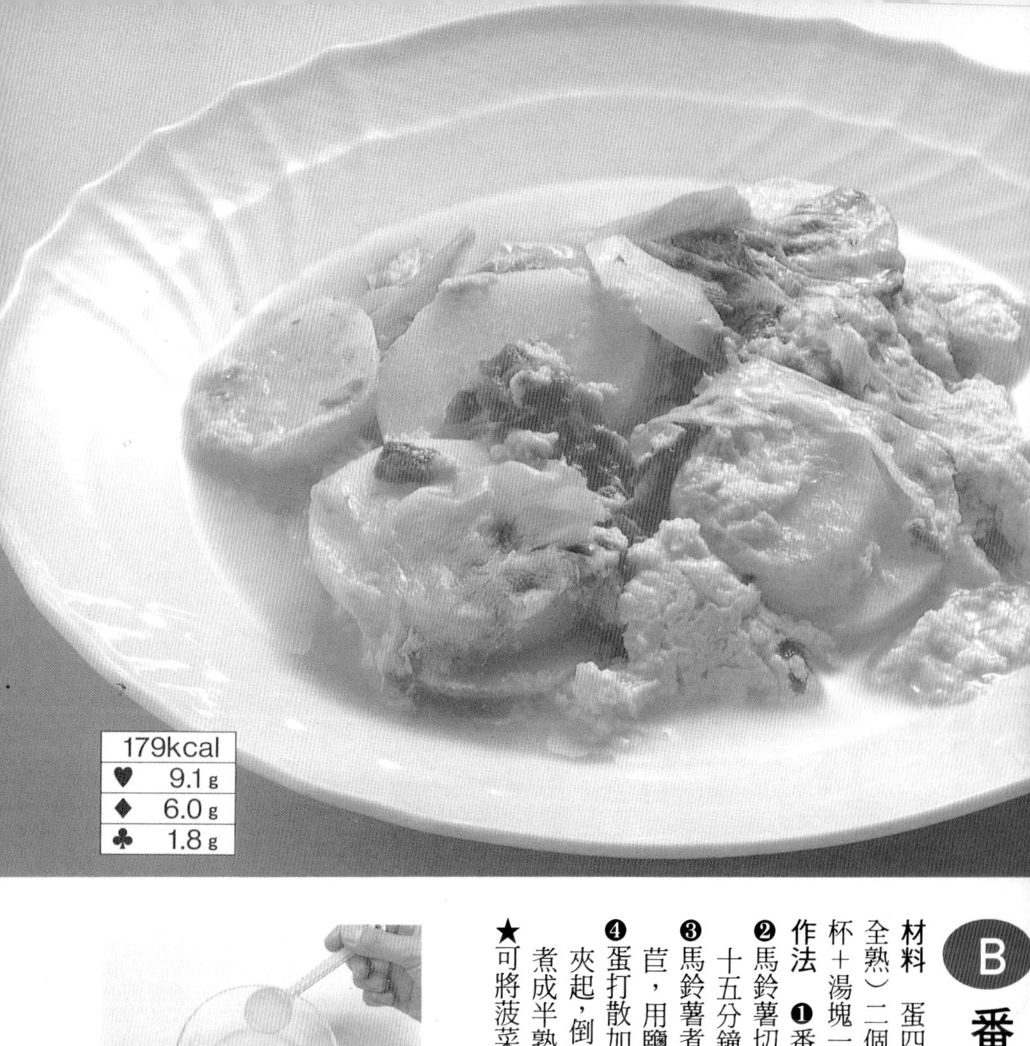

B 番茄馬鈴薯煮蛋

材料 蛋四個（湯一又三分之一大匙） 番茄（全熟）二個 馬鈴薯二個 萵苣一片 湯（水四杯＋湯塊一個）鹽一小匙弱

作法 ❶番茄去皮，切成梳形，去籽。

❷馬鈴薯切成五公釐厚的圓片，放入湯中煮十～十五分鐘，直到煮軟為止。

❸馬鈴薯煮軟後，加入番茄及撕成一口大小的萵苣，用鹽調味，煮到萵苣軟了為止。

❹蛋打散加入湯中，倒入③。首先用筷子將菜碼夾起，倒入半量的蛋，剩下的蛋則從上方倒入煮成半熟狀後熄火。

★可將菠菜煮過之後加入其中代替萵苣。

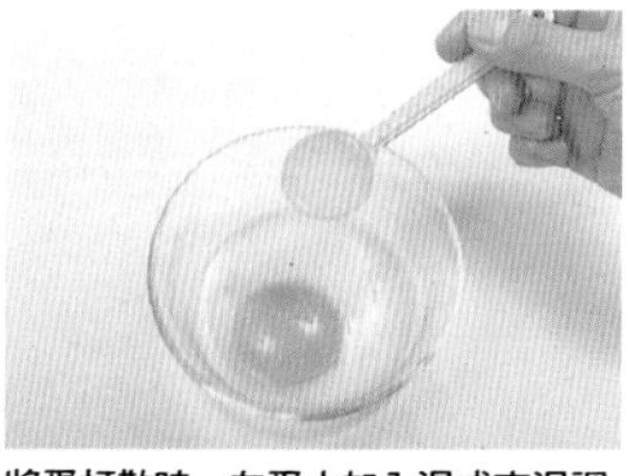

將蛋打散時，在蛋中加入湯或高湯調拌，煮出來的蛋較軟。

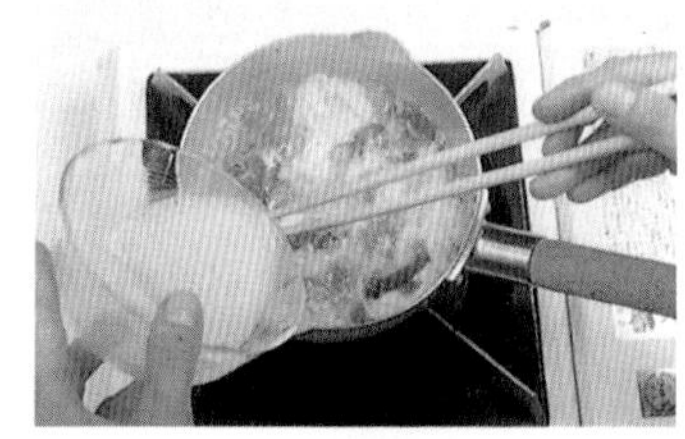

蛋分 2 次倒入，全部煮過。

牛乳料理

牛乳或乳製品是對胃非常體貼的代表。但是，必須少用脂肪較多的乳酪，必須以牛乳為主。不只是直接喝，料理時善加利用，花點工夫吃起來才不會膩。

B 菠菜馬鈴薯盤

材料 菠菜、馬鈴薯各三〇〇公克 蛋二個 牛乳一・五杯 鹽四分之三小匙 奶油少許

作法

❶菠菜用滾水燙過之後用冷水浸泡，撈起擠乾水分，切成三公分長。

❷馬鈴薯連皮用保鮮膜包住，放入微波爐中，用強火加熱約九分鐘，冷卻後去皮略切。

❸蛋打入大碗中，充分打散，加入牛乳和四分之一小匙的鹽。

❹在淺耐熱盤的底部和側面薄薄塗上一層奶油，排上馬鈴薯，撒上菠菜，二分之一小匙的鹽，倒入③。

❺鋪在烤盤上，烤盤中加入熱水，高度達耐熱盤的一半，以一八〇度的溫度悶燒約二十分鐘。

★避免太久，呈半熟狀時就要從烤爐中取出。

如果菜碼沒有沾上蛋汁，菜碼容易焦黑變硬，所以蛋汁要完全泡到菜碼。

A 蕪菁味噌煮牛乳

材料 蕪菁六〇〇公克 牛乳二杯 白味噌三大匙弱 〔太白粉一小匙 牛乳二小匙〕

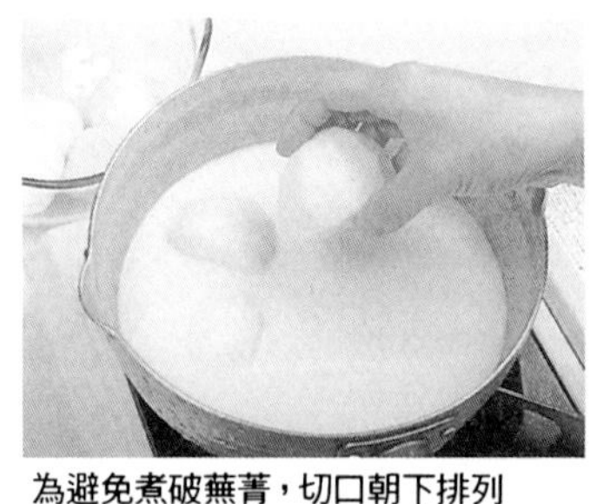

為避免煮破蕪菁，切口朝下排列

作法

❶蕪菁去皮，縱剖為四，削除一些薄皮。

❷鍋中倒入牛乳，加入味噌，排入蕪菁開火煮滾之後，關小火煮十五分鐘。煮到蕪菁柔軟，可用竹籤刺穿為止。

❸用牛乳調太白粉，倒入②的煮汁中，搖晃整個鍋子，煮到煮汁濃稠為止。

★馬鈴薯或花菜也適合採用這種煮法。

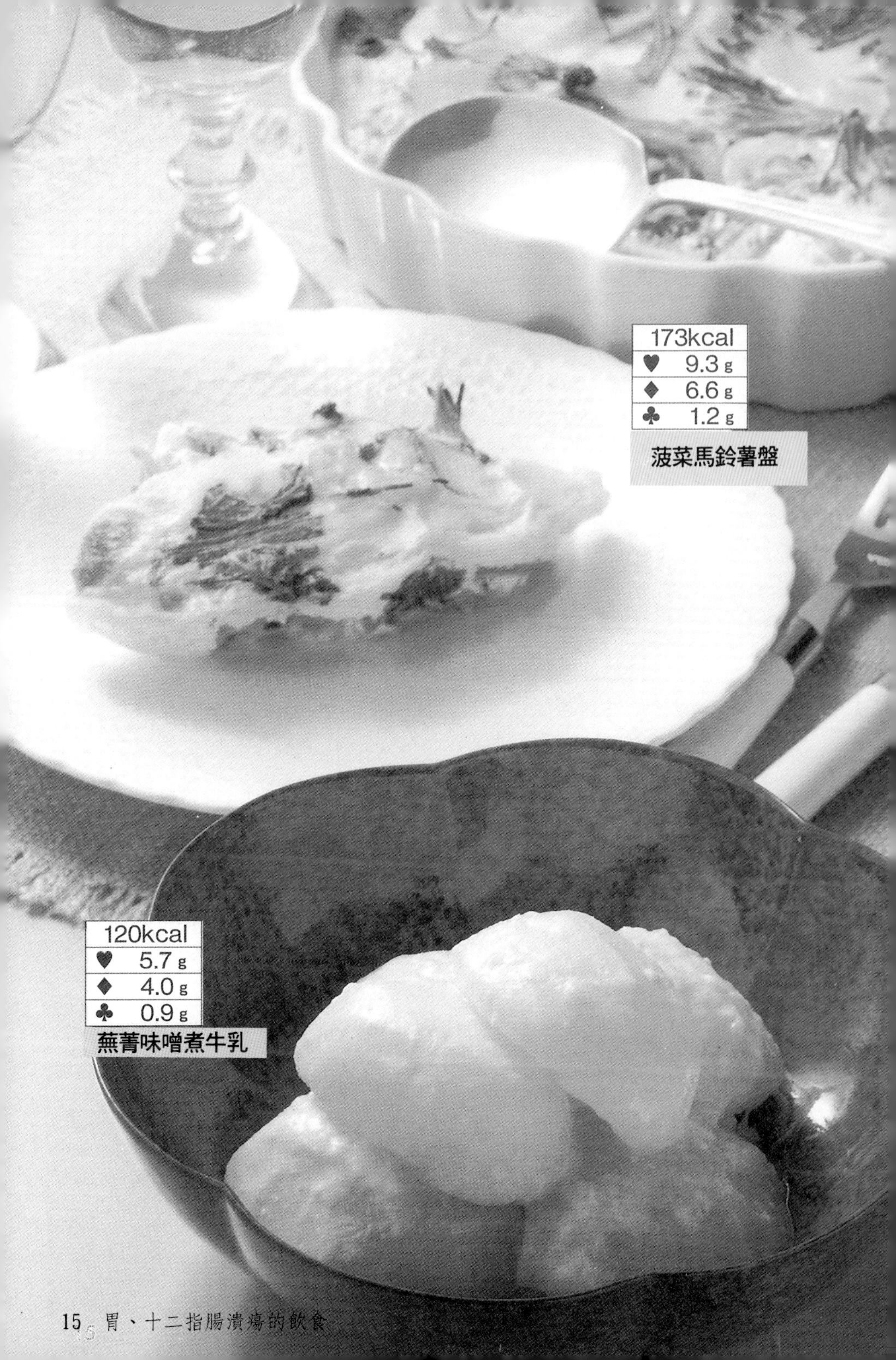
173kcal
♥ 9.3 g
♦ 6.6 g
♣ 1.2 g
菠菜馬鈴薯盤
120kcal
♥ 5.7 g
♦ 4.0 g
♣ 0.9 g
蕪菁味噌煮牛乳

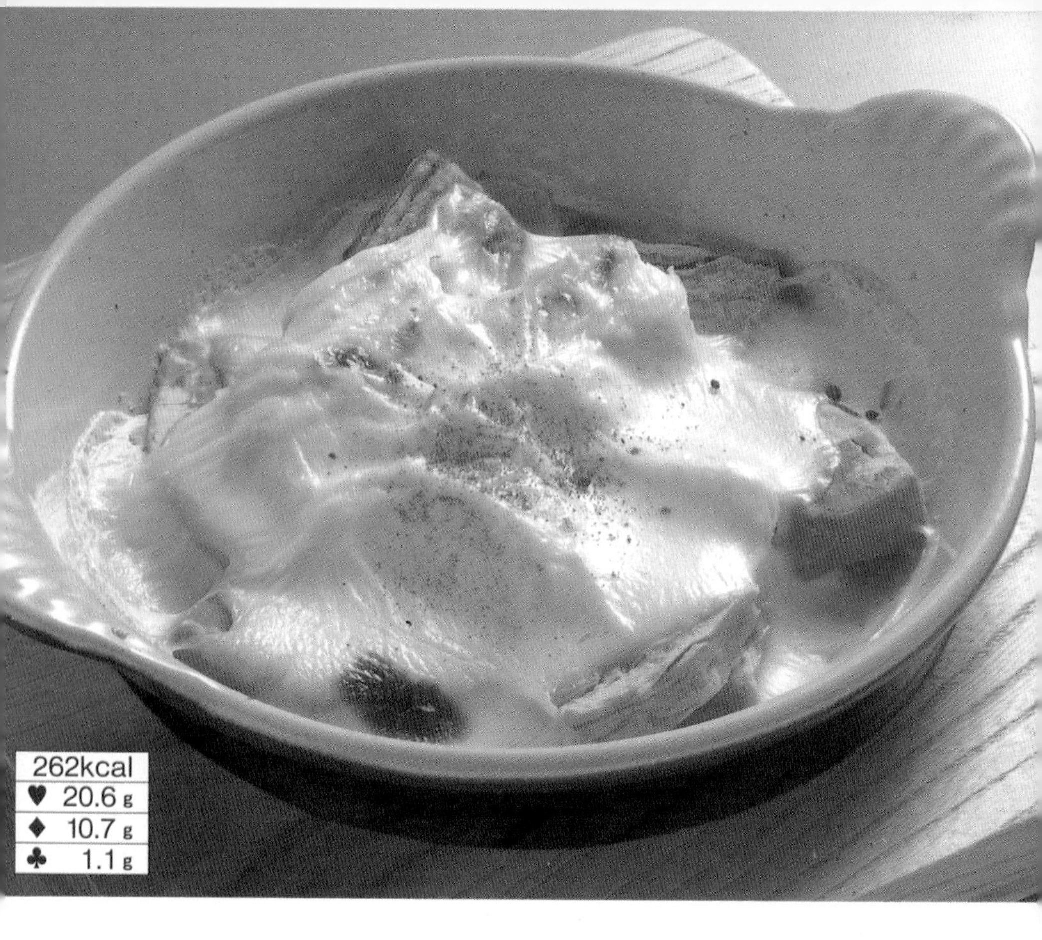

A 焗南瓜白肉魚

材料　白肉魚三〇〇公克（鹽四分之一小匙強　白葡萄酒二分之一大匙）　南瓜二〇〇公克　白色調味汁（牛乳二杯　奶油二十公克　麵粉四大匙　鹽少許）　奶油、辣椒粉各少許

作法　❶白肉魚斜切成一口大小，撒上鹽和葡萄酒，南瓜去籽，用蒸籠蒸熟，或用保鮮膜包住放入微波爐中用強火加火加熱四分鐘，軟了之後去皮，切成七公釐厚。

❷鍋中放入麵粉，最初一點一點加入牛乳混合調拌，再加入剩下的牛乳，加入少許鹽，煮熟之後加入奶油，煮三十分鐘，直到粘稠為止，做成白色調味汁。

❸耐熱盤中薄薄塗上一層奶油，倒入半量的②，排入魚和南瓜，淋上剩下的白色調味汁。放入烤箱中烤成淡金黃色，撒上辣椒粉。

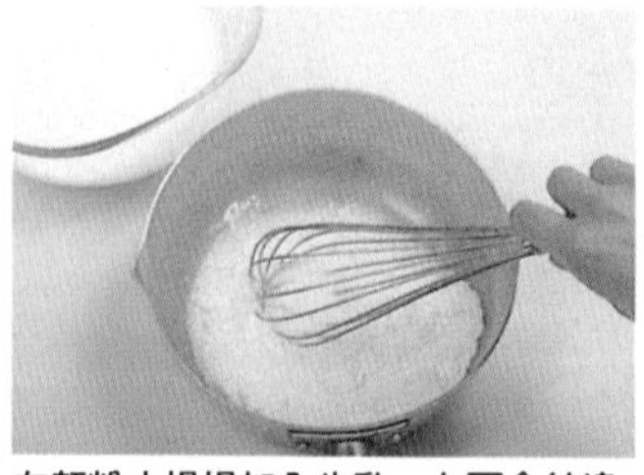
在麵粉中慢慢加入牛乳，在不會結塊時加入剩下的牛乳混合。

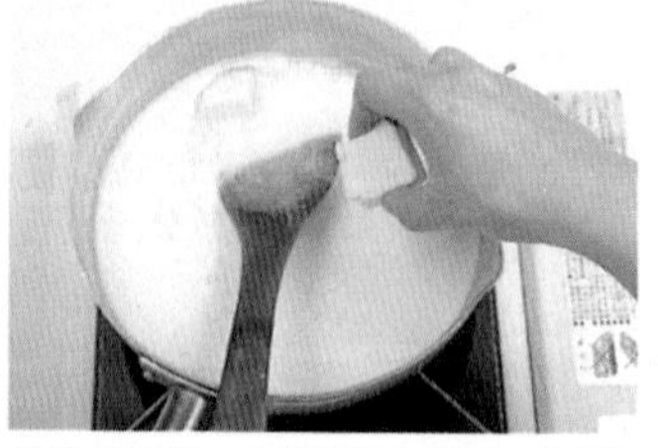
用木片調拌，煮熟後加入奶油，再煮30分鐘。

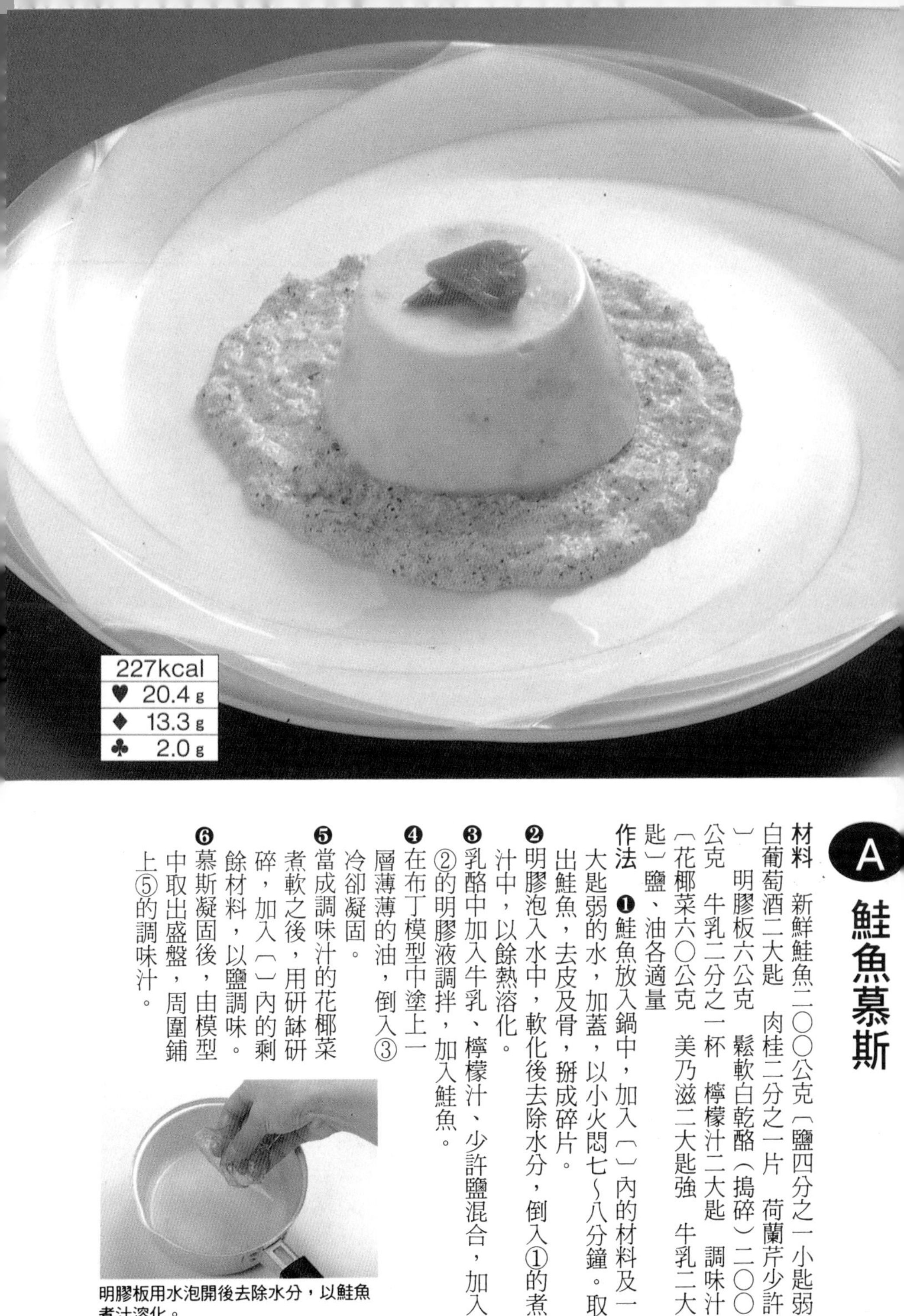

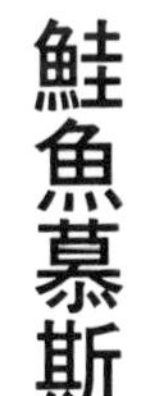

鮭魚慕斯

材料　新鮮鮭魚二〇〇公克（鹽四分之一小匙弱 白葡萄酒二大匙　肉桂二分之一片　荷蘭芹少許）　明膠板六公克　鬆軟白乾酪（搗碎）二〇〇公克　牛乳二分之一杯　檸檬汁二大匙　調味汁（花椰菜六〇公克　美乃滋二大匙強　牛乳二大匙）鹽、油各適量

作法　❶鮭魚放入鍋中，加入（一）內的材料及一大匙弱的水，加蓋，以小火悶七~八分鐘。取出鮭魚，去皮及骨，掰成碎片。

❷明膠泡入水中，軟化後去除水分，倒入①的煮汁中，以餘熱溶化。

❸乳酪中加入牛乳、檸檬汁、少許鹽混合，加入②的明膠液調拌，加入鮭魚。

❹在布丁模型中塗上一層薄薄的油，倒入③冷卻凝固。

❺當成調味汁的花椰菜煮軟之後，用研缽研碎，加入（一）內的剩餘材料，以鹽調味。

❻慕斯凝固後，由模型中取出盛盤，周圍鋪上⑤的調味汁。

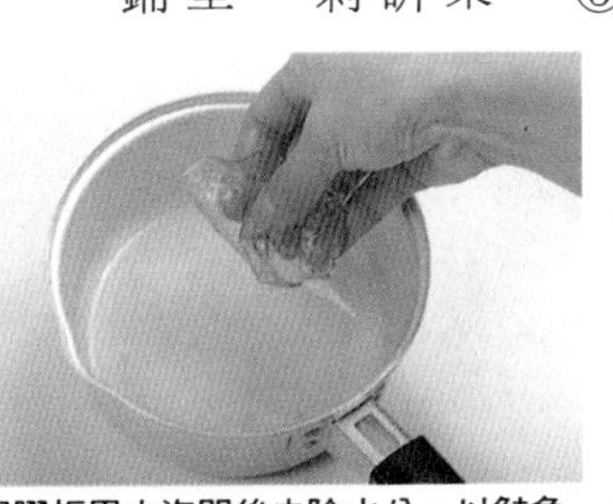

明膠板用水泡開後去除水分，以鮭魚煮汁溶化。

肉類料理

肉的脂肪和纖維會對胃造成負擔，因此要選擇脂肪較少、肉質柔軟的部分，這是最大的重點。此外，可以剁成肉末或拍打，使纖維柔軟，則治癒期也能安心使用。

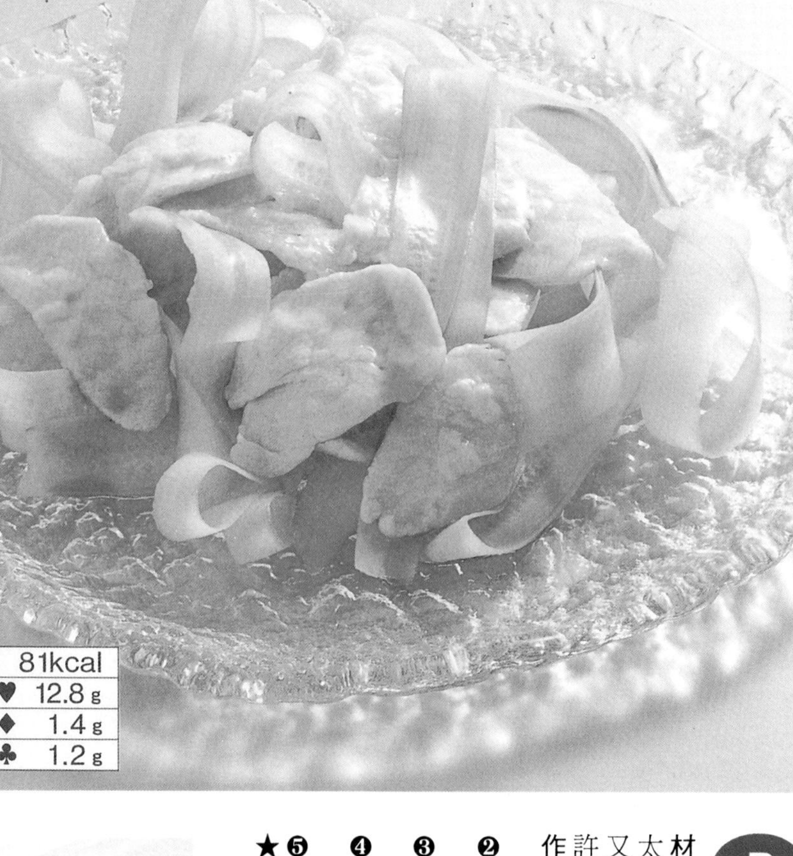

81kcal	
♥	12.8g
♦	1.4g
♣	1.2g

B 雞胸肉拌黃瓜片

材料 雞胸肉二〇〇公克（鹽四分之一小匙弱 太白粉少許） 小黃瓜二分之一根 a（醬油一又三分之一大匙 醋一大匙 砂糖、麻油各少許）

作法 ❶雞胸肉去筋，以保鮮膜包住，用棒子拍成薄片，斜切成一口大小。

❷①撒上鹽，太白粉用濾茶器或紗布包起，撒在①上，去除多餘的粉。

❸在大量滾水中一片片加入②，煮到表面泛白即可，泡入冷水中冷卻，撈起瀝乾水分。

❹小黃瓜去除薄皮，以削皮器縱向刨成薄片，與雞胸肉一起盛盤。

❺混合a的材料，作成淋汁。食用時淋在④上。

★雞胸肉必須選擇新鮮品，煮時中央還是生的即可撈起。

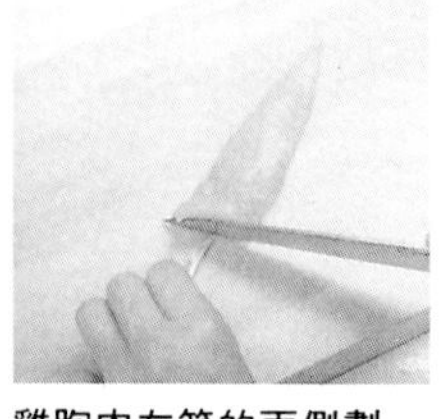

雞胸肉在筋的兩側劃後翻過來，壓住筋、出肉，以這種方式去筋

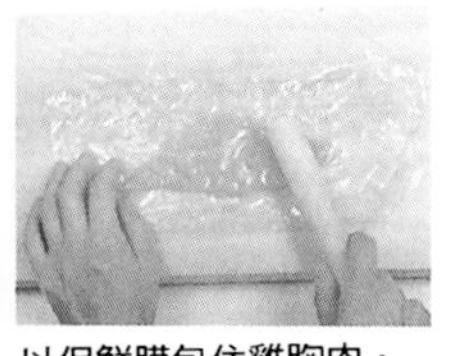

以保鮮膜包住雞胸肉，用木頭輕輕拍打使其變薄。

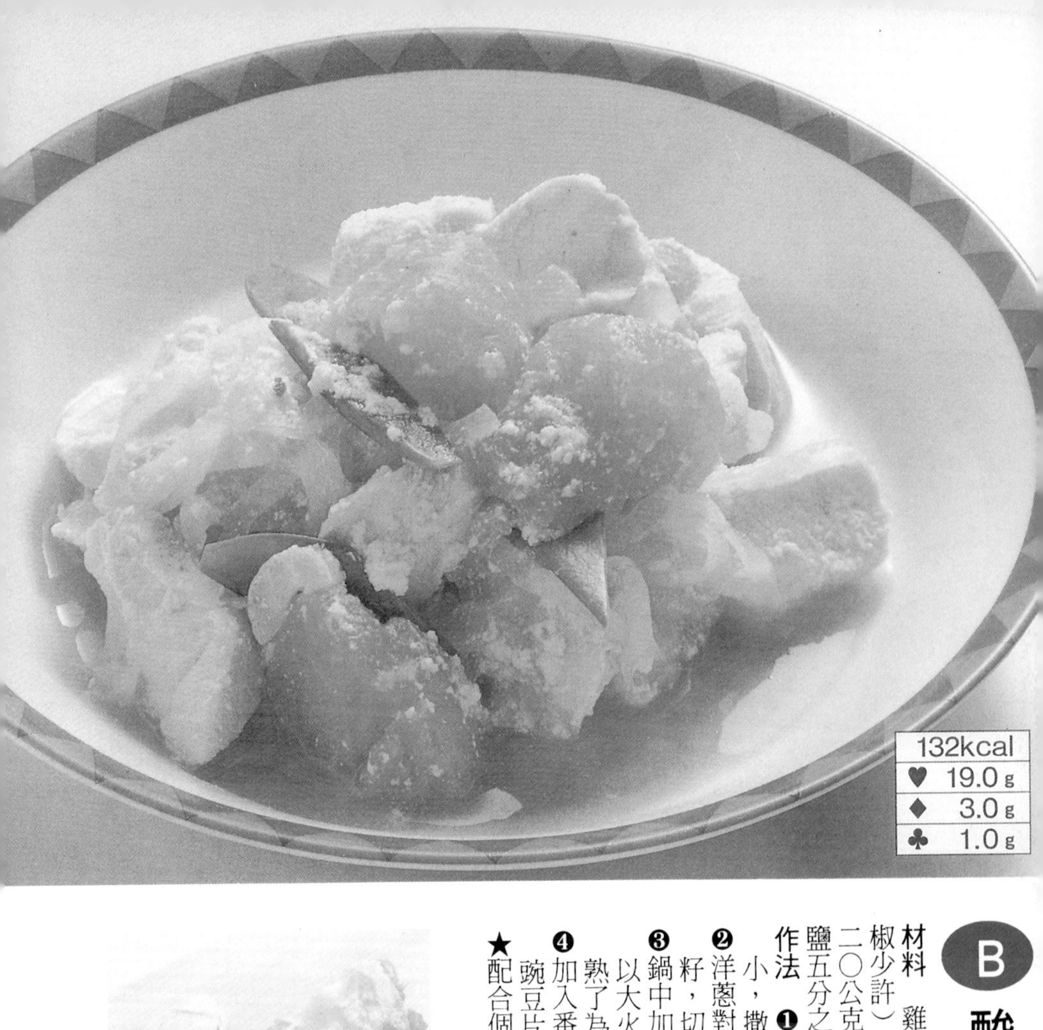

132kcal	
♥	19.0g
♦	3.0g
♣	1.0g

B

酸乳酪煮雞肉番茄

材料　雞胸肉三〇〇公克（鹽三分之一小匙　胡椒少許）　洋蔥一〇〇公克　番茄一個　豌豆片二〇公克　原味酸乳酪四分之三杯　砂糖一小匙　鹽五分之二小匙

作法　❶雞肉去皮和多餘的脂肪，薄切成一口大小，撒上鹽和胡椒。

❷洋蔥對半縱剖後，橫向切成薄片。番茄去皮及籽，切成梳形。

❸鍋中加入雞肉、洋蔥，加入酸乳酪，蓋上鍋蓋以大火煮滾後，以小火煮十分鐘，燜煮到雞肉熟了為止。

❹加入番茄略煮，以砂糖、鹽調味，撒上煮過的豌豆片熄火。

★配合個人口味，加入鮮奶油更美味。

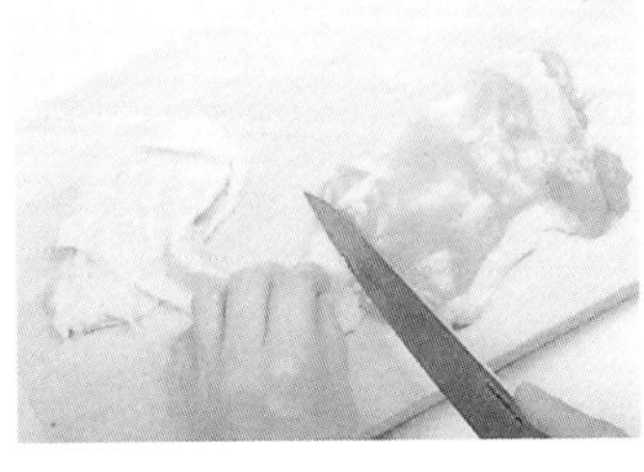

去除雞肉的皮及肉周圍附著的脂肪。

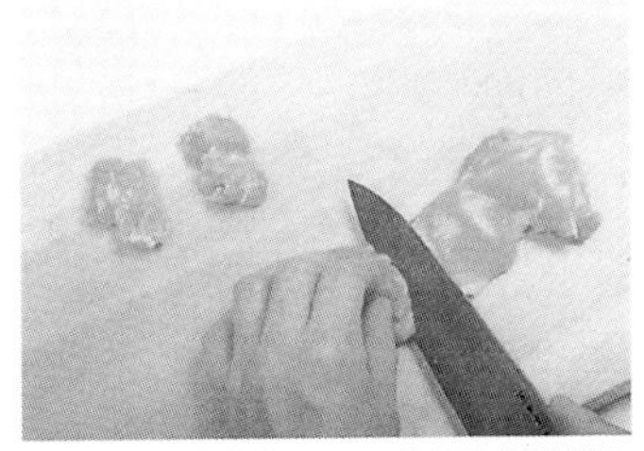

確認肉的纖維方向，好像切斷纖維似地斜切。

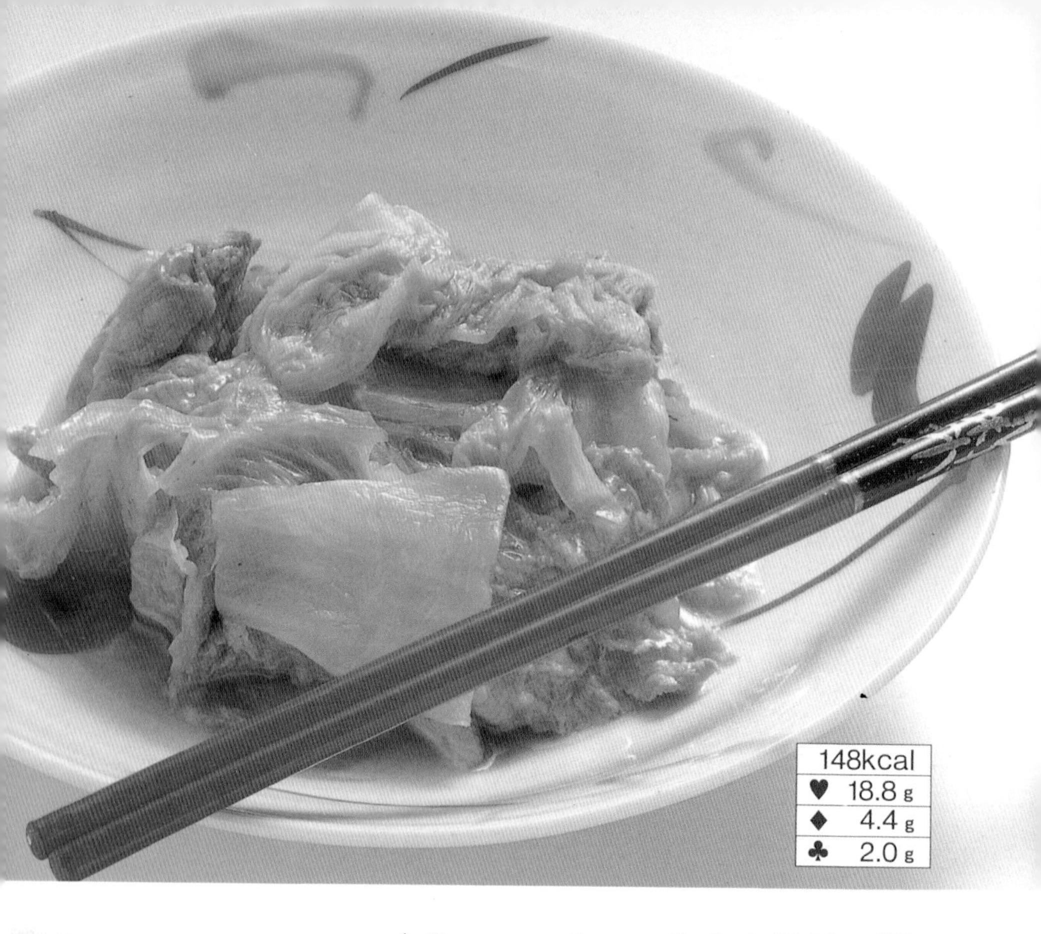

B 豬肉煮白菜

材料 薄片豬腿肉三〇〇公克 a〔醬油一大匙弱 酒一大匙 砂糖二分之一大匙 薑汁少許 太白粉一大匙 油二分之一大匙〕 白菜六〇〇公克 醬油二大匙 薑片少許

作法 ❶豬肉去除多餘的脂肪，切成五公分寬，加入a的醬油、酒、砂糖、薑汁混合，再撒上太白粉和油混合。

❷白菜對半縱切，再橫切為五公分長，半量鋪入鍋中。攤開豬肉擺在其上，再放入剩下的白菜攤平，撒上四分之三杯水，加上醬油和薑片，加蓋，以大火煮。

❸煮滾後關小火，煮十～十五分鐘。

★去除薑片，盛盤。

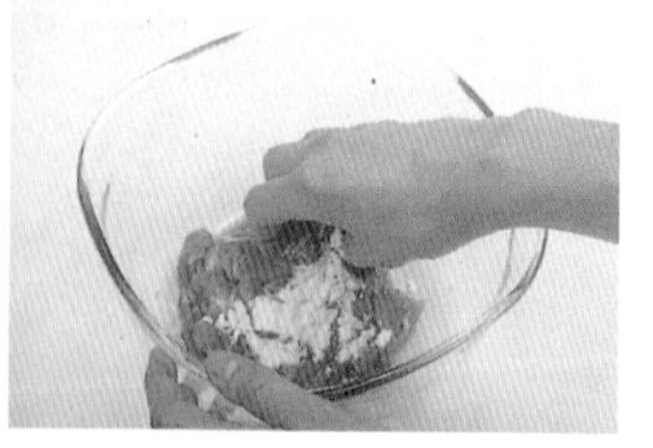

肉入味後撒上太白粉和油，煮起來較軟。

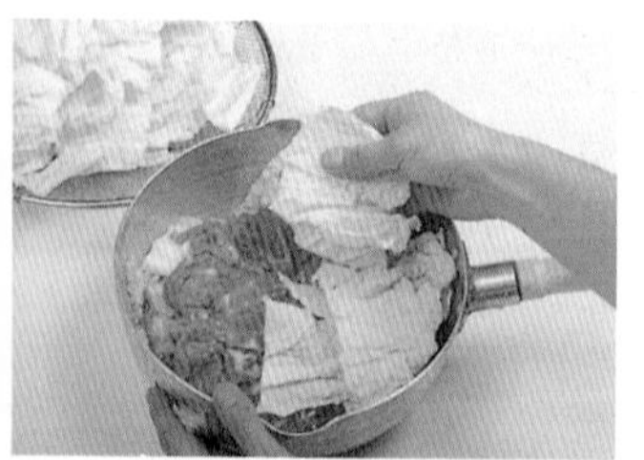

如果用口徑較小的鍋子煮，白菜的水分不會飛散，吃起來非常美味。

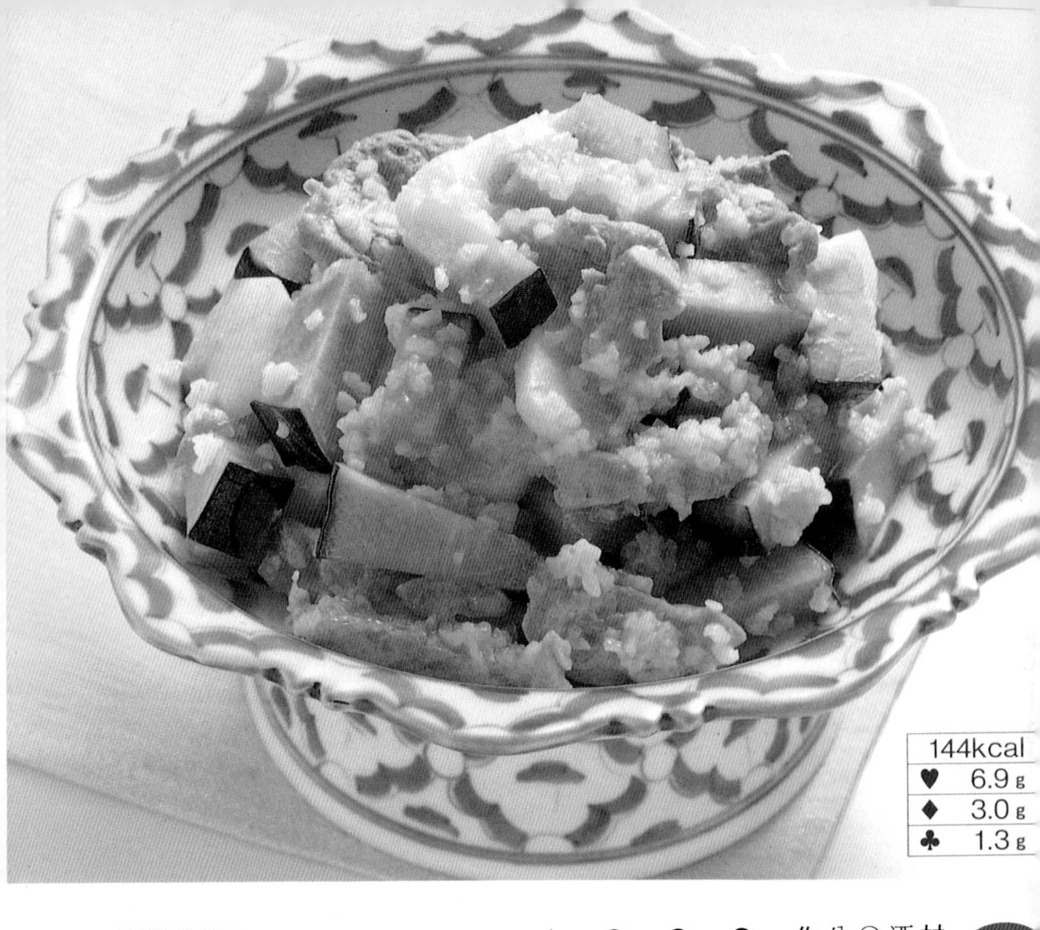

144kcal	
♥	6.9g
♦	3.0g
♣	1.3g

B

蒸里脊肉南瓜蘋果

材料　豬里脊肉一〇〇公克〔砂糖三分之一小匙　酒、醬油各一小匙　鹽少許〕　南瓜、蘋果各二〇〇公克　道明寺粉三大匙　鹽一小匙弱　油二分之一大匙

作法　❶豬里脊肉切成五公釐寬薄片，再切成七公釐寬的棒狀，加入〔〕內的調味料調拌。

❷南瓜切成七公釐厚的棒狀。蘋果去皮，切成五公釐厚的銀杏形。

❸混合①、②，加入鹽和三大匙水，調拌後撒上道明寺粉，最後撒上油。

❹移入較深的器皿或大碗中，放入蒸籠中用大火蒸十分鐘。

★豬肉蒸熟後非常軟，而南瓜去皮後也適合A程度的人食用。

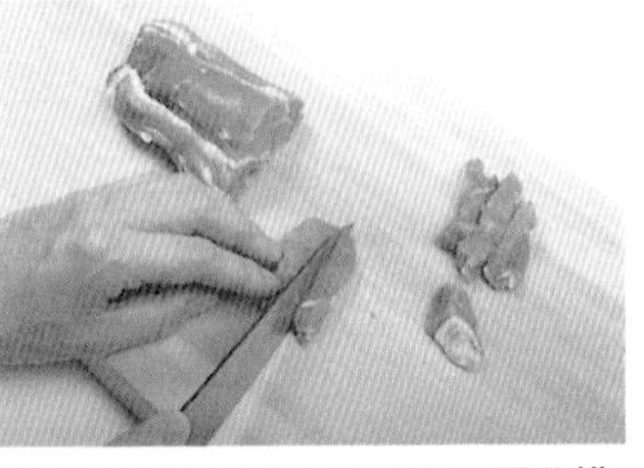

里脊肉的纖維是縱向分布的，因此橫切成薄片，再縱向切細。

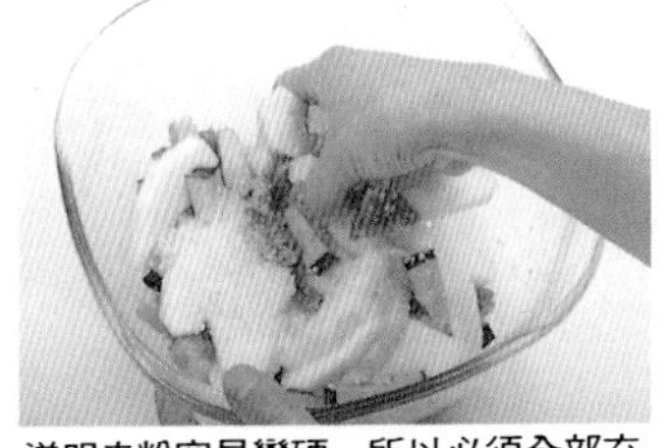

道明寺粉容易變硬，所以必須全部充分混合，以避免有些材料未沾到粉。

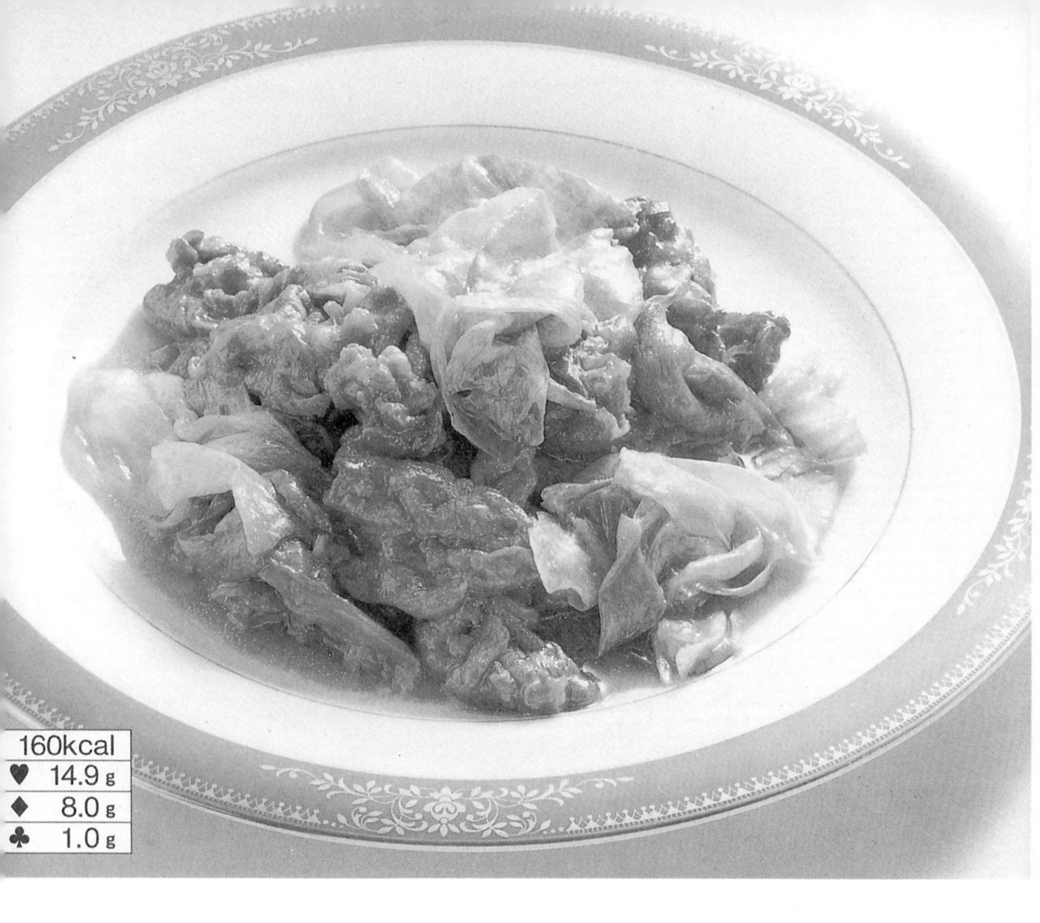

160kcal
♥ 14.9g
♦ 8.0g
♣ 1.0g

C 蠔油牛肉萵苣

材料　薄片牛腿肉二五〇公克　a〔酒一大匙　醬油二分之一大匙　薑汁一小匙　太白粉、油各二分之一大匙〕　萵苣二〇〇公克　油一・五大匙　b〔蠔油、酒各一大匙　醬油三分之一大匙　砂糖一小匙〕　太白粉二分之一小匙

作法　❶牛肉切成三~四公分寬度，加入a的調味料調拌。

❷萵苣撕成一口大小。b調拌後擱置待用。

❸熱不沾鍋，倒入二分之一大匙油，加入萵苣，略炒後取出。空出的煎鍋中加入一大匙油，放入①，迅速拌炒，炒至變色後倒回萵苣，加入b的調味料混合，將太白粉用一倍量的水調溶後勾芡。

★與其他料理相比，油分較多，但是與其他中式炒菜相比，油量較少。但炒菜產生的湯汁不要吃，胃不好時或是覺得胃不舒服時必須控制攝取量。

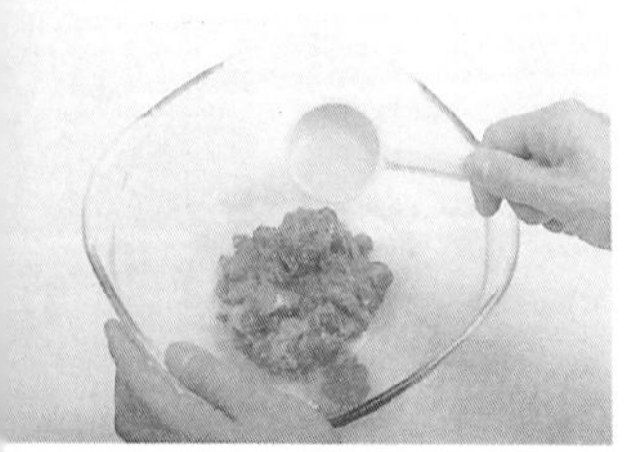

牛肉中先加入水、太白粉、油略醃，炒起來更柔軟可口。

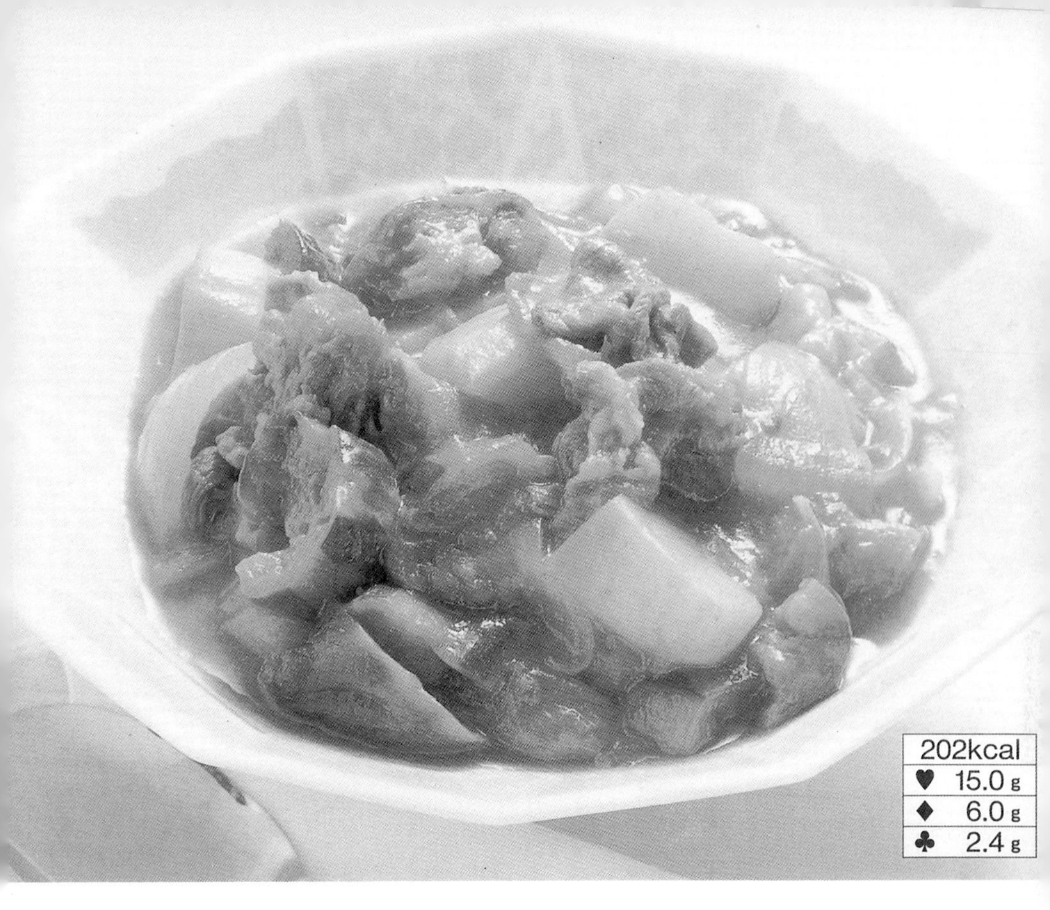

C 西式馬鈴薯燒肉

材料 薄片牛腿肉二〇〇公克　番茄（全熟）二〇〇公克　洋蔥大一個　茄子四個　馬鈴薯二個　油一大匙　砂糖三分之二大匙　醬油三．五大匙　太白粉一大匙

作法 ❶牛肉切成四公分寬度。番茄去皮及籽，切成梳形。洋蔥切成梳形。茄子去皮，削去一些薄皮，切成一公分寬的圓片、馬鈴薯切成二公分厚的一口大小，各自泡在水中去除澀液，撈起瀝乾水分。

❷鍋中熱油炒牛肉，炒至變色後依序加入洋蔥、茄子、馬鈴薯混合拌炒，倒入一杯水。煮滾後撈除浮起的澀液，加入砂糖和醬油，關小火煮十五分鐘，直到馬鈴薯變軟為止。

❸加入番茄煮五～六分鐘。太白粉用一倍量的水調溶，倒入鍋中勾芡。

★即使加入調味料後，浮起的澀液還是要仔細去除。雖然是紅燒肉，但煮汁中含有肉的精華，最好不要吃進口中。牛肉也可以使用絞肉，番茄可以使用水煮罐頭，不過，這時還是要去除對於消化不佳的種籽。

B 蔬菜肉卷

材料 牛瘦肉絞肉四〇〇公克 ︹鹽二分之一小匙 豆蔻、油各少許 蛋一個 洋蔥一二〇公克 新鮮麵包粉三分之一杯 牛乳二大匙 番茄醬一大匙︺ 菠菜、胡蘿蔔各五十公克 萵苣六十公克

作法

❶洋蔥切成碎屑，用油炒成金黃色，冷卻後加入絞肉及︹︺內的其他材料一起混合。

❷菠菜煮過後泡入冷水中，撈起擠乾水分，切除根部。胡蘿蔔切成五公釐棒狀，煮軟。

❸將①攤開放在二十公分正方形的鋁箔紙上，使厚度均勻，直向中央放胡蘿蔔，兩側放菠菜，依照捲壽司的要領捲起。

❹放入一八〇度的烤箱中烤三十分鐘。

❺略冷後切成一公分寬，盛盤，添上萵苣絲。

蔬菜排成 3 列，將鋁箔紙依照捲壽司的要領捲起。

A 雞肉包

材料 雞胸肉絞肉一〇〇公克 a︹酒二小匙 砂糖一大匙 薄鹽醬油二分之一大匙 水二大匙︺ 野山藥、馬鈴薯各二五〇公克 鹽四分之一小匙 b︹高湯二分之一杯 醬油、砂糖各一小匙 鹽少許︺ 太白粉一大匙 豌豆片二十公克

作法

❶野山藥和馬鈴薯去皮，切成一公分厚度，野山藥泡入醋水中，馬鈴薯略洗。放入蒸籠中蒸十五分鐘，取出搗碎，加入鹽和一小匙太白粉混合。

❷雞絞肉中加入a的調味料，混合後放入鍋中，煮到肉變色後，用加入二分之一小匙太白粉的太白粉水勾芡。

❸將①分為四等分，將②當成餡包起來，撒上少許太白粉，蒸五分鐘。

將野山藥和馬鈴薯做成的麵皮攤在手掌上，放入餡，用一手調整形狀，包起來。

❹b調拌後煮滾，倒入加入二分之一大匙太白粉的太白粉水勾芡，撒上煮過切絲的豌豆片。

❺③盛入盤中，淋上④。

B 豬絞肉豆腐炒味噌

材料 豬瘦肉絞肉一〇〇公克 木綿豆腐一塊 蒟蒻粉絲三十公克 a︹味噌一又三分之一大匙 砂糖二分之一大匙 醬油、酒各一大匙︺ 油二分之一大匙

作法

❶煎鍋中熱油，炒絞肉，變色後加入a炒香。

❷豆腐切成一公分正方形，蒟蒻粉絲煮過之後切成五公分長度，加入①中略炒。

自己動手做絞肉

市售的絞肉即使是瘦肉也帶有很多脂肪。所以不論豬肉或牛肉都要選擇腿肉，雞肉則要選擇雞胸肉，自己動手做絞肉。

去除多餘的脂肪後放入絞肉器中，再次去除筋和脂肪。

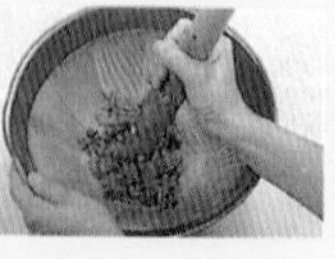

放入絞肉器中絞過之後，再用研缽研碎。

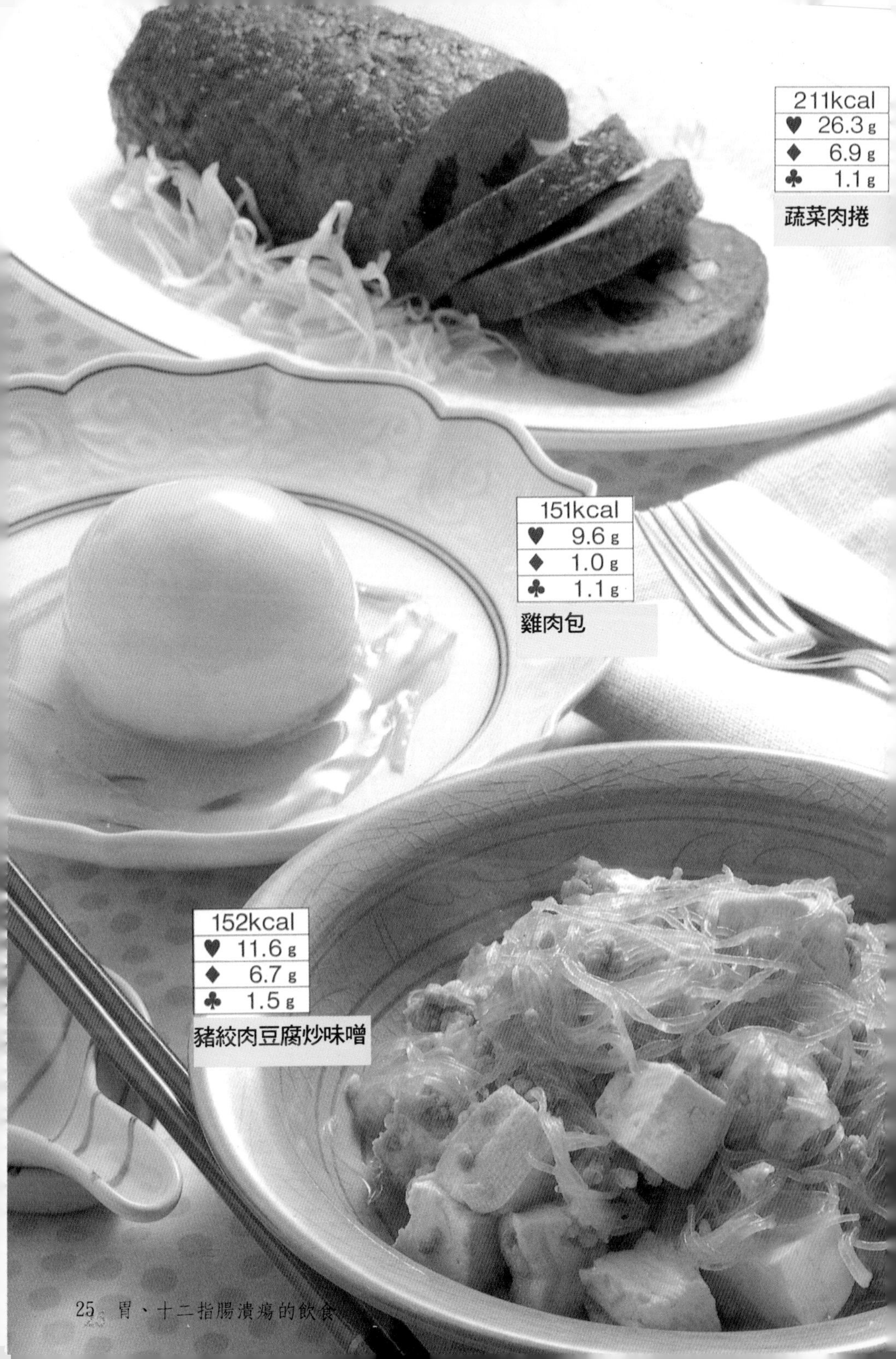
211kcal
♥ 26.3g
♦ 6.9g
♣ 1.1g
蔬菜肉捲
151kcal
♥ 9.6g
♦ 1.0g
♣ 1.1g
雞肉包
152kcal
♥ 11.6g
♦ 6.7g
♣ 1.5g
豬絞肉豆腐炒味噌

肝臟料理

肝臟不只含有鐵質，還有豐富的維他命A和B群，最適合用來恢復體力。且為低脂肪，屬於容易消化的食物。即使使用香辛料也很難去除腥味，因此必須選擇新鮮品。

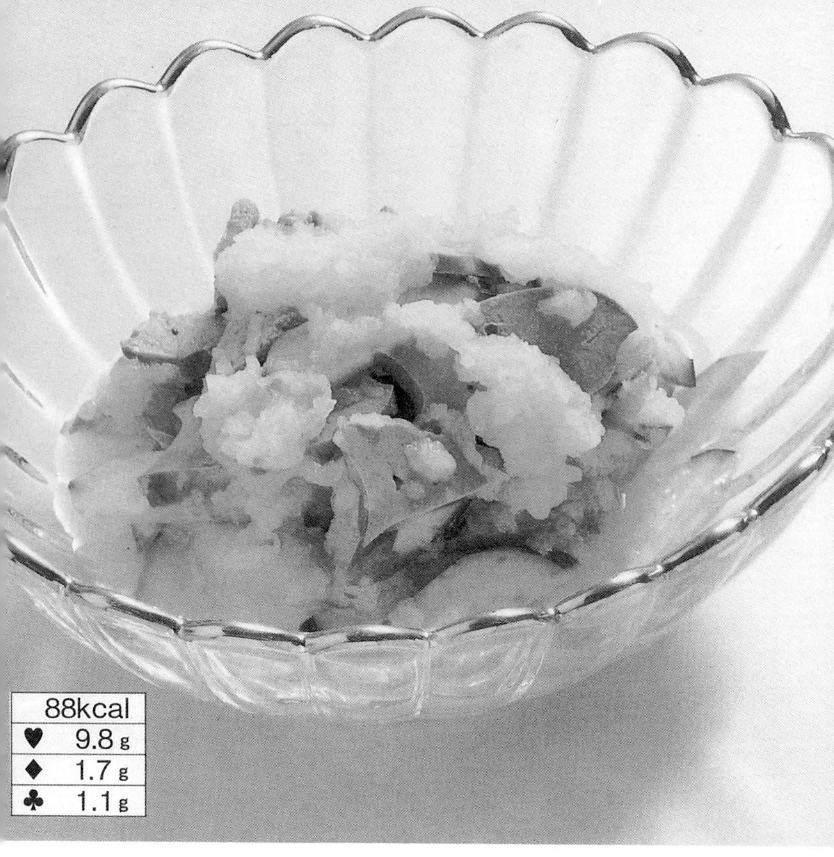

88kcal	
♥	9.8g
♦	1.7g
♣	1.1g

B 雞肝拌蘋果泥

材料　雞肝二〇〇公克　（蔥十公分　薑片三片　鹽少許）　蘋果一個　小黃瓜一根　a（醋一又三分之一大匙　砂糖二分之一大匙　鹽二分之一小匙強）

作法　❶雞肝去筋和脂肪，和蔥、薑片一起用大量水煮過，煮出澀液後倒除煮汁，再加水煮十分鐘。泡在煮汁中直接冷卻，冷卻後切成薄片撒上鹽。

❷蘋果去皮後擦碎，加入a。

❸小黃瓜削除部分皮，斜切成半月形薄片。

❹用②拌雞肝和小黃瓜，盛盤。

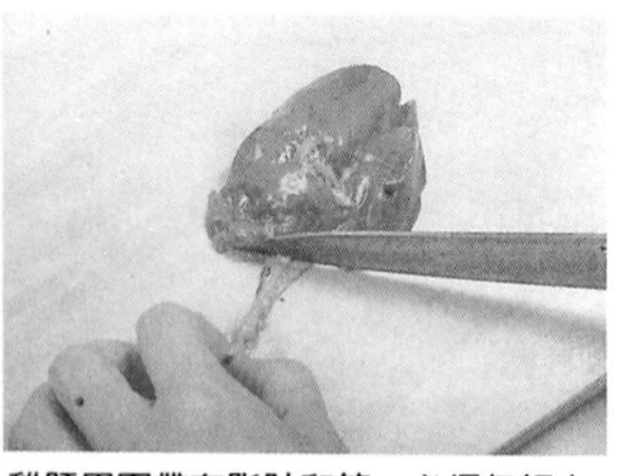

雞肝周圍帶有脂肪和筋，必須仔細去除。

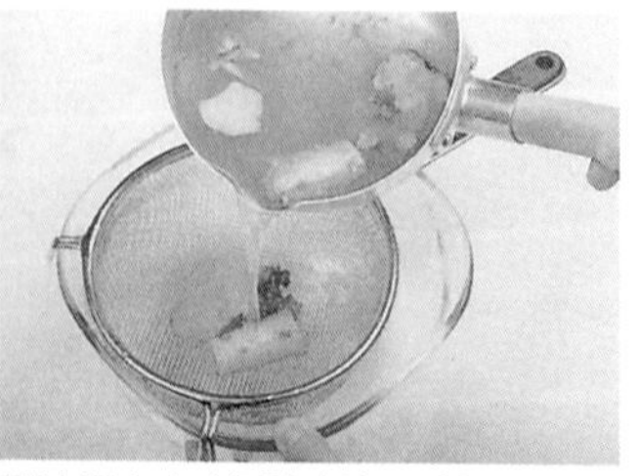

澀液浮上來時倒除煮汁，重新加水再煮。

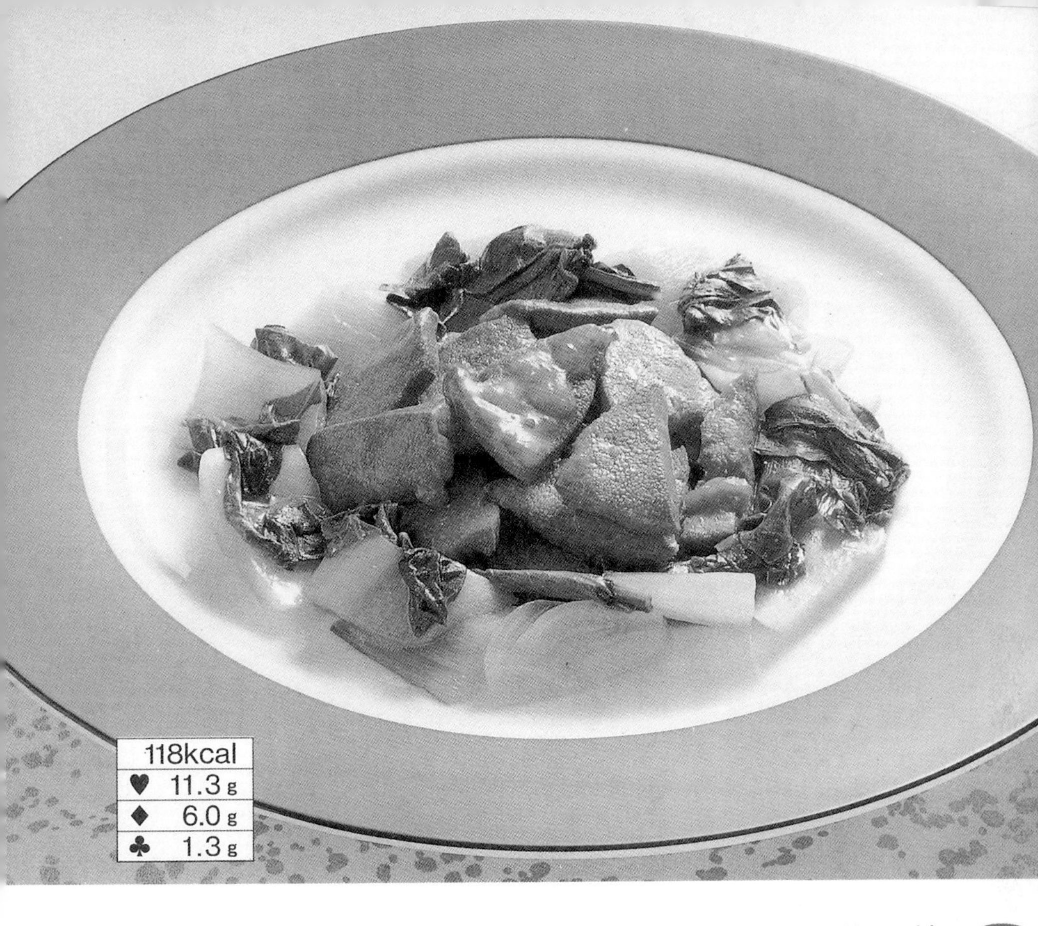

C 豬肝炒青江菜

材料 豬肝二〇〇公克〔醬油、酒、太白粉各一小匙 砂糖三分之一小匙〕 麻油一小匙 砂糖三分之二小匙 酒一大匙 醬油二小匙 青江菜二〇〇公克〔酒一大匙 湯二分之一杯 鹽二分之一小匙弱〕

作法 ❶豬肝切成三公釐厚片，用水略洗，撒上〔〕內的材料略醃使其入味。

❷在不沾鍋中熱麻油，加入①炒散，變色後加入砂糖、醬油、酒，用大火炒香，移入器皿中央

❸青江菜切成三公分長，粗軸對半縱剖。煎鍋中熱油，先加入軸拌炒，再加入菜續炒，加入鹽和湯煮二～三分鐘。去除湯汁與②一起盛盤。

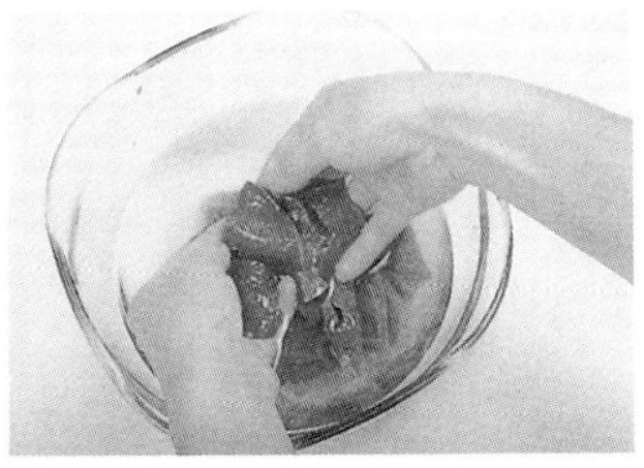
新鮮的豬肝切開後，放入水中略洗即可。

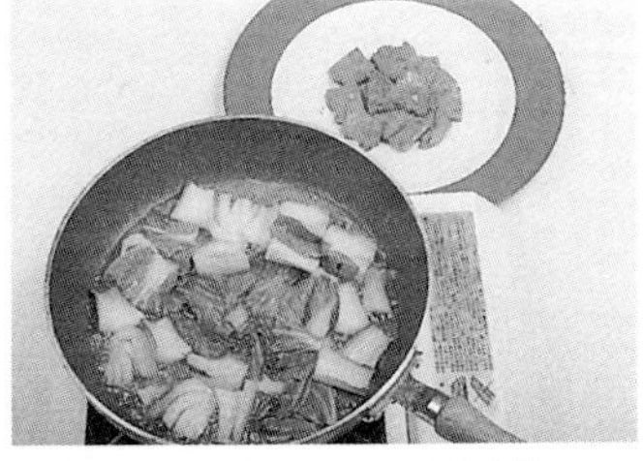
新鮮青江菜炒過之後加入湯煮軟。

魚類料理

治癒期必須選擇脂肪較少的白肉魚，恢復期則選用維他命和礦物質較多的青背魚食用。如果要使口味較淡的魚吃起來美味，重點在於選擇鮮度佳的魚。

A 烤蛋黃白肉魚

材料 白肉魚四塊〔鹽四分之一小匙強 酒一大匙強〕 a〔蛋黃一個份 太白粉一小匙 鹽少許 油一又三分之一大匙〕 豌豆片四〇公克

作法

❶魚撒上鹽和酒擱置一會兒。去除水分後擺在熱鐵絲網上，兩面烤過，注意不要烤焦，烤熟即可。

❷a的材料混合，塗抹於①的表側，烤乾後再塗抹一次，再度乾盛盤。

❸豌豆片切絲，放入滾水中略燙，泡入冷水中冷卻，和白肉魚一起盛盤。

用刷子刷蛋黃醬，使用製作蛋糕用的橡皮片較容易塗抹。

A 烤美乃滋白肉魚 高麗菜

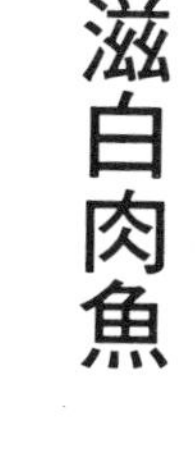

材料 白肉魚四塊〔鹽四分之一小匙強 酒一又三分之一大匙〕 高麗菜二〇〇公克 鹽三分之一小匙弱 美乃滋二大匙 油少許

作法

❶魚撒上鹽和酒，擱置一會兒，去除水分。

❷高麗菜切時與纖維成直角方向，切成粗絲，撒上鹽。

❸在較大的鋁箔紙上抹上油，鋪上高麗菜，魚擺入中央，魚肉表面塗上美乃滋。放入烤箱中烤至魚熟了為止。

魚盛盤時表側朝上，塗美乃滋。

A 烤白肉魚

材料 白肉魚四塊〔鹽二分之一小匙強 酒一又三分之一大匙〕 洋蔥四十公克 胡蘿蔔二十公克 茄子一個 四季豆四～六根 油少許

作法

❶魚撒上鹽和酒，擱置一會兒，去除水分。

❷洋蔥切成薄圓片，胡蘿蔔切成三公釐厚圓片。茄子在皮上劃幾刀，切成五公釐厚的圓片，四季豆去筋，對半斜切。以上材料各自略煮。

❸準備四張三十公分正方形鋁箔紙，塗上薄薄一層油，擺上魚，撒上②包起。放入烤箱中約烤十五分鐘，直到魚熟了為止。

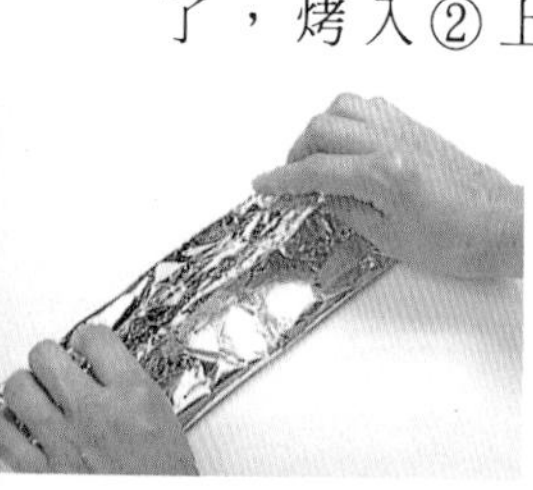

鋁箔紙前後的接合處摺二層，兩端摺起密封。

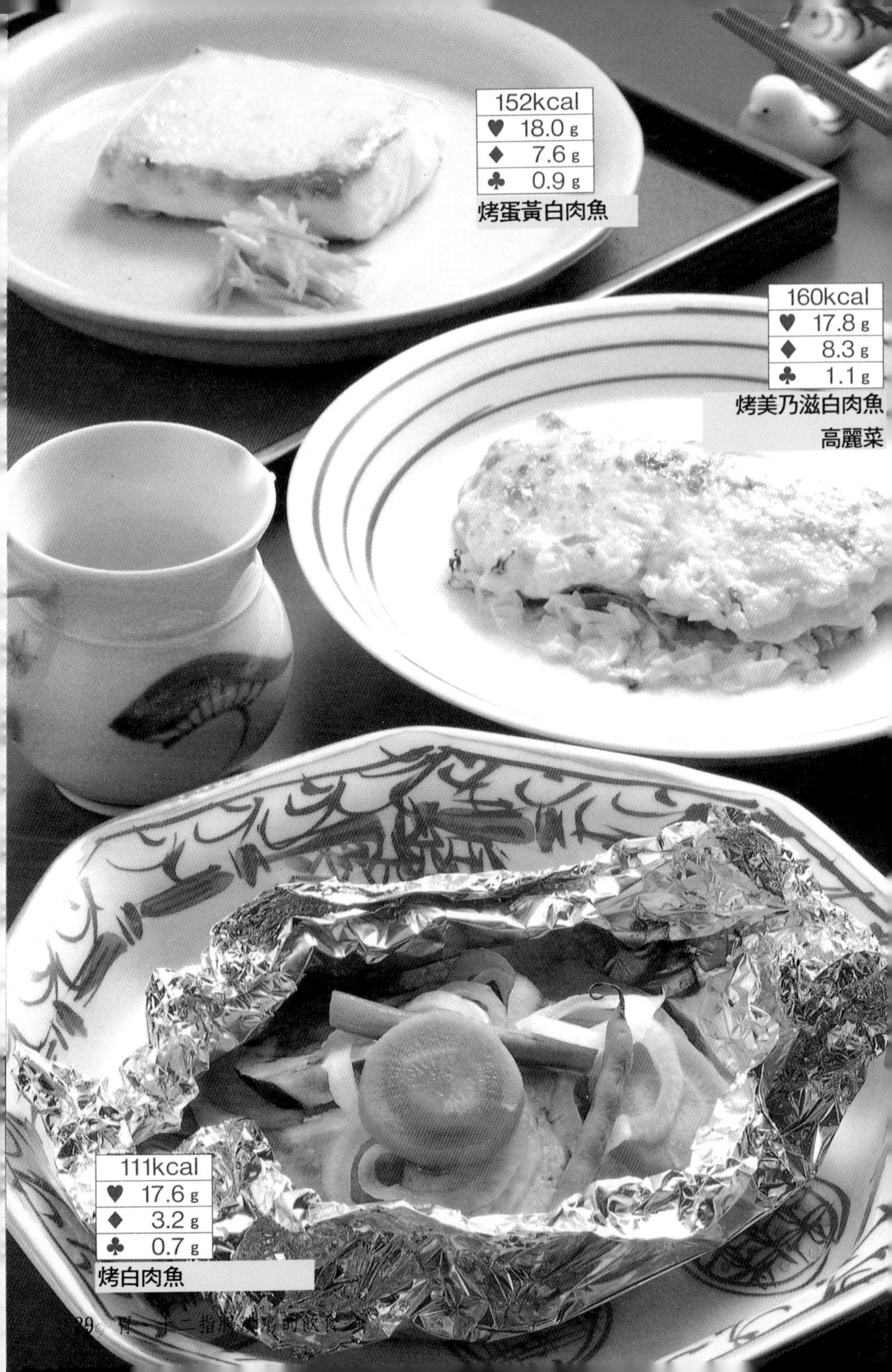
152kcal
♥ 18.0 g
♦ 7.6 g
♣ 0.9 g
烤蛋黃白肉魚
160kcal
♥ 17.8 g
♦ 8.3 g
♣ 1.1 g
烤美乃滋白肉魚
高麗菜
111kcal
♥ 17.6 g
♦ 3.2 g
♣ 0.7 g
烤白肉魚

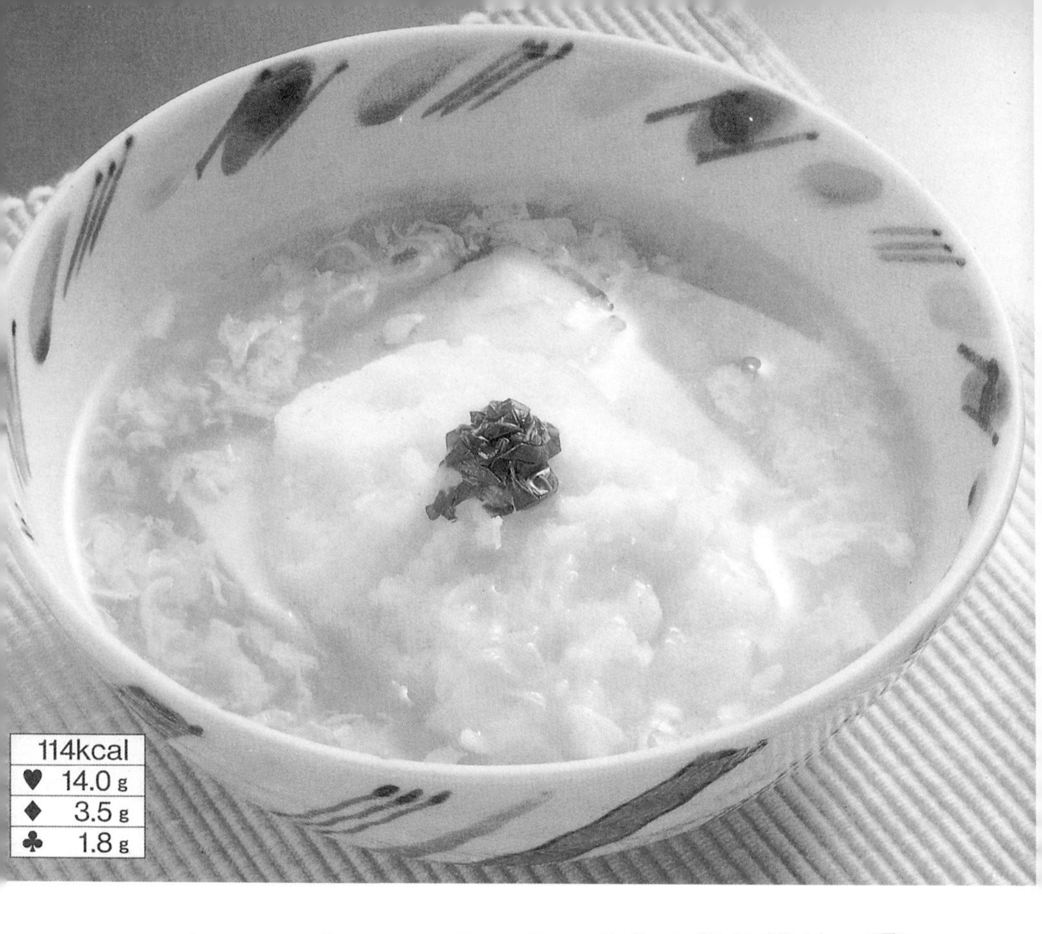

A 蕪菁蒸白肉魚

材料 白肉魚四〇〇公克 〔鹽四分之一小匙強 酒二分之一大匙〕 蕪菁三〇〇公克 蛋白一個份 鹽四分之一小匙弱 a〔高湯一・五杯 薄鹽醬油、太白粉各一大匙 米酒一小匙 鹽四分之一小匙 蛋黃一個份〕蕪菁葉少許

作法 ❶魚去皮及骨，撒上鹽及酒，擱置待用。

❷蕪菁去皮、擦碎，去除水分。加上略為搗散的蛋白，撒上鹽。

❸魚放入深的器皿中，上方鋪上②，放入蒸籠中蒸一～二分鐘，再用中火蒸十三～十四分鐘。

❹加熱a的高湯，以醬油、鹽、米酒調味，煮滾後，倒入用一倍量的高湯（份量外，用水也可以）調溶的太白粉水勾芡，倒入蛋黃略為混合。

❺將④的淋汁淋在③上。將蕪菁菜較軟的部分煮過，放入盤中裝飾。

★吃魚時沾上淋汁一起吃，或是一開始就將魚切成一口大小再蒸。

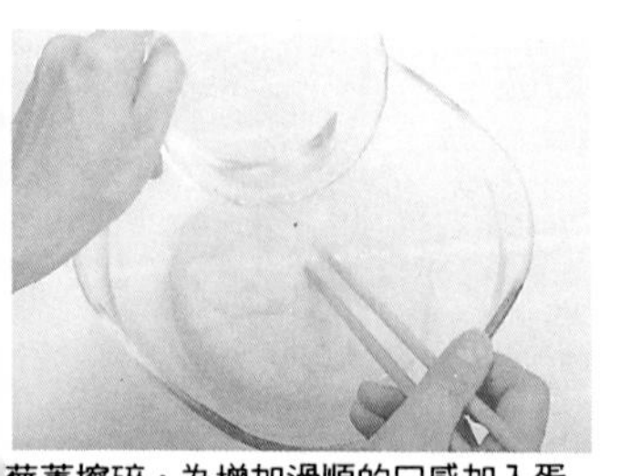

蕪菁擦碎，為增加滑順的口感加入蛋白。

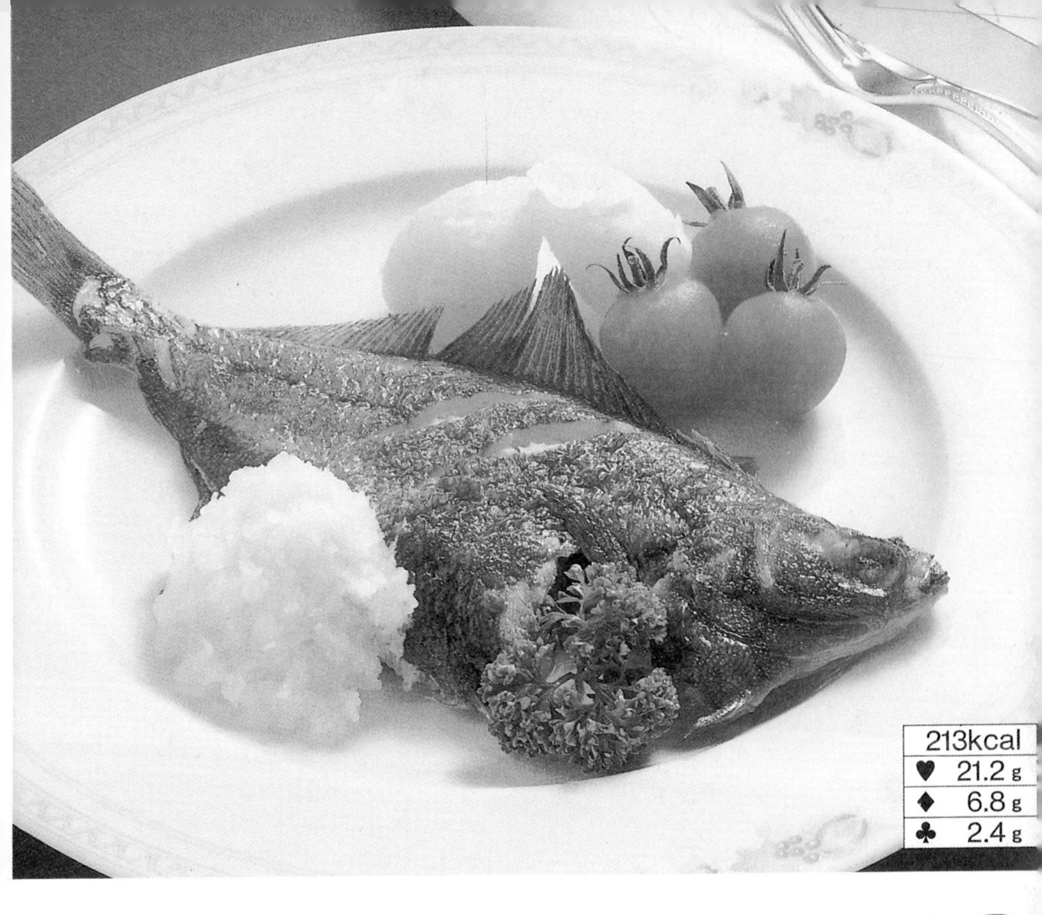

213kcal	
♥	21.2 g
♦	6.8 g
♣	2.4 g

B 煎鰈魚

材料　鰈魚四尾（四〇〇公克）（鹽一小匙弱　麵粉適量）　奶油一．五大匙　白蘿蔔二十公克　醬油一大匙強　配菜（馬鈴薯二〇〇公克　鹽四分之一小匙弱　小番茄十二個）

作法　❶鰈魚去除鱗片和內臟，表側（皮較黑的一側）斜劃幾刀，撒上鹽後，擱置片刻，去除水分撒上麵粉。

❷在不沾鍋中加入奶油，溶化後放入一塊鰈魚。注意不要煎焦了。

❸白蘿蔔擦碎，略微擠乾水分。馬鈴薯煮過，去除水分，做成粉吹芋，撒上鹽。番茄用滾水略燙後去皮，添加在鰈魚旁。

★去除魚皮再吃，盡可能使用少量醬油。

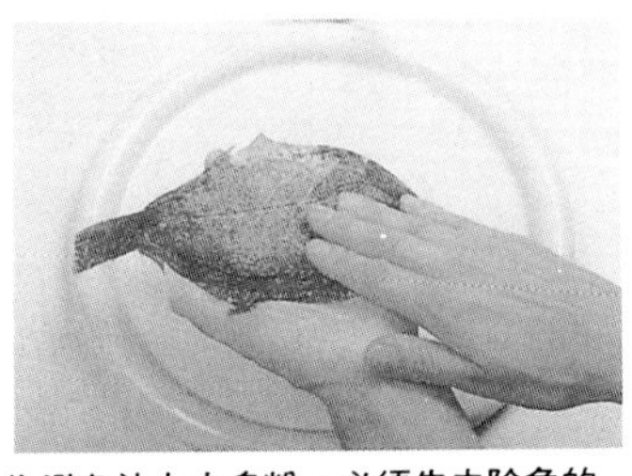

為避免沾上太多粉，必須先去除魚的水分後再撒上粉，去除多餘的粉。

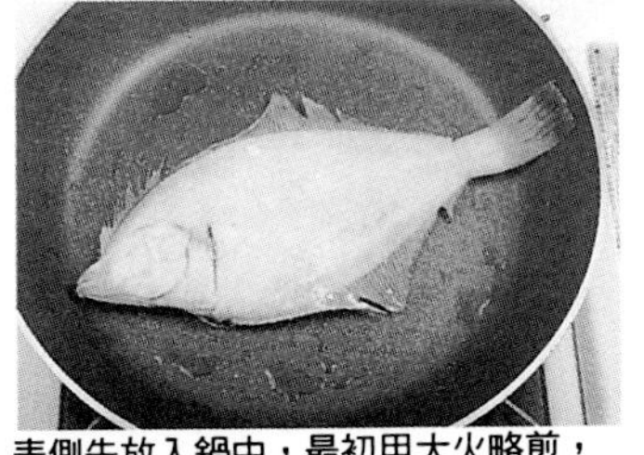

表側先放入鍋中，最初用大火略煎，然後用小火慢慢煎。

48kcal
♥ 5.3g
♦ 1.0g
♣ 1.4g

A 鰹魚湯

材料　鰹魚六十公克　紅味噌二．五大匙　昆布高湯三杯　太白粉一大匙　菠菜葉少許

作法　❶鰹魚去皮及骨，剁碎後放入研缽中磨碎，加入紅味噌，再慢慢加入高湯調拌。

❷將①放入鍋中，靜靜地混合煮，泛白後加入用一倍量的高湯或水調溶的太白粉水，略為勾芡。

❸盛入器皿中，添加煮好的菠菜。

★選擇生食用新鮮的鰹魚。如果利用食物攪碎器攪碎，再用研缽研碎更方便。煮時注意火候，不要煮太滾。

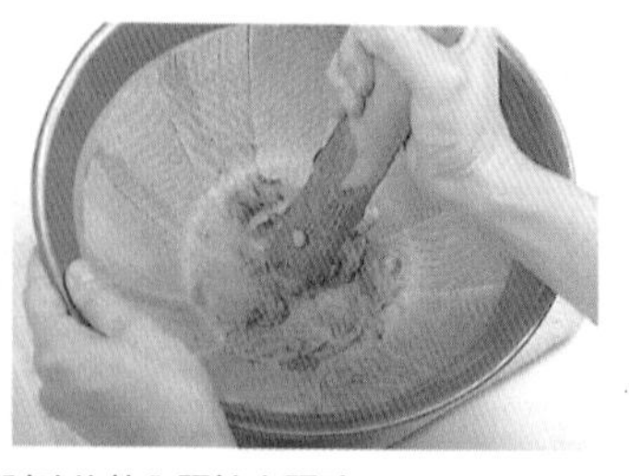
剁碎後放入研缽中研碎。

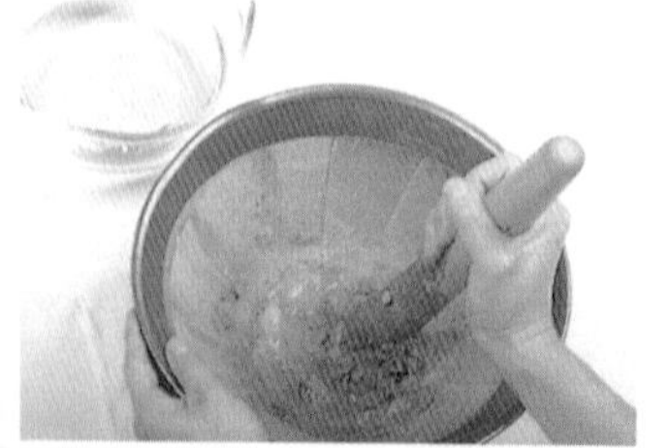
加入味噌，混合後加入高湯調拌。

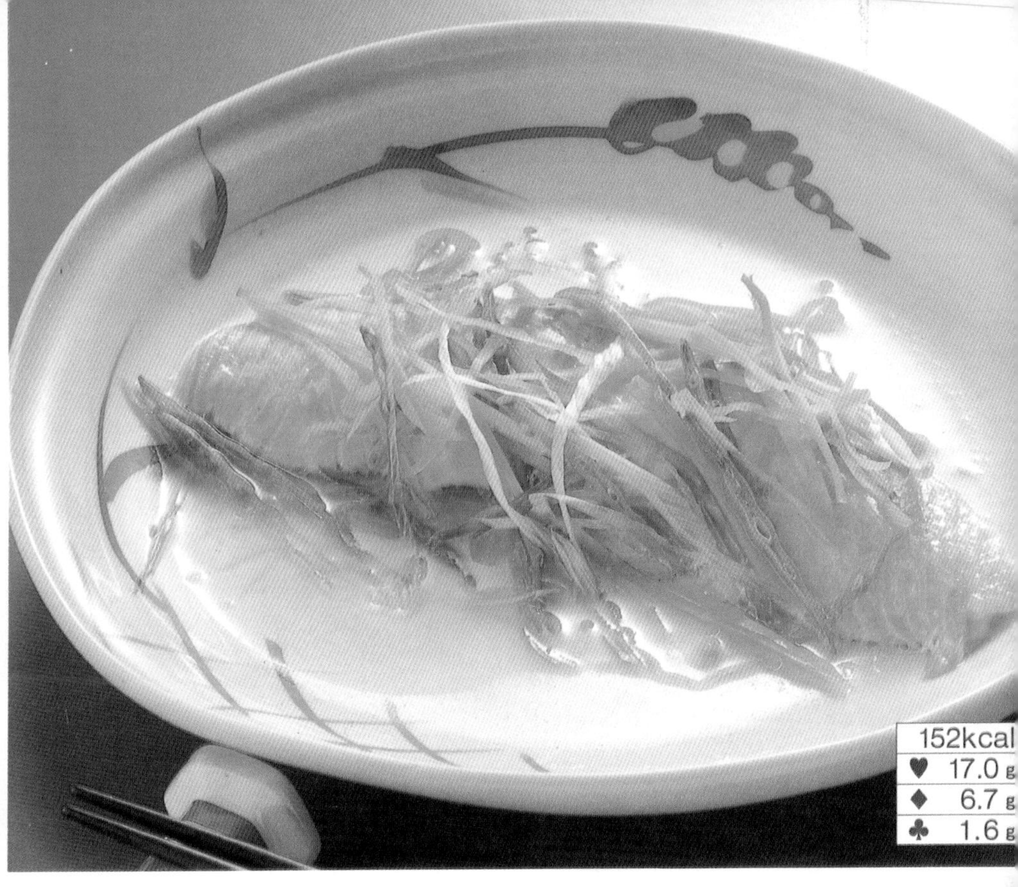

152kcal
♥ 17.0g
♦ 6.7g
♣ 1.6g

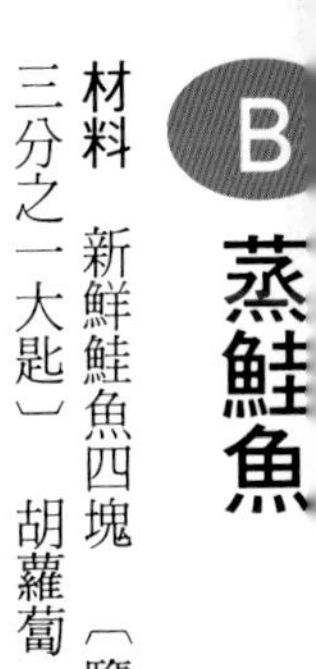

B 蒸鮭魚

材料 新鮮鮭魚四塊〔鹽二分之一小匙 酒一三分之一大匙〕 胡蘿蔔、豌豆片、蔥各二十公克 a〔高湯一杯 米酒一大匙 醬油一小匙 鹽二分之一小匙弱〕 太白粉一小匙

作法 ❶鮭魚去皮及骨，撒上鹽及酒略擱，去除水分。

❷胡蘿蔔斜切成薄片後切絲，豌豆片斜切成絲，蔥對半縱剖後斜切成絲。

❸盤中擺上鮭魚，撒上②，一塊鮭魚淋上二大匙a，放入蒸籠中，用大火蒸七～八分鐘。

❹去除蒸汁，放入鍋中，加入剩下的a煮滾，倒入用一倍量的高湯或水調溶的太白粉水勾芡。

❺③淋上④的淋汁。

★也可以使用白肉魚。可利用四季豆或青江菜的芯的部分代替豌豆片。

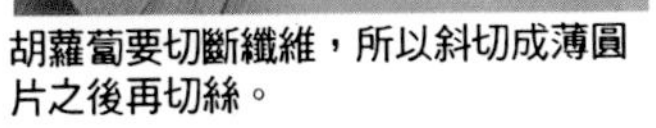

胡蘿蔔要切斷纖維，所以斜切成薄圓片之後再切絲。

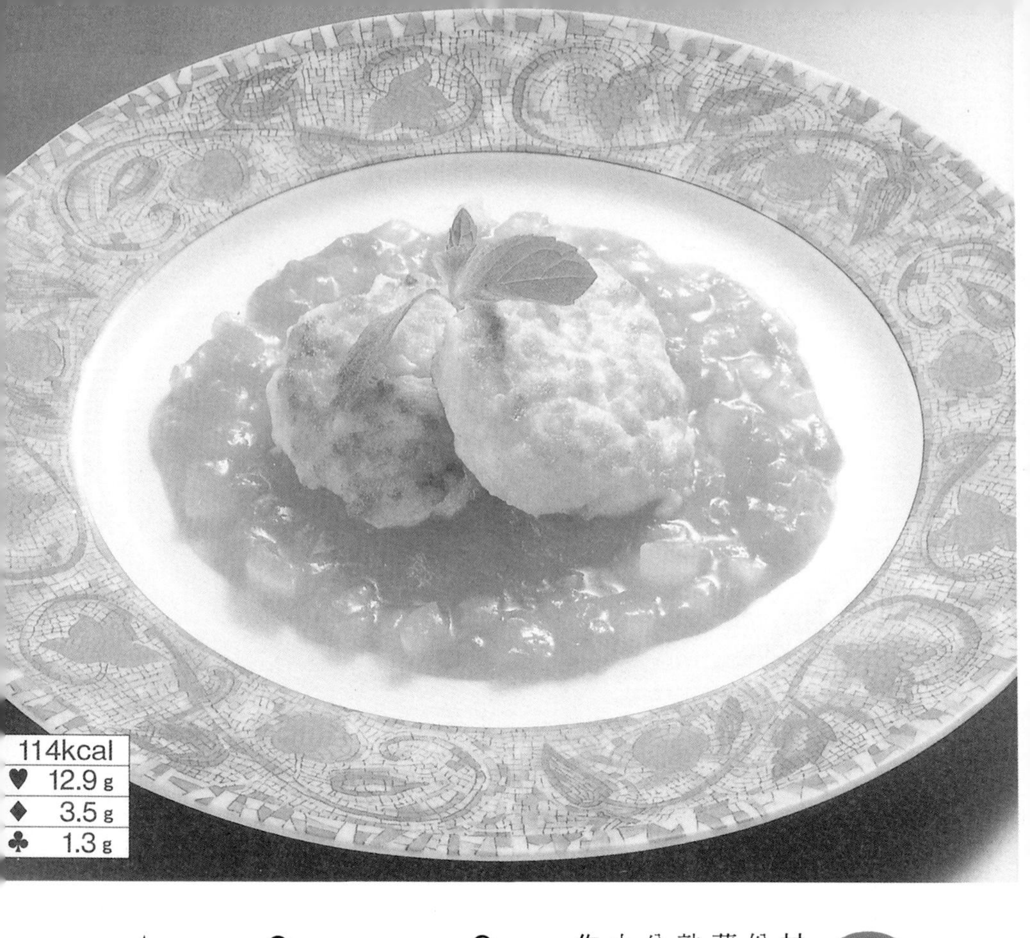

C 番茄花枝堡

材料　花枝肉三〇〇公克　a（蛋白二分之一個份　麵粉二小匙　酒一大匙　鹽三分之一小匙　薑汁少許）　油二分之一大匙　番茄調味汁（全熟番茄一個　洋蔥二分之一個　油一小匙　湯二分之一杯　番茄醬一大匙　砂糖、鹽各四分之一小匙弱　太白粉二分之一大匙）

作法　❶去除花枝的內臟和皮，剝除薄皮，剁碎或是放入食物攪拌器中攪拌，加入a的調味料，再研碎，做成八個小圓形。

❷調味汁用的番茄去皮及籽，切碎，洋蔥切成碎屑。熱油鍋，加入洋蔥，炒軟之後加入番茄拌炒使產生酸味。加入太白粉以外的調味料，煮滾後倒入用一倍量的水調溶的太白粉水勾芡。

❸煎鍋中熱油，將①兩面煎過，不要煎焦，盛入鋪上調味汁的器皿中。

★使用透抽或花枝，比魷魚的纖維更少、更軟。

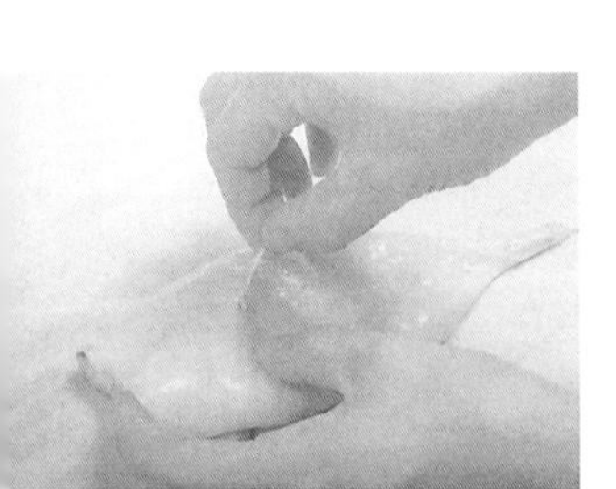

剝除花枝的皮和薄皮，橫向切細後再放入食物攪拌器中攪拌。

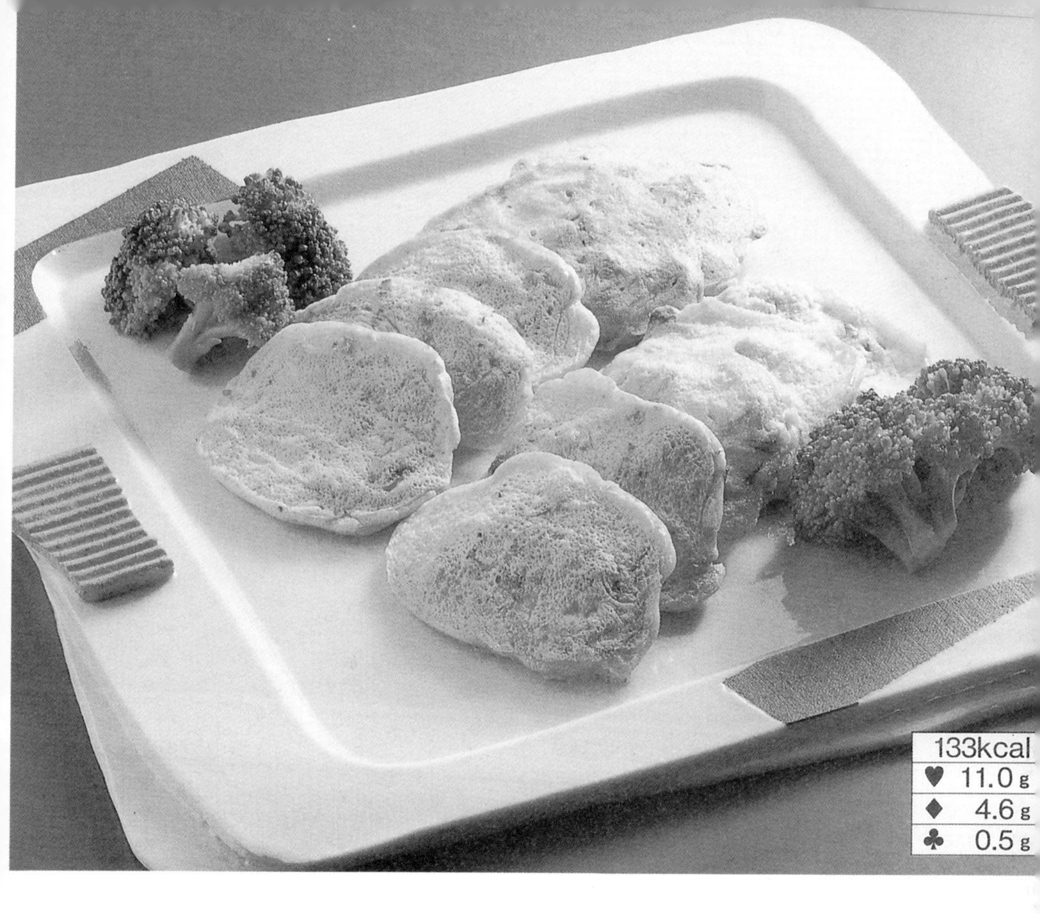

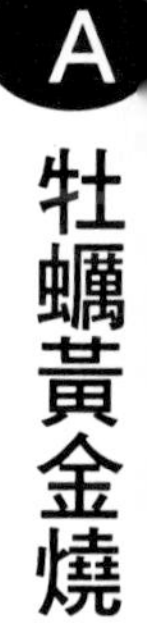

A 牡蠣黃金燒

材料 牡蠣二四〇公克　蛋二個　麵粉四大匙　油二小匙　花椰菜一〇〇公克

作法 ❶牡蠣泡入鹽水中，手指伸入皺褶中清洗，必須換水數次，洗到水不再混濁為止。

❷將牡蠣放入滾水中略燙，撈起放入簍子中瀝乾水分，切成一公分寬。

❸蛋打散，加入麵粉調拌後，加入牡蠣。

❹在不沾鍋中薄薄塗上一層油，用湯匙將③移入鍋中，攤開，用木鏟一邊按壓一邊兩面煎，盛盤時添上煮過的花椰菜。

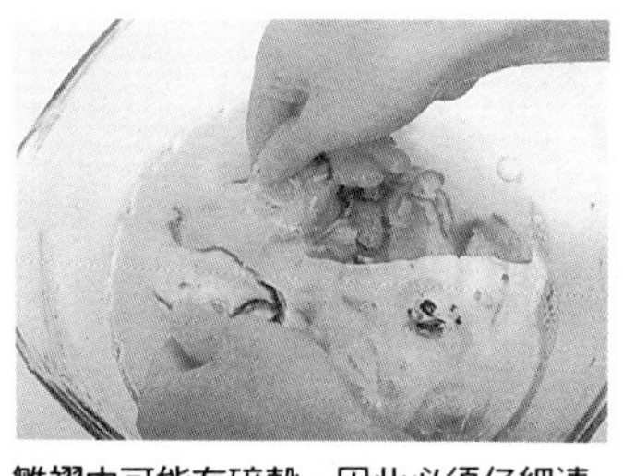

皺褶中可能有碎殼，因此必須仔細清洗。

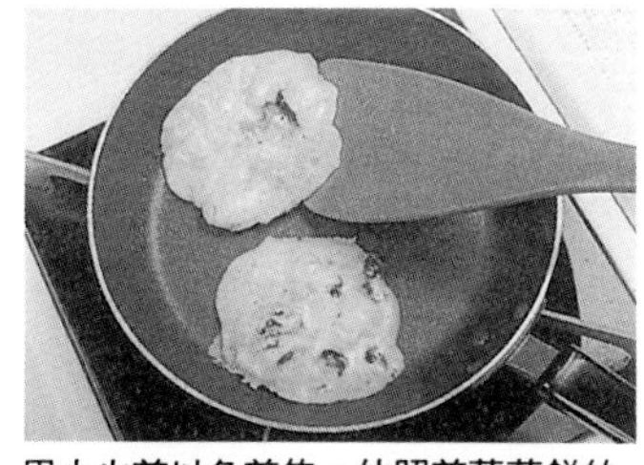

用小火煎以免煎焦，依照煎蔬菜餅的要領一邊按壓一邊煎。

豆腐料理

豆腐是最容易消化的蛋白質源，但是量多，很難吃很多。因此要先去除水分再使用，在料理上下點工夫，或是利用量較少的凍豆腐或豆腐皮等。

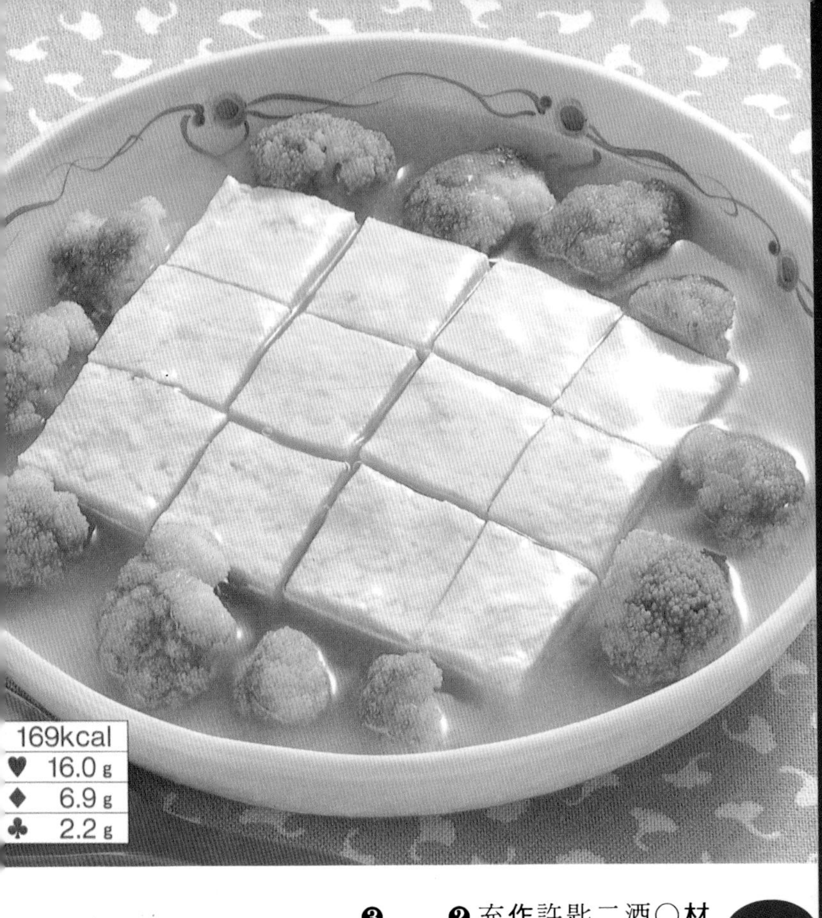

169kcal	
♥	16.0 g
♦	6.9 g
♣	2.2 g

A 蒸豆腐

材料 木綿豆腐一塊（三〇〇公克）豬瘦絞肉一〇〇公克 a〔鹽二分之一小匙 醬油二小匙 酒一大匙 蛋一個〕太白粉二．五大匙 花椰菜二五〇公克 淋汁〔湯二．五杯 鹽二分之一小匙強 酒、太白粉各一大匙 薑汁一小匙〕 油少許

作法 ❶豆腐瀝乾水分、搗碎，加入豬絞肉和a充分混合，慢慢加入太白粉。

❷模型中塗上薄薄一層油，倒入①，表面攤平，放入蒸籠用中火蒸十五分鐘。從模型中取出，切成一口大小，盛盤，添加煮過的花椰菜。

❸淋汁除了太白粉外，混合其他材料，煮滾後倒入太白粉水勾芡，淋在②上。

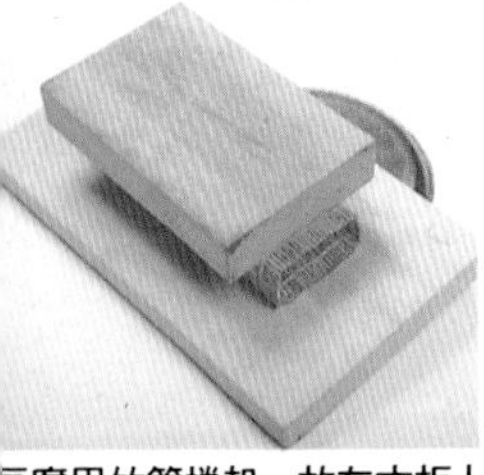

豆腐用竹簾捲起，放在木板上，上方壓板子，擱置 30 分鐘。

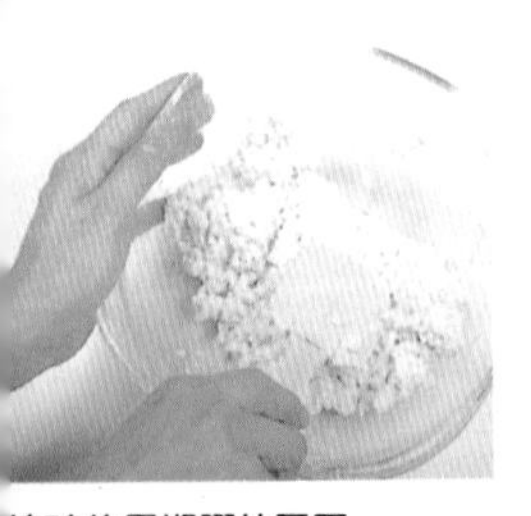

搗碎後用塑膠片壓平。

A 炒豆腐

材料 木綿豆腐一塊　胡蘿蔔三十公克　四季豆二十公克　蔥一根　油一大匙　高湯二分之一杯　砂糖一大匙強　鹽二分之一小匙弱　醬油二分之一大匙

作法 ❶豆腐搗碎後放入滾水中，煮滾後撈起，放入簍子裡瀝乾水分。

❷胡蘿蔔斜切成薄片，再切絲，四季豆和蔥斜切成絲。

106kcal	
♥	5.6g
♦	7.0g
♣	0.8g

❸鍋中熱油，放入②快炒，軟化後加入豆腐拌炒，加入高湯及調味料，煮七～八分鐘，直到汁收乾為止。

豆腐用手掰碎後，放入煮沸的滾水中煮。

煮滾後撈起放入簍子裡，自然瀝乾水分。

B 蝦仁豆腐湯

材料 木綿豆腐二〇〇公克　蝦小八尾　a〔砂糖、酒各少許鹽　三分之一小匙強　太白粉一～二大匙〕　高湯三杯　鹽二分之一小匙　醬油一小匙　小油菜〔芯較軟的葉〕六十公克　柚子皮少許

作法 ❶和炒豆腐相同，將豆腐處理過之後瀝乾水分，搗碎。

❷蝦去除殼和泥腸，搗成糊狀，慢慢加入a的砂糖與酒、鹽，再加入豆腐及剩下的鹽混合，慢慢加入太白粉，使其粘稠，具有硬度。

59kcal	
♥	5.6g
♦	2.6g
♣	1.3g

❸加熱高湯後調味，用湯匙將②撈起放入湯中，煮一～二分鐘，直到浮上來為止。撒上煮過，切成三公分長的小油菜。

❹盛盤，撒上柚子皮。

蝦用菜刀剁碎，再剁成糊狀。

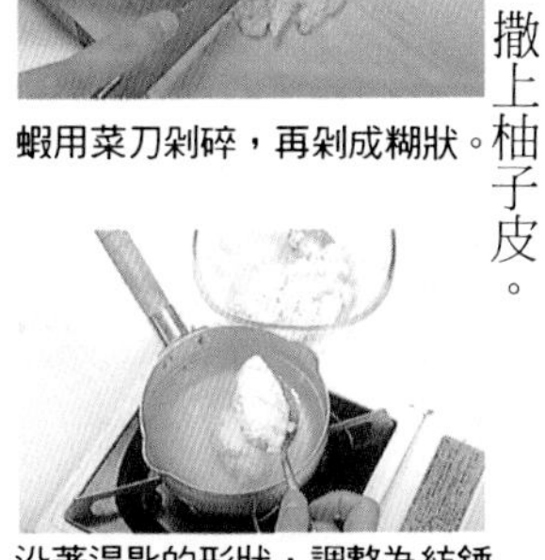

沿著湯匙的形狀，調整為紡錘形，放入湯中。

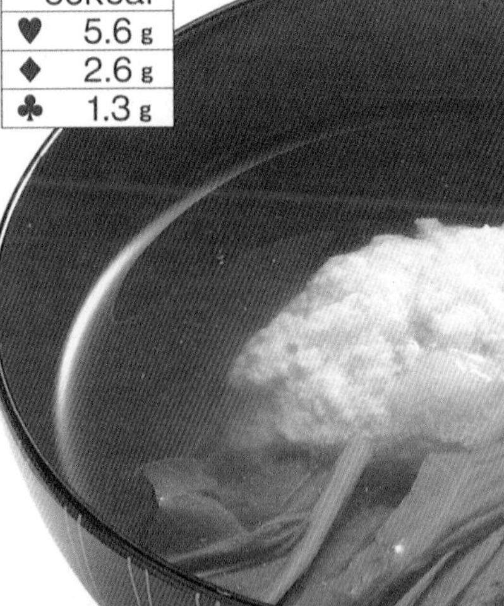

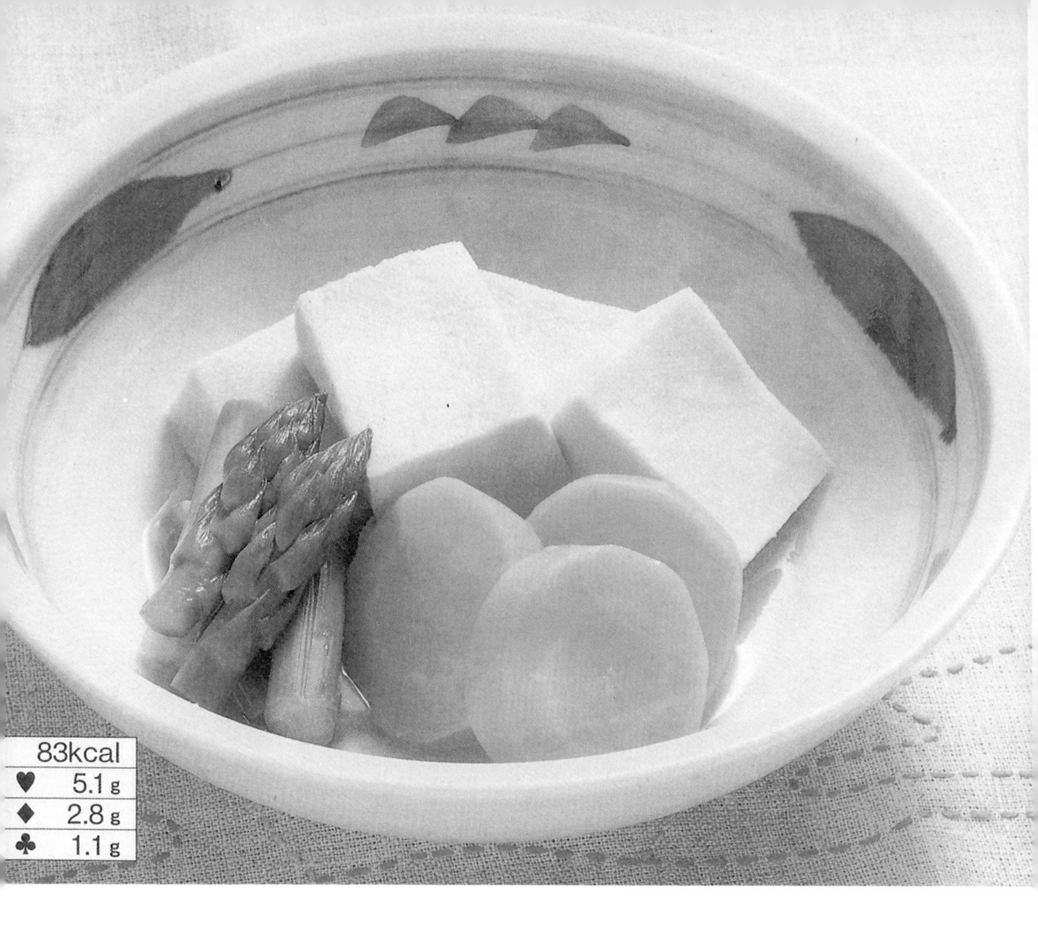

A 凍豆腐煮蔬菜

材料　凍豆腐二塊（三十公克）胡蘿蔔二〇〇公克　綠蘆筍六十公克　高湯二杯　砂糖二又三分之一大匙　鹽二分之一小匙強　醬油二分之一大匙

作法　❶凍豆腐依照圖片要領浸泡還原，切成易吃的大小。

❷胡蘿蔔切成七公釐厚的圓片。綠蘆筍切除較硬的根部，放入滾水中煮過，切成五公分長。

❸高湯加熱，用砂糖、鹽及醬油調味，放入凍豆腐及胡蘿蔔，加蓋，用小火煮十五分鐘，不要煮滾。

❹凍豆腐和胡蘿蔔煮軟後加入綠蘆筍，煮到入味即可。

★可用小油菜或四季豆代替綠蘆筍。

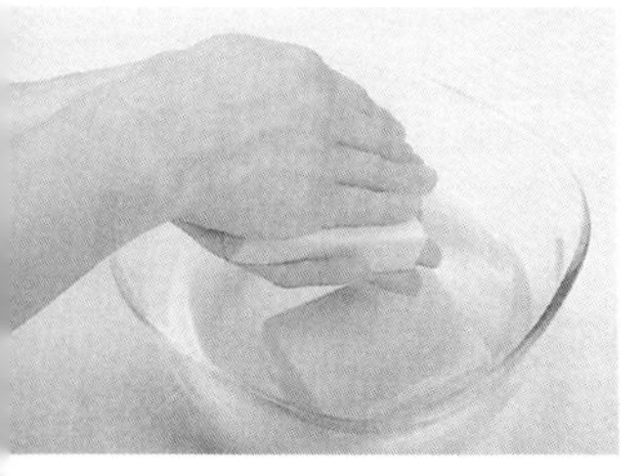
凍豆腐浸泡還原後，吸水 2～3 次，擠乾水分。

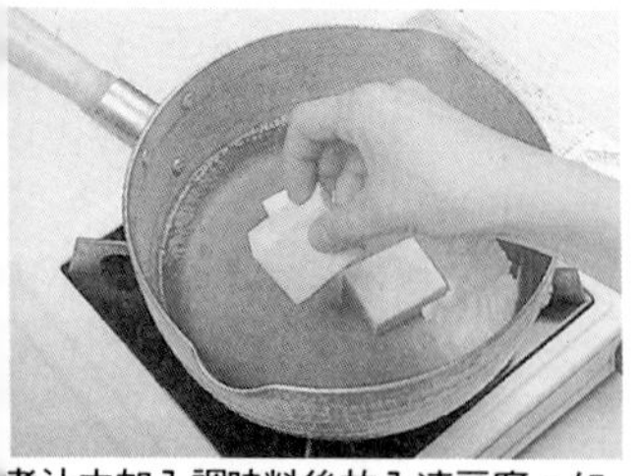
煮汁中加入調味料後放入凍豆腐。如果順序相反則味道不佳。

C 烤麵包粉油豆腐

材料 油豆腐二塊　麵粉四大匙弱　蛋一個　麵包粉四．五大匙　油一．五大匙　小胡蘿蔔八個　南瓜八十公克　醬油二大匙

作法 ❶油豆腐切成一口大小，去除水分，依序沾麵粉、蛋汁、麵包粉。

❷南瓜去皮，切成三公釐厚。

❸鋁箔紙上薄薄塗上一層油，排列①與南瓜，淋上剩下的油，放入烤箱中烤成淡金黃色。

❹小胡蘿蔔連皮搗碎，擺在油豆腐旁，食用時淋上醬油。

★小胡蘿蔔的皮比蕪菁的皮更薄，因此不必削皮，擔心時削皮亦可。

265kcal	
♥	15.5g
♦	15.3g
♣	1.5g

C 油豆腐塊夾肉

材料 油豆腐塊二塊　雞胸絞肉五十公克　胡蘿蔔二五公克　a（醬油一小匙　酒二分之一大匙　太白粉一大匙）高湯三杯　b（砂糖、米酒各二大匙　醬油一大匙　鹽四分之三小匙弱）豌豆片六十公克

作法 ❶油豆腐塊用滾水燙過，去除油分，瀝乾水分後對半切開，再斜切為三角形。

❷胡蘿蔔切碎。

❸雞絞肉加上a的醬油和酒，加上②及太白粉混合。

❹在①的切口深劃入一刀，將③分為八等份，塞入其中。

❺加熱高湯，以b調味，放入④，加蓋，煮十五分鐘，使其靜靜煮滾。

❻豌豆片斜切成絲，略燙，放入⑤中略煮。

223kcal	
♥	14.6g
♦	11.6g
♣	1.7g

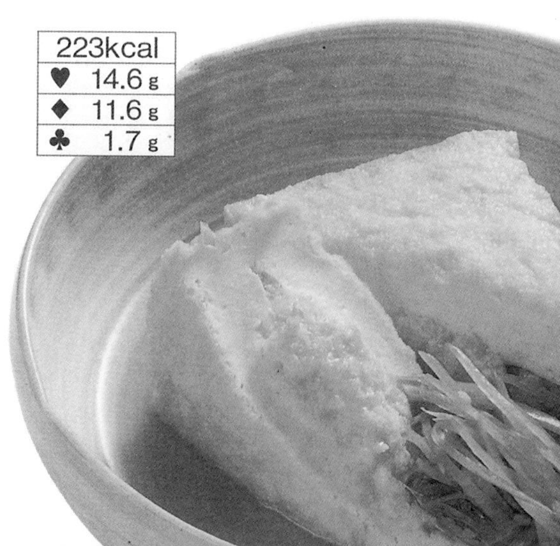

油豆腐塊放入滾水中去除油分。

切成三角形後的油豆腐塊中央劃上一刀，即可塞入菜碼。

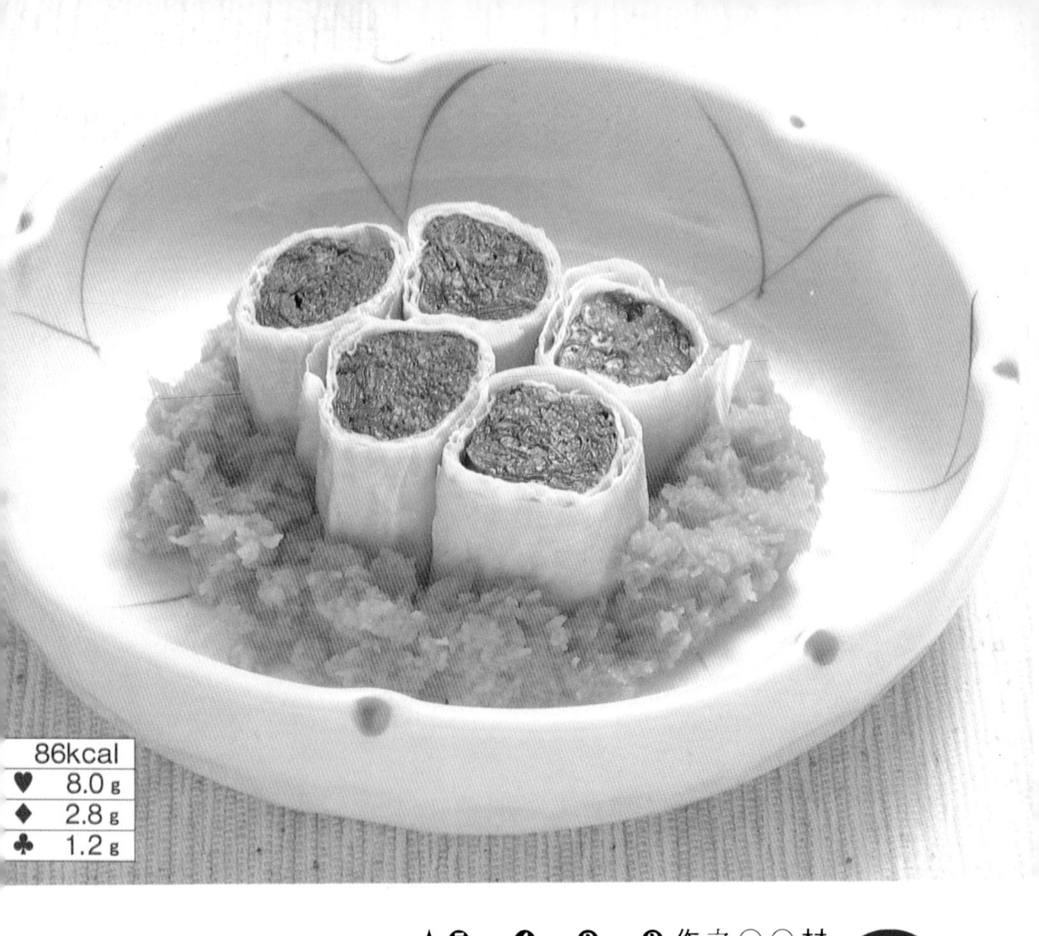

86kcal	
♥	8.0g
♦	2.8g
♣	1.2g

A 菠菜豆腐皮卷

材料 豆腐皮（乾燥）八片（三六公克）菠菜三〇〇公克　醬油二分之一大匙　a（胡蘿蔔二〇〇公克　砂糖二分之一大匙　醋二大匙　鹽二分之一小匙強）

作法 ❶豆腐皮用水浸泡還原，煮軟。
❷菠菜用滾水燙軟，泡在冷水中，撈起擠乾水分撒上醬油，再擠乾水分。
❸豆腐皮攤開，菠菜橫擺於其上，依照捲壽司的要領捲起，切成三公分寬。
❹胡蘿蔔去皮，搗碎，加入a的調味料混合做成調味汁。
❺盤中鋪上④，擺上③。
★如果是新鮮的豆腐皮，不需要煮過，可以直接使用。

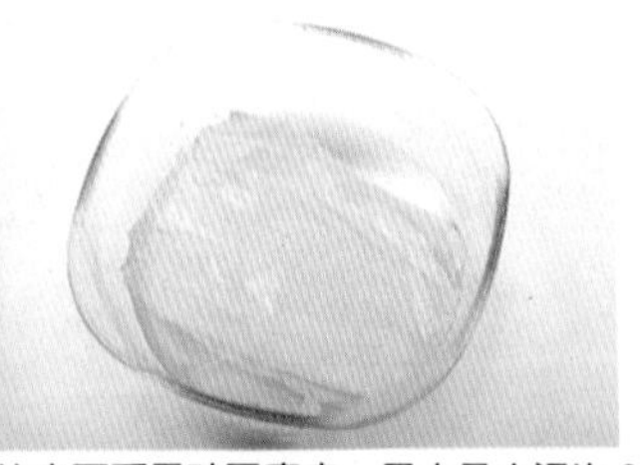

注意不要弄破豆腐皮，用大量水浸泡 3～4 分鐘使其還原。

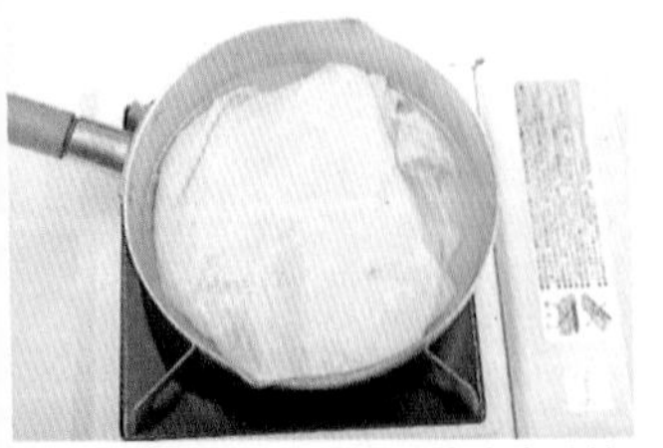

將豆腐皮煮軟。煮軟後豆腐皮會破掉，因此要靜靜煮，注意火候。

B 納豆炒高麗菜

87kcal	
♥	6.0g
♦	4.6g
♣	0.7g

材料　納豆一〇〇公克　高麗菜二〇〇公克　油三分之二大匙　醬油一大匙弱　柴魚片五公克

作法　❶高麗菜去芯，與纖維成直角，切成五公釐寬度。❷煎鍋中熱油，放入高麗菜拌炒，不要炒焦，炒軟後加入納豆，略微混合，加入醬油調味。❸盛盤，撒上柴魚片。

★高麗菜煮過之後用納豆涼拌也很好吃。

A 煮豆腐皮卷

77kcal	
♥	7.2g
♦	3.8g
♣	0.5g

材料　捲豆腐皮（乾燥）十二個　高湯一杯　米酒二分之一大匙　鹽四分之一小匙強　醬油二分之一小匙　太白粉一小匙　細香蔥少許

作法　❶捲豆腐皮用布包著，擱置二小時使其柔軟。❷高湯加熱，用米酒、鹽、醬油調味，放入捲豆腐皮，靜靜用火煮七～八分鐘。❸加入用一倍量的水調溶的太白粉水，略為勾芡，撒上蔥花。

★此外，豆腐皮還可以做成湯的菜碼或涼拌菜。

豆類料理

豆類除了含有植物性蛋白質外，還有維他命B群及豐富的鐵質、鈣質，屬於營養豐富的食品，纖維較多，缺點是不容易消化，若是去皮或搗碎後也容易消化，恢復期時可以吃。

B 毛豆豆腐

材料 毛豆（連帶豆莢）一八〇公克 a（高湯二大匙 酒一大匙）b（葛粉五十～五五公克 高湯一又四分之三杯 芝麻二分之一大匙 鹽四分之一小匙弱）醬油二小匙 高湯二大匙

作法 ❶毛豆連豆莢一起煮軟，去除豆莢及薄皮，加入a的高湯，放入攪拌器中攪碎或搗碎，加入酒。

❷葛粉中慢慢加入高湯調拌，再加入芝麻，用網眼較細的簍子或紗布過濾後移入鍋中。

❸用小火煮七～八分鐘，加入①和鹽再煮一～二分鐘。

❹倒入模型中，趁表面還沒有乾燥時，蓋上竹簾使其冷卻，放入冰箱中，稍微去除熱度後再倒出，分為八等份盛盤。將高湯和醬油一起煮滾，冷卻後當成淋汁。

★剛做好時較軟，很難從模型中倒出來，因此，可以直接倒入器皿中。

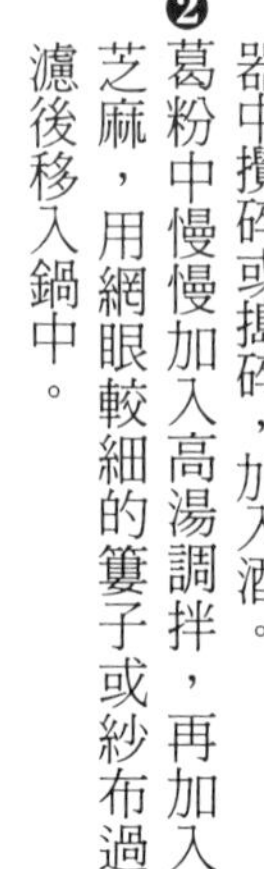

毛豆放入攪拌器中攪碎之後再搗碎。

葛粉煮至透明，加入毛豆和調味料煮。

B 大豆味噌湯

材料 水煮罐頭大豆二〇〇公克 白蘿蔔一五〇公克 胡蘿蔔六十公克 高湯三杯 味噌三大匙弱 細蔥二十公克

作法 ❶大豆放入攪拌器中攪碎之後，用萬能過濾器過濾。

❷白蘿蔔和胡蘿蔔各自切成五～七公釐厚的銀杏形，用高湯煮軟後，加入①的大豆煮二～三分鐘。加入味噌，煮滾後關火，撒上蔥花。

C 甜煮蘋果金時豆

材料 金時豆（乾燥）一杯 蘋果一個 砂糖五大匙 鹽二分之一小匙強

作法 ❶金時豆用水略微沖洗，放入三杯水浸泡一小時。

❷移入壓力鍋中，煮滾後減少壓力煮五分鐘，關火燜熟。

❸豆子軟了之後加入砂糖、鹽及切成銀杏形的蘋果，蓋上普通的蓋子，煮到汁收乾為止。

★如果沒有壓力鍋，豆子浸泡在水中三小時後再煮，煮滾後關小火，煮一～一．五小時。如果未加入蘋果同煮，也可以冷凍。

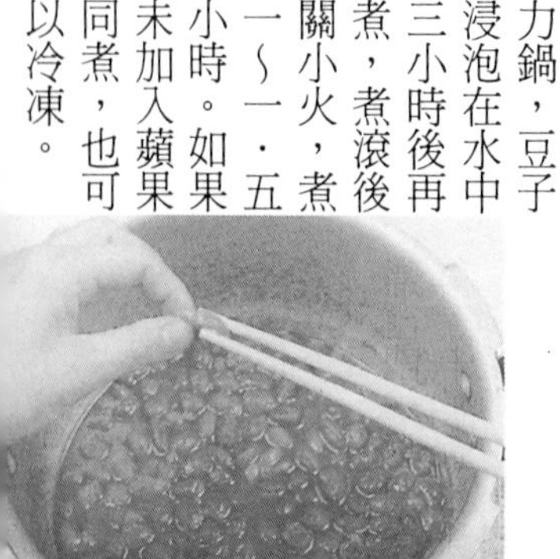

豆子煮成能用手指輕易壓碎的柔軟度，再加入調味料。

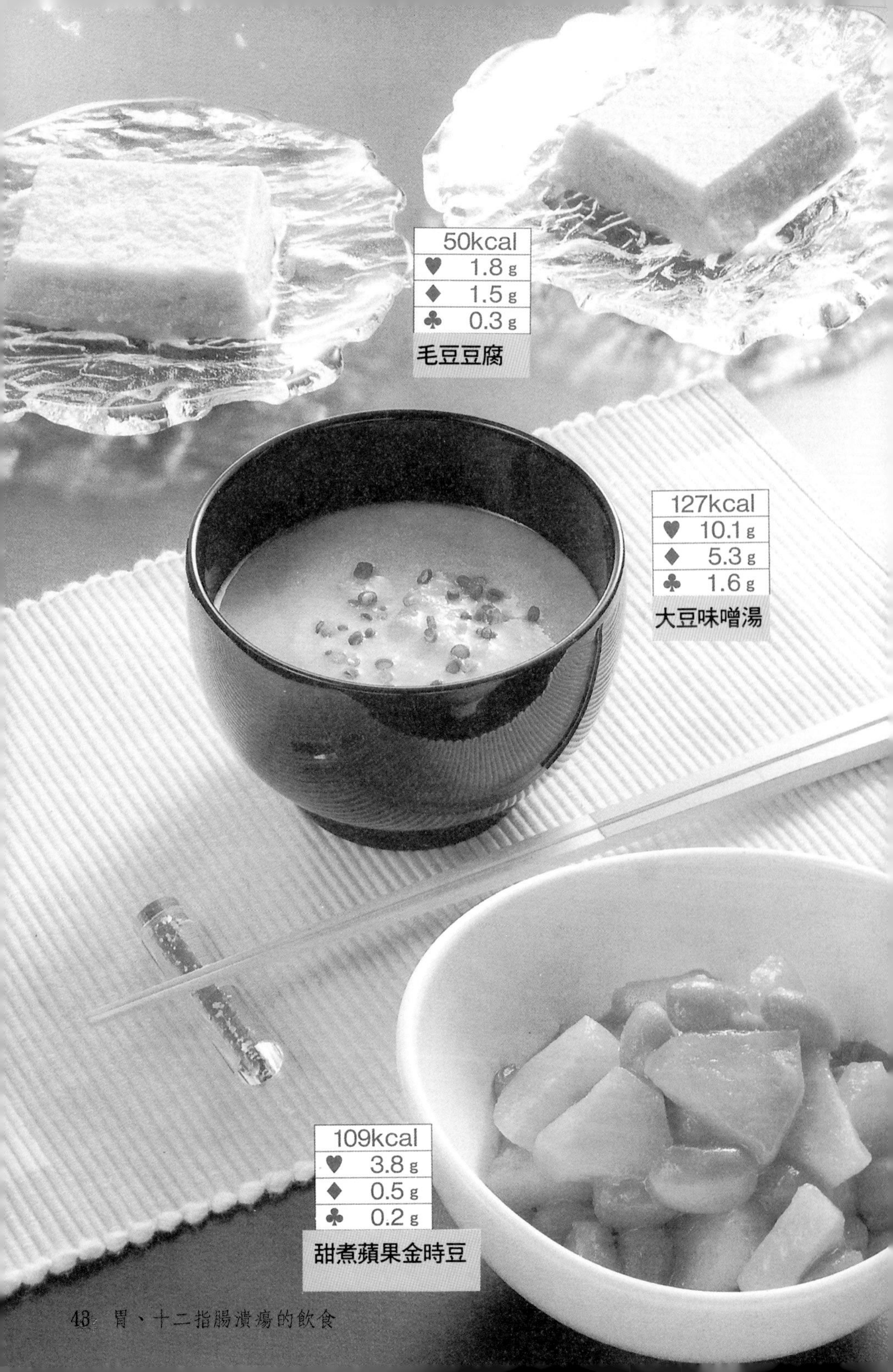
50kcal
♥ 1.8g
♦ 1.5g
♣ 0.3g
毛豆豆腐
127kcal
♥ 10.1g
♦ 5.3g
♣ 1.6g
大豆味噌湯
109kcal
♥ 3.8g
♦ 0.5g
♣ 0.2g
甜煮蘋果金時豆

黃綠色蔬菜

黃綠色蔬菜不只含有維他命A，同時也含有豐富的C及B群。對於傷口的修復及血液的生產而言，是不可或缺的營養素。胡蘿蔔或南瓜等容易消化，可以安心地吃。青菜選擇柔軟的葉片，也可以吃很多。

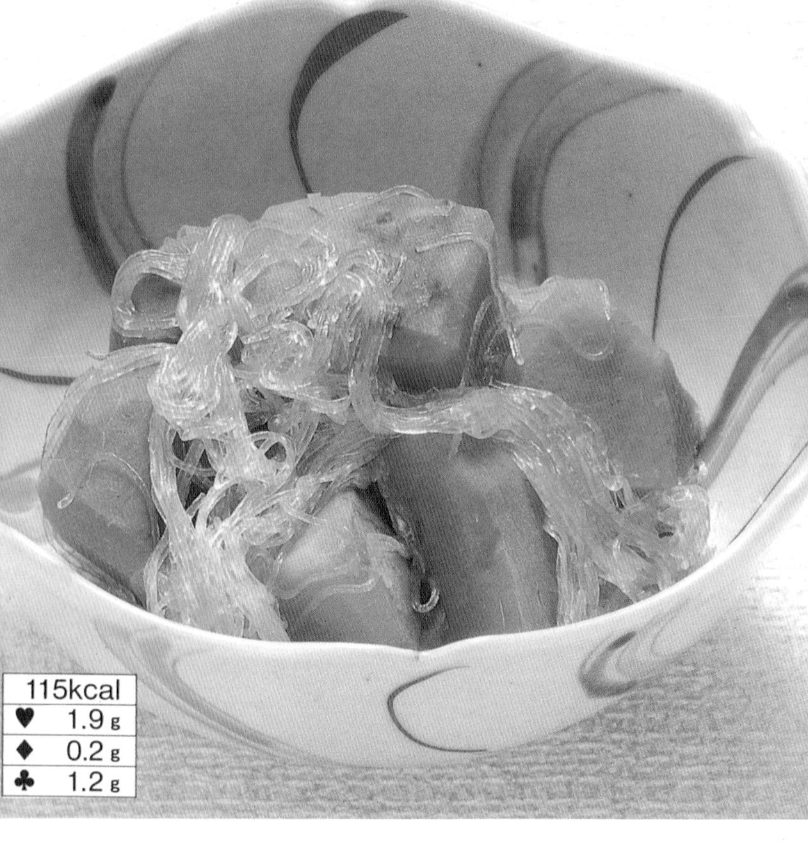

115kcal	
♥	1.9g
♦	0.2g
♣	1.2g

A 南瓜煮蒟蒻粉絲

材料　南瓜四〇〇公克　蒟蒻粉絲（浸泡還原）一〇〇公克　高湯一・五杯　砂糖一又三分之二大匙　鹽二分之一小匙強　醬油二小匙

作法　❶南瓜去籽，皮略切，切成三公分正方形

❷蒟蒻絲泡在溫水中還原，切成易吃的大小。

❸鍋中加入南瓜和高湯加熱，蓋上紙蓋。

❹煮滾後用中火煮十分鐘，煮到南瓜柔軟後加入調味料，放入蒟蒻粉絲再煮十分鐘。

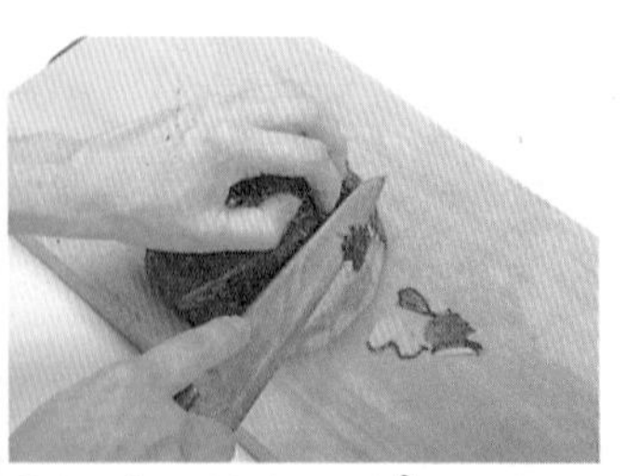

將南瓜蓋在砧板上，用菜刀去除部分皮。

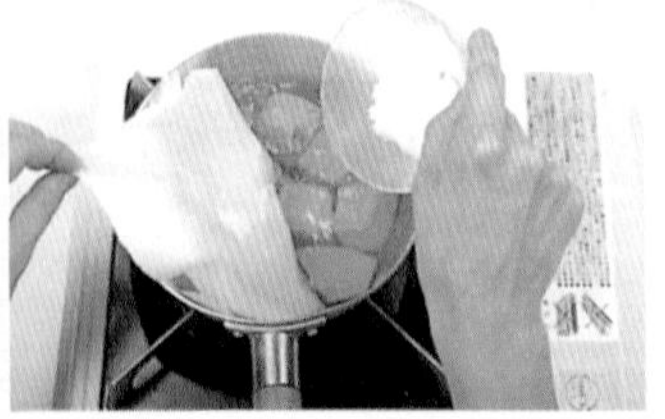

如果要煮出淡味南瓜，則用高湯將南瓜煮軟之後再調味。

B 煎南瓜

材料　南瓜二〇〇公克　麵粉一大匙強　奶油二・五小匙

作法　❶南瓜去籽、去皮，切成三～五公釐厚的梳形。

❷南瓜沾麵粉。

❸在不沾鍋中放入奶油，溶化後擺上南瓜，用小火兩面煎，煎到能用竹籤刺穿即可。

★普通的煎鍋容易煎焦，因此可以蓋上蓋子燜燒，有症狀出現的人可以用微波爐蒸過之後再用煎鍋略煎。只要少量奶油即可。

64kcal	
♥	1.1g
♦	2.2g
♣	0.1g

B 金平胡蘿蔔

材料　胡蘿蔔三〇〇公克　油二分之一大匙　高湯二分之一杯弱　酒一大匙　米酒二大匙　薄鹽醬油、芝麻屑各一大匙

作法　❶胡蘿蔔切成細絲。

❷鍋中熱油，炒胡蘿蔔，軟化後加入高湯與調味料，煮到汁收乾為止。

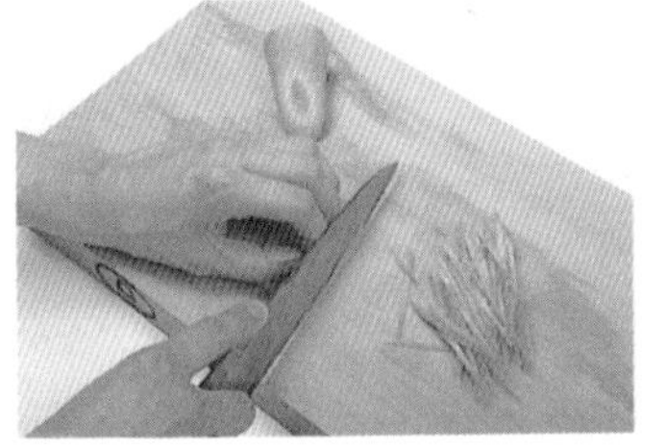

胡蘿蔔斜切成薄圓片，再縱切成細絲。

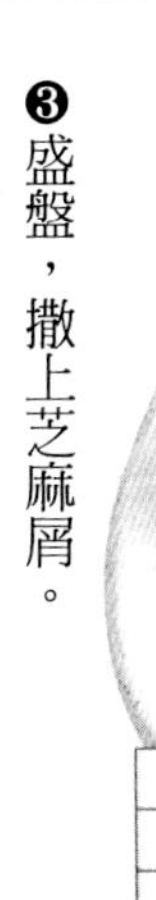

❸盛盤，撒上芝麻屑。

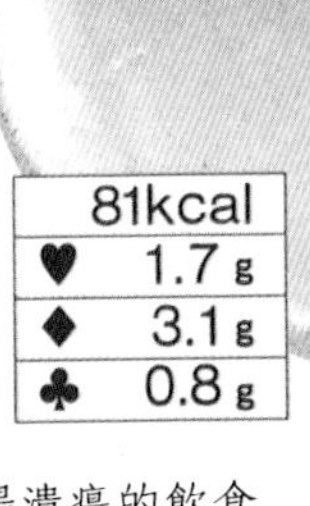

81kcal	
♥	1.7g
♦	3.1g
♣	0.8g

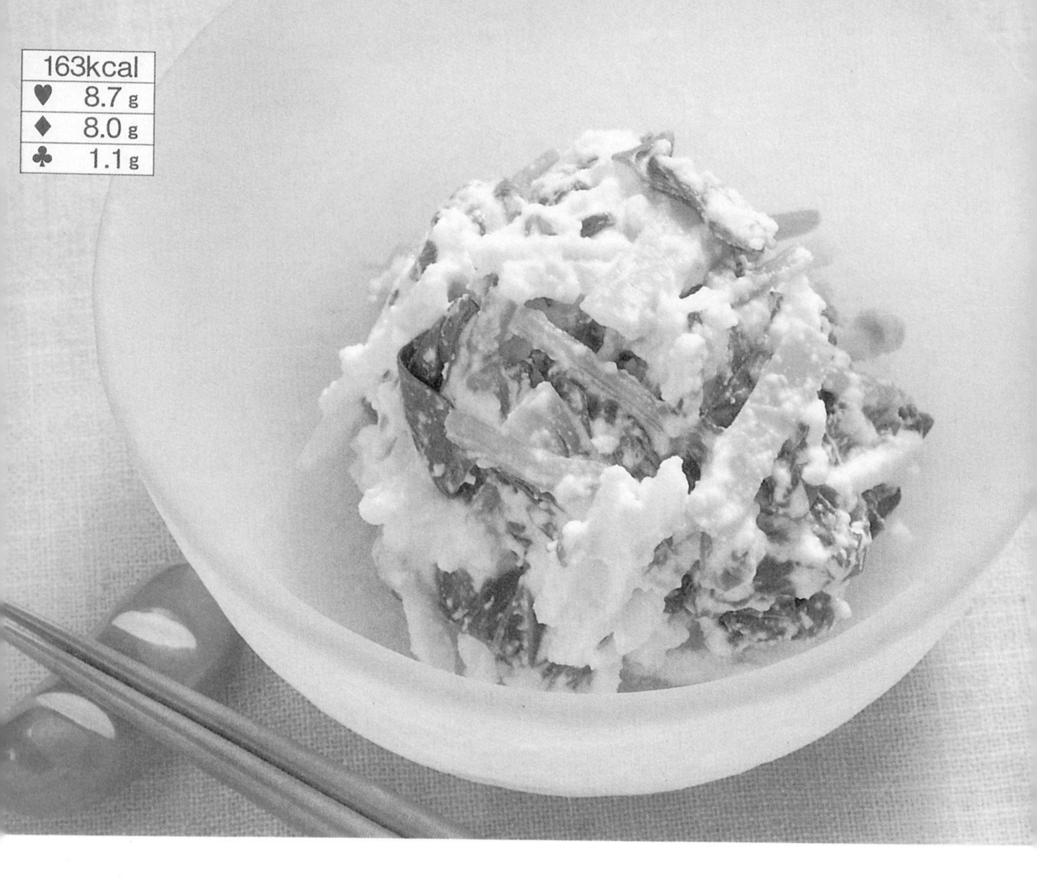

163kcal	
♥	8.7g
♦	8.0g
♣	1.1g

B 白芝麻拌菠菜蘋果

材料　菠菜二〇〇公克　（高湯二小匙　醬油一小匙）　蘋果一五〇公克　胡蘿蔔五十公克　木綿豆腐一塊（三〇〇公克）芝麻屑一・五大匙　砂糖二又三分之二大匙　鹽二分之一小匙　醬油一小匙

作法　❶菠菜用滾水煮軟泡在冷水中，撈起擠乾水分，切成三公分長，撒上高湯醬油，再擠乾水分

❷蘋果去皮、去芯，切成短條狀，用鹽水略洗，瀝乾水分。

❸胡蘿蔔切成短條狀，煮軟。

❹豆腐用竹簾包住，壓上切菜板瀝乾水分，掰開放入研缽中研碎，加入芝麻和調味料，再研碎拌①～③。

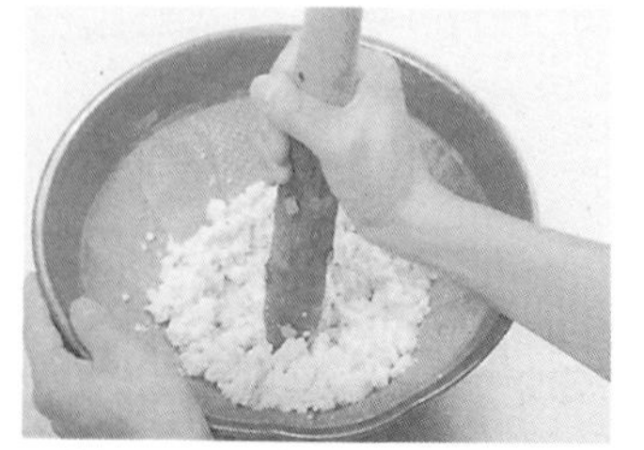

豆腐放入研缽中研碎，用紗布包起擠乾水分，再搗碎也可以。

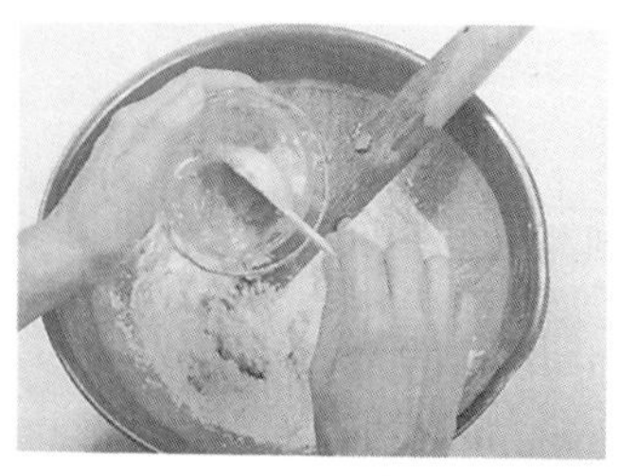

在搗碎豆腐中加入調味料，芝麻調拌。

A 青菜煮車麩

材料 青菜（小油菜、漬菜等）三〇〇公克 車麩七十公克 高湯二杯 米酒一・五大匙 薄鹽醬油二大匙

作法 ❶青菜用滾水煮過，泡在冷水中去除澀液，擠乾水分，切成三公分長度。

❷車麩放入水中浸泡還原，軟了之後用雙手夾住擠乾水分。

❸高湯加熱、調味，加入青菜與麩，煮到入味為止。

★使用加入柴魚片較濃的高湯。

104kcal	
♥	7.8g
♦	0.7g
♣	1.6g

B 青江菜炒蛋

材料 青江菜二〇〇公克 油二分之一大匙 酒一大匙 高湯二大匙 鹽三分之一小匙（蛋二個 鹽少許）

作法 ❶青江菜放入水中，充分洗淨根部的沙，切成四～五公分長，軸縱切為二～三等分。

❷煎鍋中熱油，放入青江菜的軸，炒過之後加入葉拌炒，過油之後依序加入鹽、酒、高湯，煮三～四分鐘，直到軸軟化為止。

❸蛋打散後加入鹽，放入②中略炒。

★如果使用小油菜或菠菜，高湯只要半量。

青江菜的軸縱切為 3～4 等份。

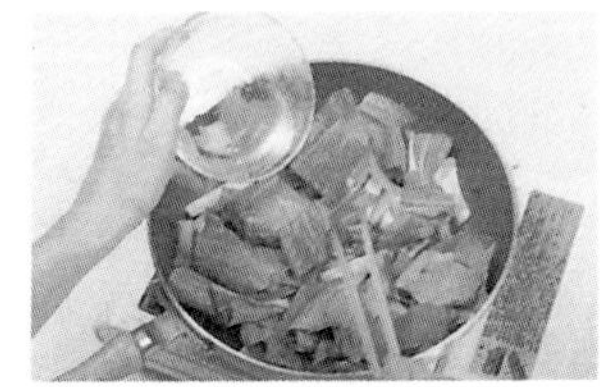

過油後加入酒，高湯及水炒煮。

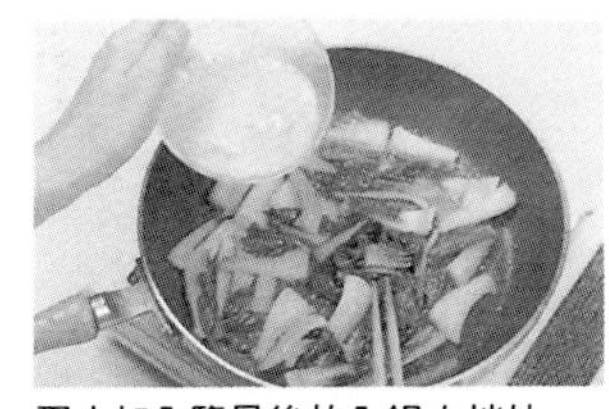

蛋中加入鹽最後放入鍋中拌炒。

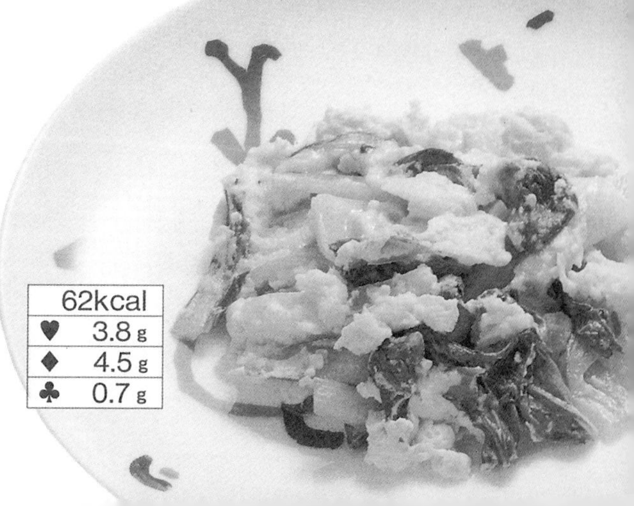

62kcal	
♥	3.8g
♦	4.5g
♣	0.7g

B

番茄沙拉凍

材料 番茄、小黃瓜各五十公克　雞胸肉（去皮）五十公克（鹽少許　酒一小匙　肉桂四分之一片　水四分之一杯）湯塊三分之一個　明膠板四公克　綠蘆筍四根　a（美乃滋二分之一大匙　番茄醬四分之三小匙）

作法 ❶雞肉不要切，撒上鹽，放入鍋中，加入酒、水和肉桂，加蓋，用小火燜煮，熟後放在鍋中直接冷卻，取出雞肉，切成五公釐正方形。

❷番茄用熱水燙過，去皮，去籽。小黃瓜削皮，都切成五公釐正方形。

❸明膠泡入水中。

❹在①的煮汁中加入一杯水，溫熱後加入湯塊，放入③關火，利用餘熱使其溶化，然後冷卻。

❺將布丁模型打濕，放入雞肉、番茄、小黃瓜，倒入④冷卻凝固。

❻⑤由模型中取出，盛盤。將煮過，斜切成薄片的綠蘆筍擺在周圍裝飾。淋上由a調拌而成的調味汁。

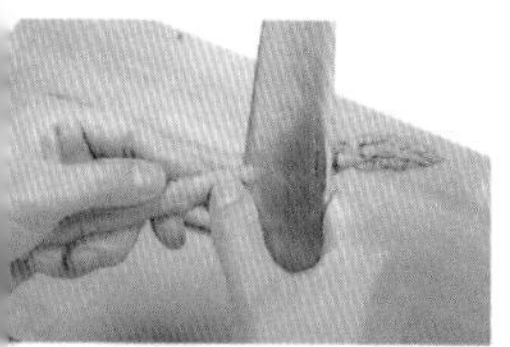
綠蘆筍的葉鞘較硬，因此要一一去除。

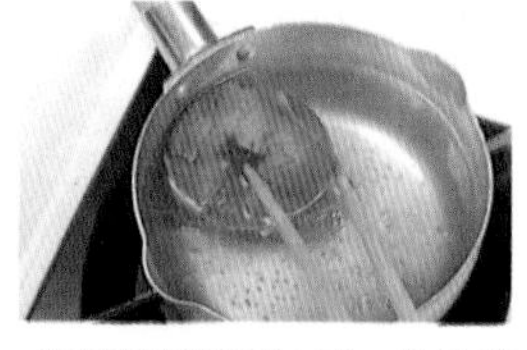
在番茄尾端劃十字，放入滾水中略燙。

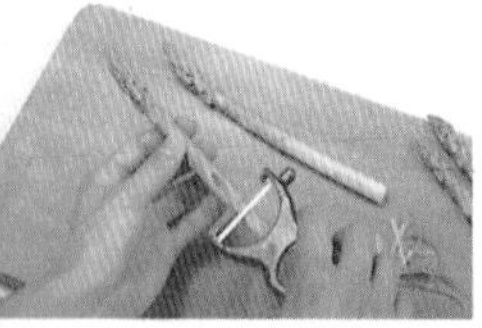
折斷硬的根部，再用削皮器削皮。

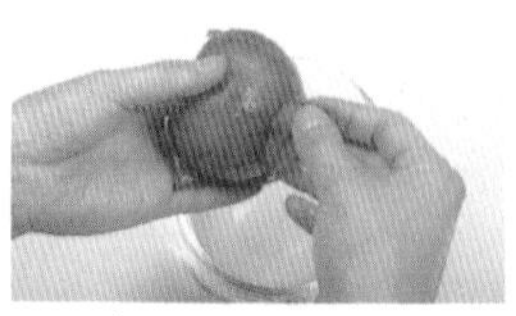
皮裂開之後泡入冷水中剝皮。

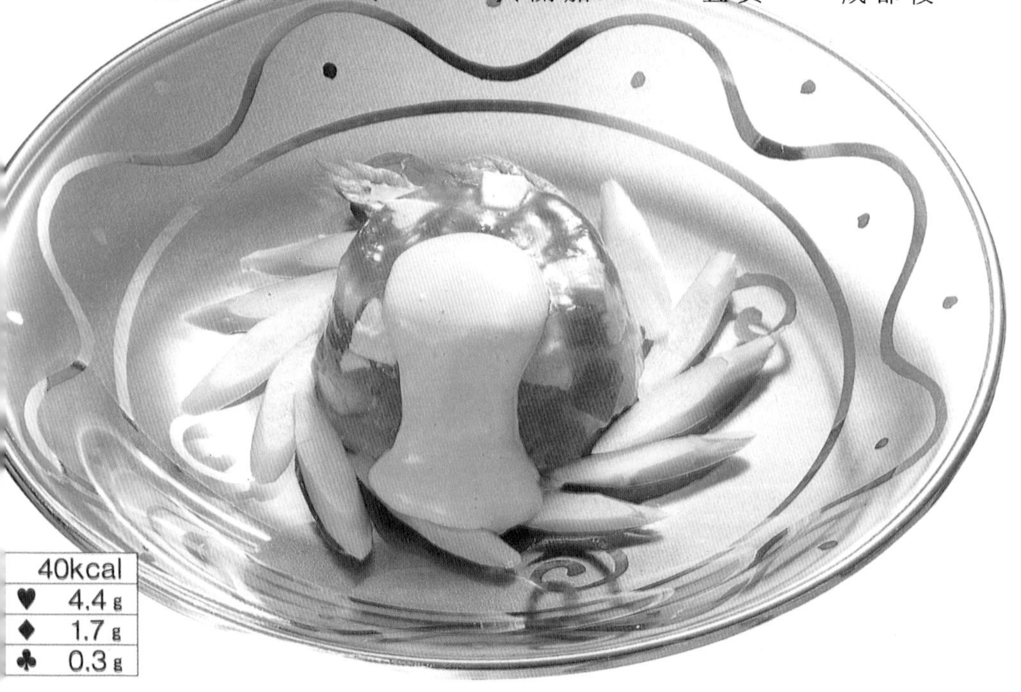

40kcal	
♥	4.4g
♦	1.7g
♣	0.3g

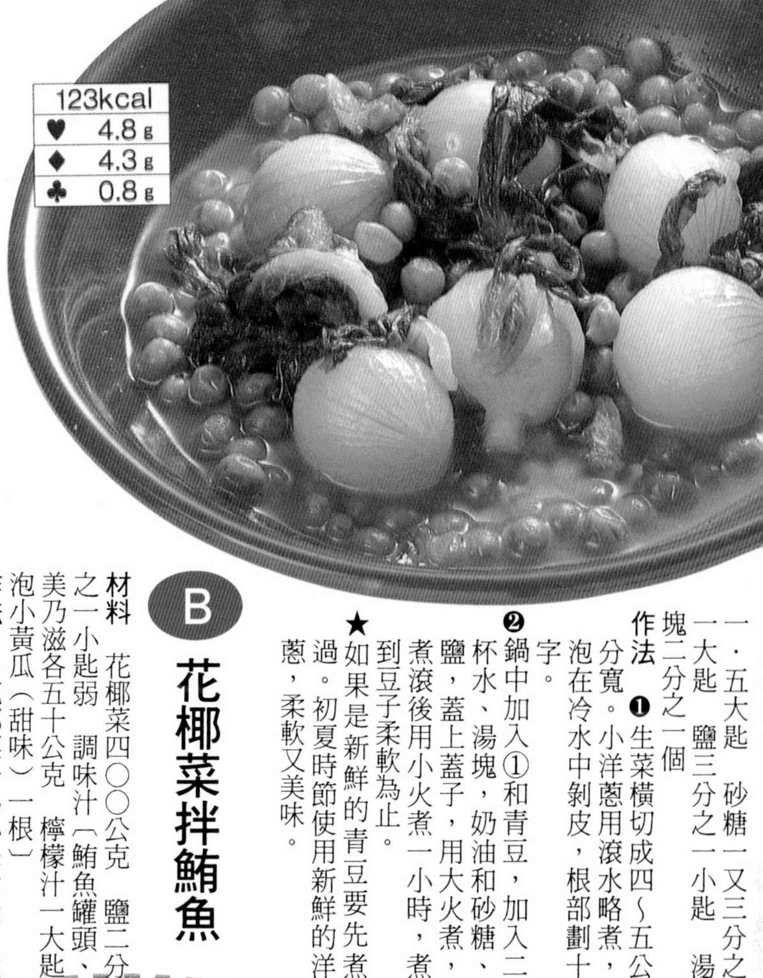

C 青豆煮生菜

材料　青豆（冷凍）二〇〇公克　生菜二株　小洋蔥二五〇公克　奶油一・五大匙　砂糖一又三分之一大匙　鹽三分之一小匙　湯塊二分之一個

作法　❶生菜橫切成四～五公分寬。小洋蔥用滾水略煮，泡在冷水中剝皮，根部劃十字。

❷鍋中加入①和青豆，加入二杯水、湯塊，奶油和砂糖、鹽，蓋上蓋子，用大火煮，煮滾後用小火煮一小時，煮到豆子柔軟為止。

★如果是新鮮的青豆要先煮過。初夏時節使用新鮮的洋蔥，柔軟又美味。

B 花椰菜拌鮪魚

材料　花椰菜四〇〇公克　鹽二分之一小匙弱　調味汁〔鮪魚罐頭、美乃滋各五十公克　檸檬汁一大匙　泡小黃瓜（甜味）一根〕

作法　❶花椰菜分為小株煮過，撒上鹽。

❷鮪魚罐頭去除汁液，鮪魚掰碎，小黃瓜切碎，兩者混合，加入美乃滋和檸檬汁，混合後淋在花椰菜上。

★依症狀不同，檸檬汁必須酌量增減。這種調味汁也可以搭配花菜、胡蘿蔔、高麗菜等其他煮過的蔬菜。

144kcal	
♥	9.8g
♦	9.4g
♣	1.0g

淡色蔬菜

淡色蔬菜含有維他命C及鈣質等豐富的礦物質，雖然恢復期可生食蔬菜，但是為了防止便秘，最好煮熟，煮軟後再吃。

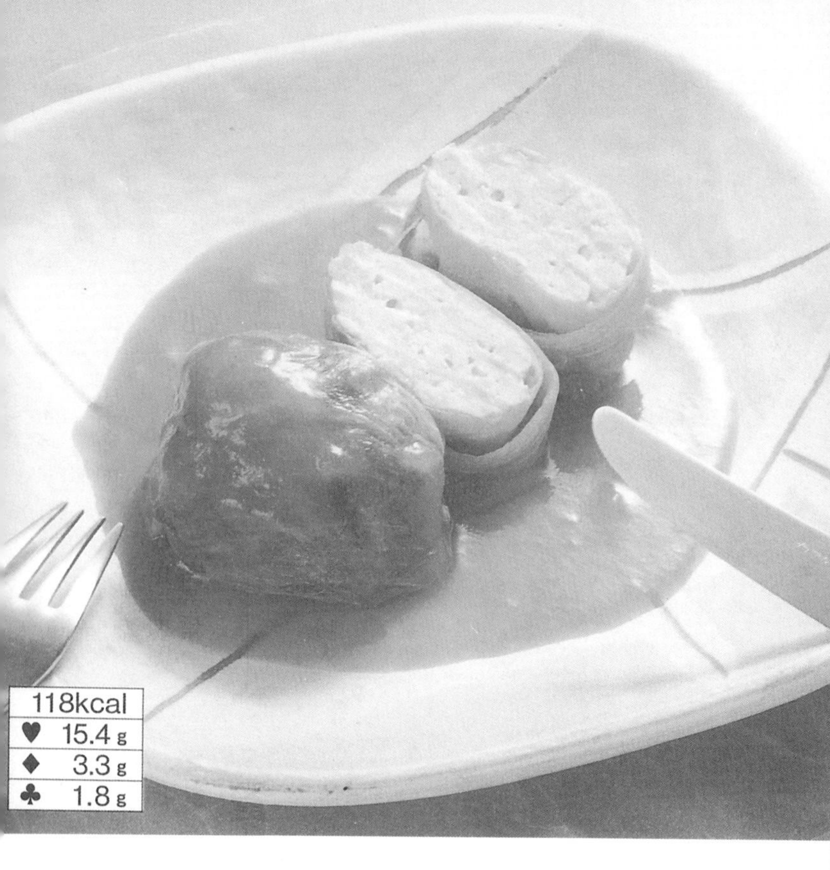

118kcal
♥ 15.4 g
♦ 3.3 g
♣ 1.8 g

B 萵苣包

材料　萵苣小一個（四〇〇公克）　雞胸絞肉二〇〇公克〔木綿豆腐二分之一塊　鹽二分之一小匙弱〕番茄汁一杯　湯二分之一杯　肉桂二分之一片　番茄醬二分之一大匙　鹽二分之一小匙弱　太白粉一小匙

作法　❶萵苣放入滾水中，分開葉子。

❷豆腐瀝乾水分，與肉和鹽混合，捏成八個圓形。

❸萵苣葉大小組合成八組，攤開包②，接合處朝下擺入鍋中，加入番茄汁和湯、肉桂、蓋上蓋子，用小火煮二十分鐘，以番茄醬和鹽調味。

❹取出萵苣包，切開盛盤，煮汁中倒入太白粉水勾芡，淋在萵苣上。

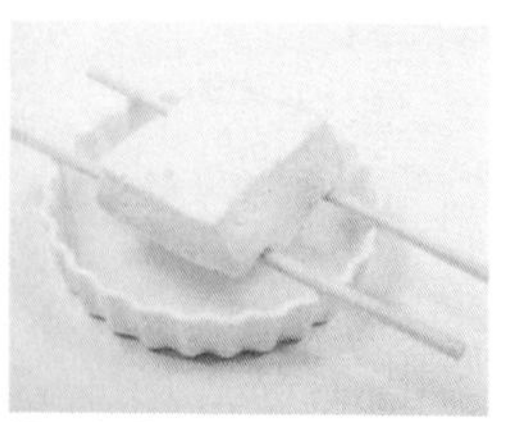

盤子上擺二根筷子，豆腐置於其上，放入微波爐中用強火加熱 2～3 分鐘瀝乾水分。

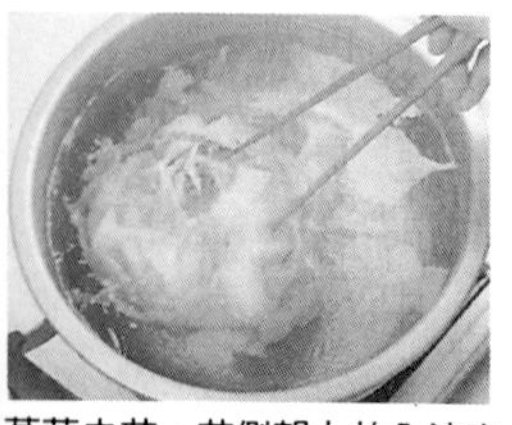

萵苣去芯，芯側朝上放入滾水中，從外側葉開始分開。

B 芝麻醋拌高麗菜雞胸肉

材料 高麗菜二〇〇公克（高湯、醬油各一小匙）雞胸肉一〇〇公克（鹽少許 酒一小匙 a（白芝麻一．五之一大匙 醋一又三分之二大匙）

94kcal	
♥	8.4 g
♦	4.2 g
♣	0.7 g

作法 ❶高麗菜去芯煮軟，擠乾水分，切成五公釐寬，灑上高湯和醬油。

❷雞胸肉中加入鹽、酒和二大匙的水，放入鍋中燜煮，冷卻後去筋，撕開。

❸充分研碎a的芝麻，其他材料也研碎，拌①與②。

B 白菜蟹肉卷

材料 白菜四片，罐頭蟹肉六十公克 酒一小匙 薑汁少許 a（醋一大匙 砂糖、麻油各一小匙 醬油二大匙）

作法 ❶白菜放入滾水中煮軟，撈起放入簍子裡瀝乾水分。

❷蟹去除軟骨撕開，灑上酒和薑汁去除腥味。

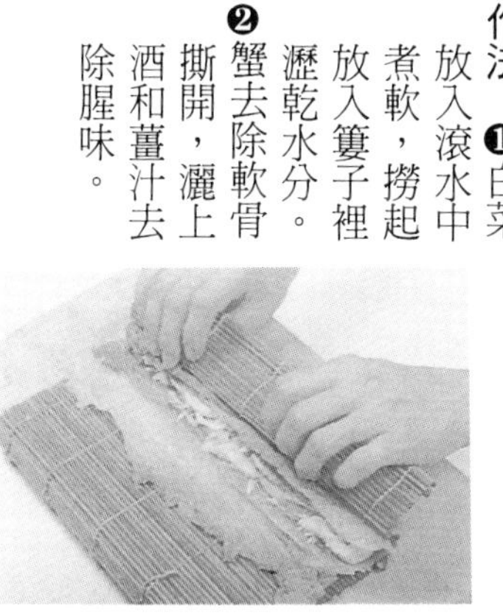

❸竹簾上橫向攤開二片白菜，將蟹肉當成芯由面前開始往前捲。剩下的材料也以同樣的方式捲。

❹形狀固定後去除竹簾，切成一口大小，盛盤，淋上a調拌而成的甜醋

42kcal	
♥	4.2 g
♦	1.2 g
♣	1.5 g

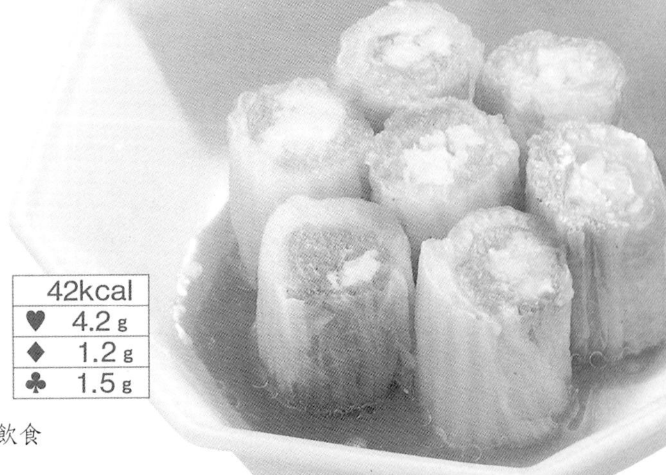

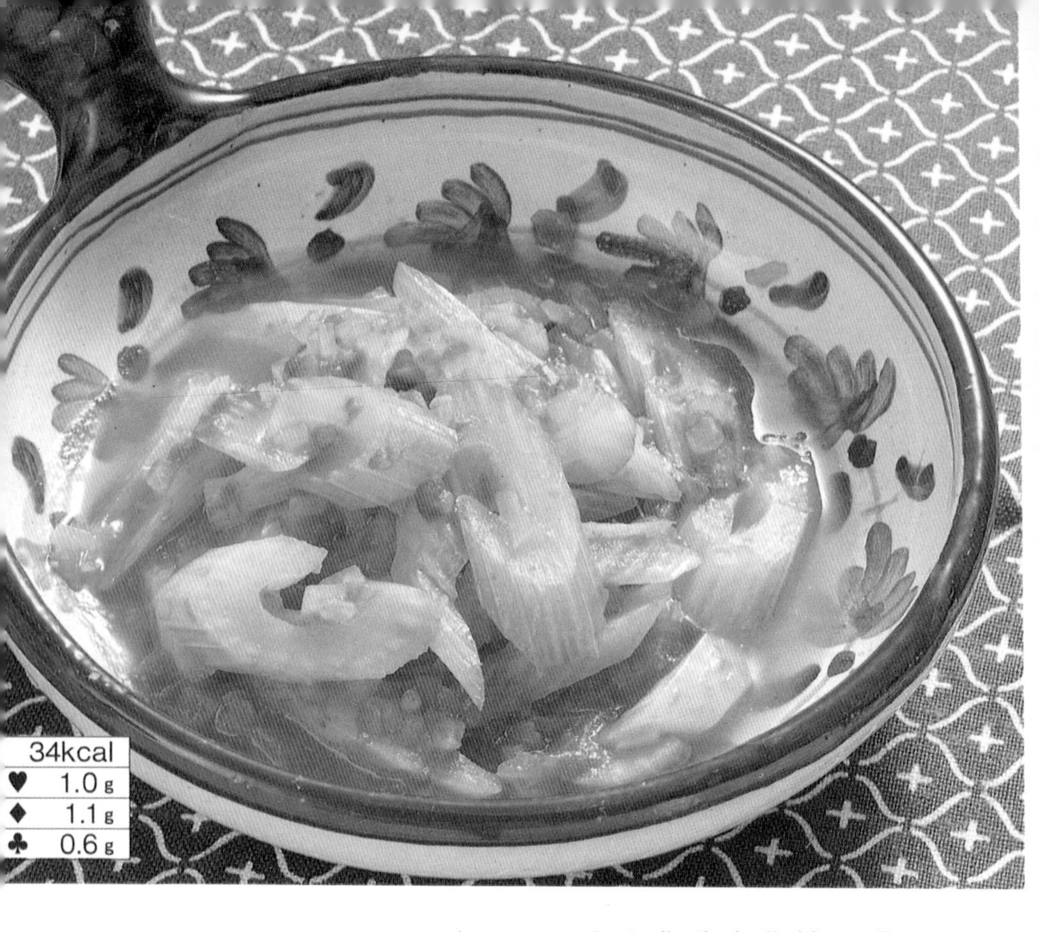

C 西班牙式煮西洋芹

材料　西洋芹二〇〇公克　洋蔥一〇〇公克　番茄（全熟或水煮罐頭）一個　湯塊三分之一個　肉桂一片　油、砂糖各一小匙　鹽三分之一小匙強

作法　❶西洋芹去筋，斜切成七公釐厚。

❷洋蔥切成碎屑，番茄去皮及籽、切碎。

❸鍋中熱油，炒洋蔥，軟化後加入番茄拌炒，使產生酸味，再加入西洋芹、一杯水及湯塊、肉桂，煮十～十五分鐘，煮到西洋芹軟化為止。用砂糖、鹽調味，略煮後關火。

★高麗菜也很適合這個口味，所以可以一起煮，吃起來能感受到西洋芹的香氣。

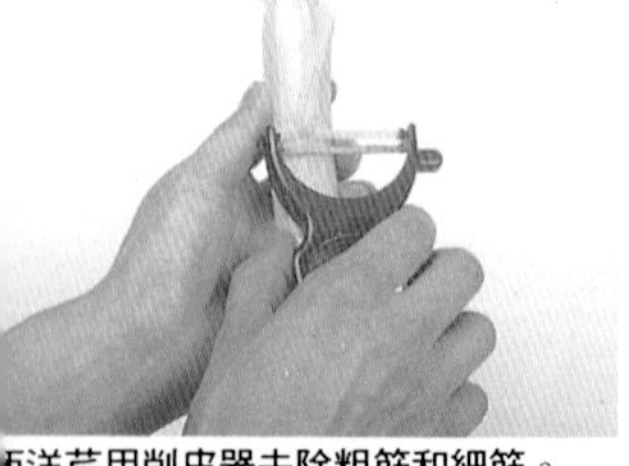

西洋芹用削皮器去除粗筋和細筋。

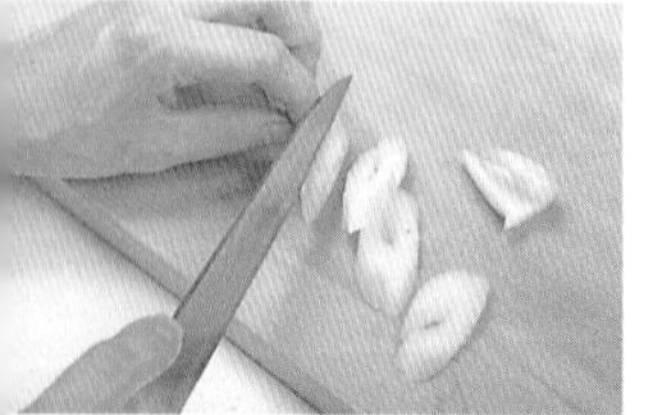

由於纖維縱向分布，所以斜切才能切斷纖維。

B 綠醋拌牛肉

材料 涮涮鍋用薄片牛腿肉二〇〇公克（鹽三分之一小匙）小胡蘿蔔一〇〇公克　白蘿蔔一五〇公克　小黃瓜二根　檸檬汁一大匙　鹽二分之一小匙強　薄鹽醬油二分之一大匙

作法 ❶牛肉切成一口大小，撒上鹽開放入，變色後迅速撈起，泡在冷水中，撈起放入簍子中瀝乾水分。

❷小胡蘿蔔橫切成薄圓片，泡在水中，撈起瀝乾水分。

❸白蘿蔔去皮、小黃瓜用滾水燙過，全部擦碎，略微擠乾水分，加入檸檬汁和調味料，拌①、②。

★小黃瓜的皮雖硬，但是纖維很少，只要剁碎或擦碎，容易消化，可安心食用。

90kcal	
♥	12.4 g
♦	2.6 g
♣	1.6 g

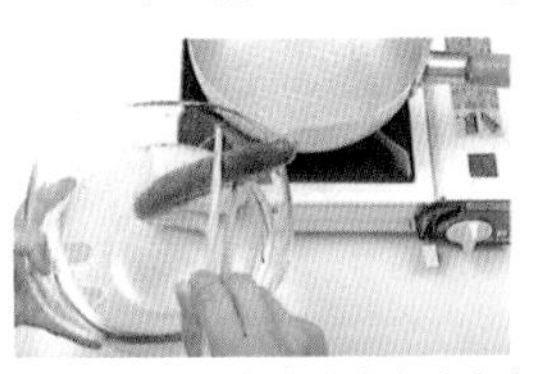
放入滾水中，軟化後泡在冷水中。

A 芝麻味噌拌烤茄子

材料 茄子小八個　芝麻醬二大匙　紅味噌、砂糖各一又三分之一大匙

作法 ❶茄子去蒂，放在鐵絲網上用火烤。一邊滾動一邊烤，皮出現焦色時立刻泡在冷水中剝皮。

❷縱切為四~六等份，盛盤。

❸芝麻醬和味噌、砂糖一起調拌，用一大匙水調溶，淋在茄子上。

★淋醬是糊狀的，因此口感很好，容易消化，也可以將芝麻研碎到產生油脂為止，再搗碎，就和芝麻醬相同。

101kcal	
♥	3.9 g
♦	5.9 g
♣	0.7 g

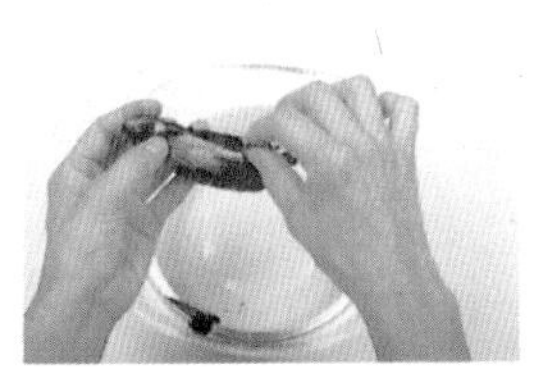
茄子用火烤過後立刻泡入冷水中剝皮。

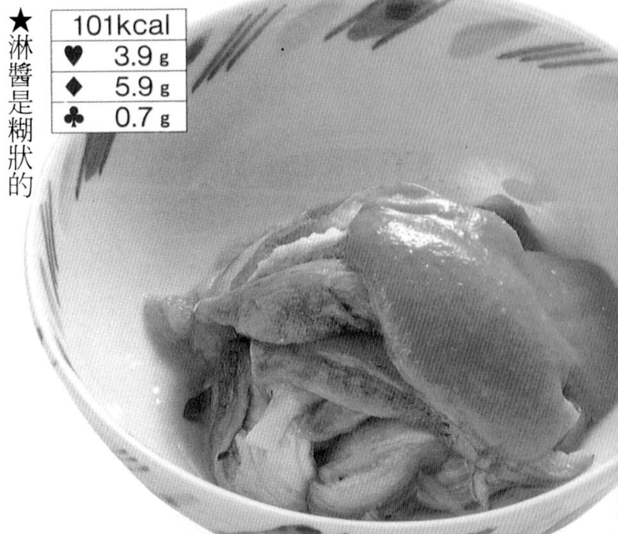

根菜類

白蘿蔔或蕪菁等纖維比較少，可以安心地吃。尤其白蘿蔔含有消化酵素，也可以幫助其他食品的消化。纖維是預防成人病必要的營養素。牛蒡或蓮藕等也可利用容易消化的調理法下工夫，稍微吃一點。

A 蕪菁煮雞肉末

材料　蕪菁四○○公克　雞胸肉絞肉二○○公克　油二分之一大匙　高湯二杯　砂糖二大匙　鹽、醬油、太白粉各一小匙

作法　❶蕪菁的莖留下二公分，去除葉子，去皮，對半縱剖，刮圓。

❷鍋中熱油，將絞肉炒散，炒熟後加入高湯和蕪菁，加蓋煮五～六分鐘，加上砂糖、鹽、醬油再煮十分鐘。

❸蕪菁軟了之後加入用一倍量的水調溶的太白粉水，搖晃鍋子，使全部材料都勾芡。

A 味噌淋白蘿蔔

材料　白蘿蔔十六公分（三○○公克）　淘米水適量　高湯昆布五公分　高湯一・五杯　味噌醬（味噌二大匙　沙糖、高湯各一又三分之一大匙　米酒二分之一大匙）

作法　❶白蘿蔔削去厚皮，切成四公分厚，刮圓。

❷將白蘿蔔擺入鍋中，加入大量淘米水、昆布，加熱，煮滾後關小火，煮二十分鐘。

❸取出白蘿蔔略洗，再放入鍋中，加入高湯煮二十分鐘，直到白蘿蔔煮軟為止。

❹在吊鍋中調拌味噌醬材料，以小火煮成濃稠。

❺白蘿蔔盛盤，淋上④的味噌醬。也可以添加柚子皮絲裝飾。

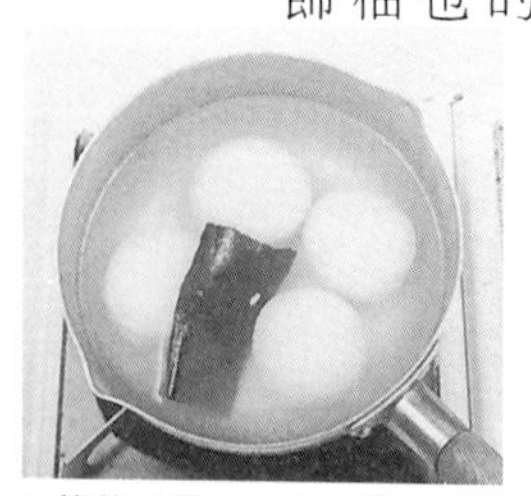

白蘿蔔和昆布一起用淘米水先煮過。

A 雪花煮白蘿蔔

材料　白蘿蔔二五○公克　木綿豆腐二分之一塊　高湯四分之三杯　砂糖二小匙　鹽二分之一小匙弱　醬油一大匙

作法　❶白蘿蔔削除厚皮，切成三公釐厚的圓片，再切成三公釐寬的細絲。

❷鍋中加入白蘿蔔、高湯，加入調味料，煮到白蘿蔔柔軟為止。

❸掰開豆腐，加入鍋中，煮到入味為止。

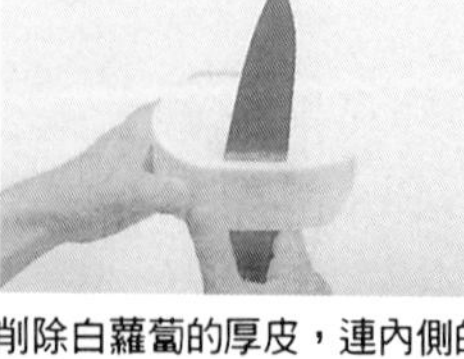

削除白蘿蔔的厚皮，連內側的筋的部分也要削除。

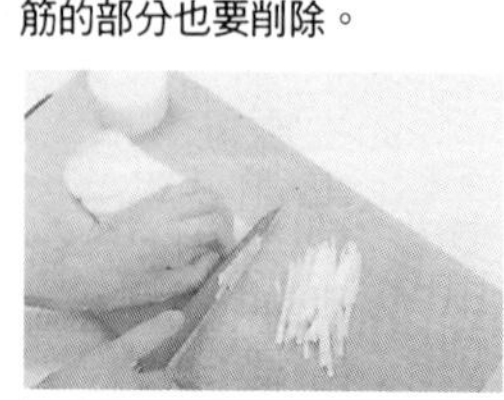

切成圓片後再切絲，才能切斷纖維。

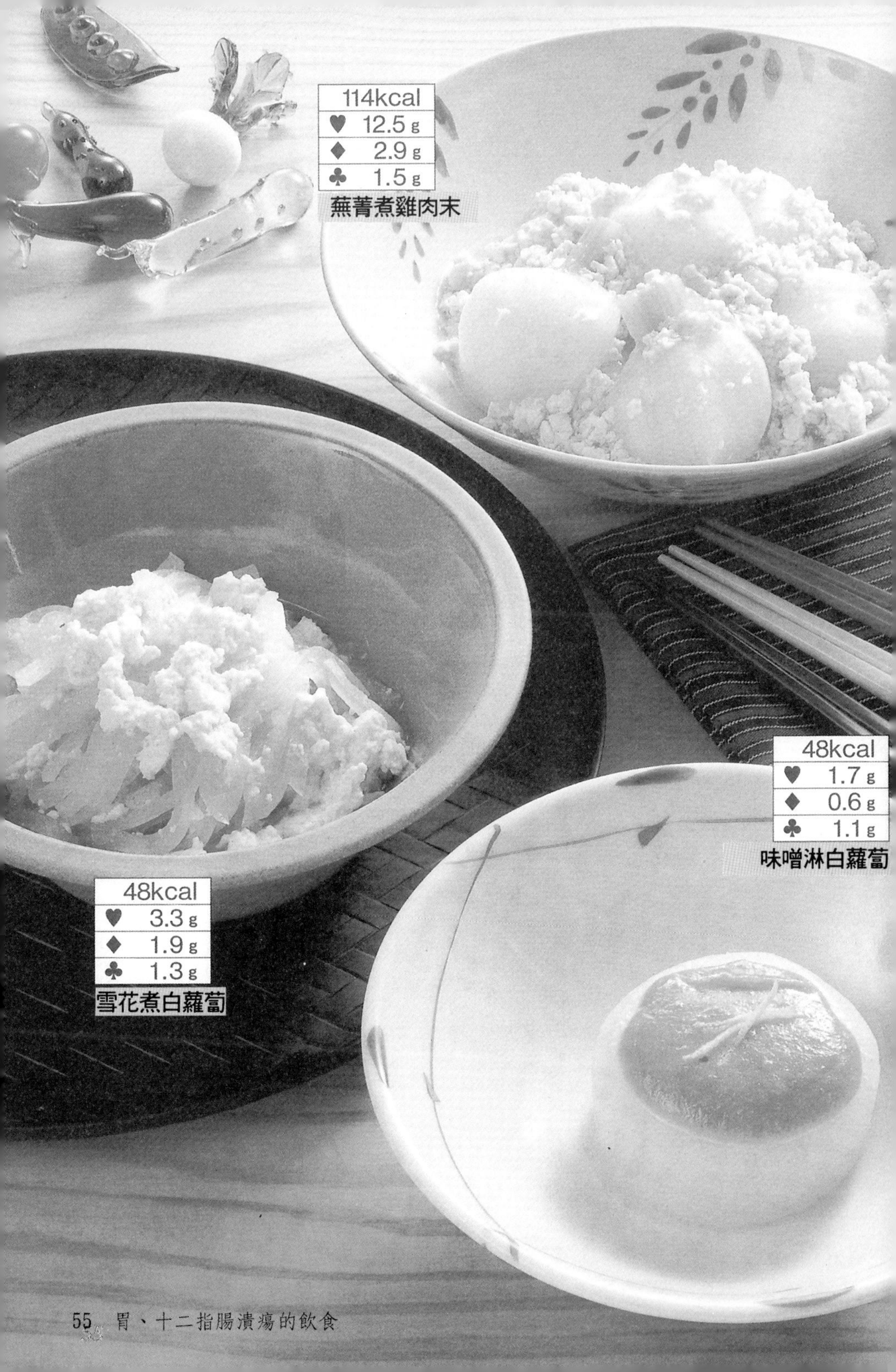
114kcal
♥ 12.5g
♦ 2.9g
♣ 1.5g
蕪菁煮雞肉末
48kcal
♥ 1.7g
♦ 0.6g
♣ 1.1g
味噌淋白蘿蔔
48kcal
♥ 3.3g
♦ 1.9g
♣ 1.3g
雪花煮白蘿蔔

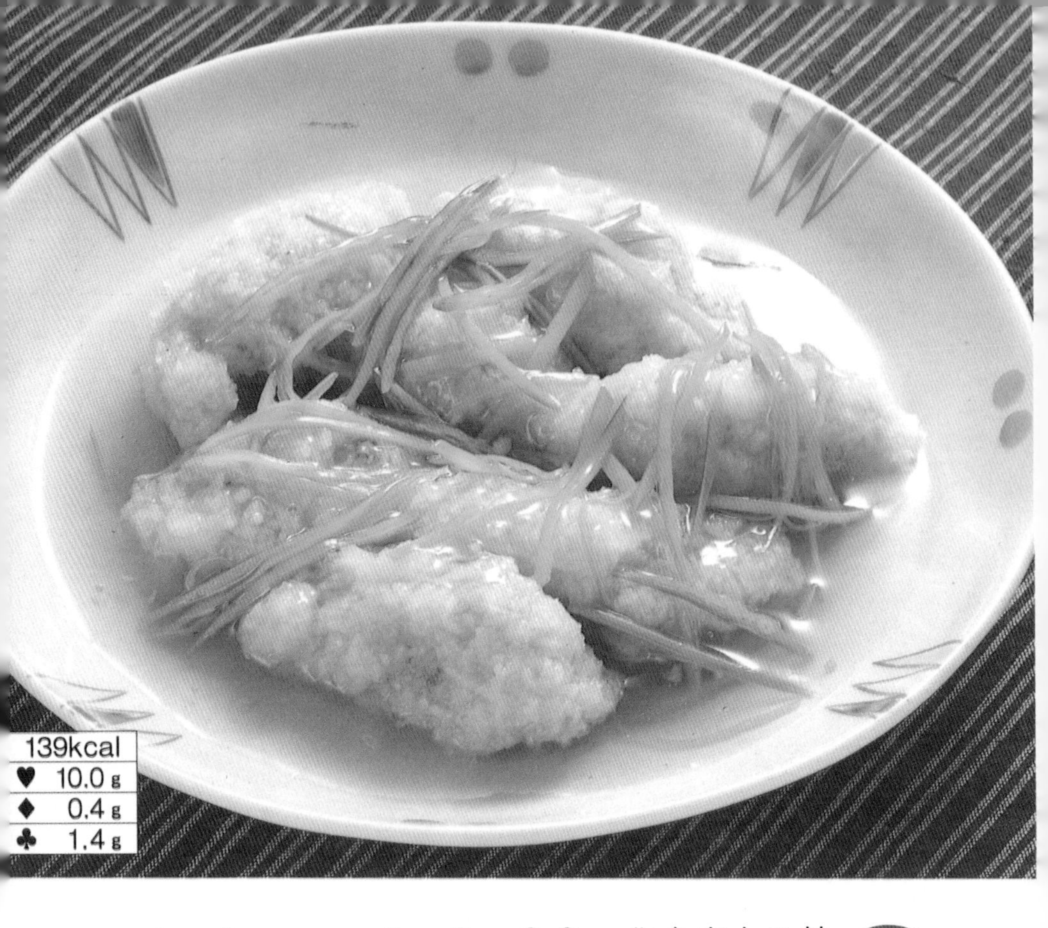

B 煮蝦仁蓮藕

材料　蓮藕四〇〇公克　小蝦二〇〇公克　蛋白二分之一個份　鹽二分之一小匙弱　酒二分之一大匙　太白粉四大匙　豌豆片四十公克　淋汁〔高湯一杯　鹽四分之一小匙弱　醬油一小匙　太白粉二小匙〕

作法

❶蓮藕去皮、切塊，泡在醋水（份量外）中，略擱，去除澀液。

❷蝦去殼和泥腸，用菜刀剁碎。

❸蓮藕擦碎，略為擠乾水分，和蝦仁一起加入鹽、蛋白、酒、太白粉充分調拌。

❹煮滾大量的水，將③用湯匙挖成細長的圓形，放入滾水中，煮到表面產生紅色透明感為止。

❺鍋中加入做為淋汁的高湯和鹽、醬油，煮滾後加入用一倍量的水調溶的太白粉水勾芡。撒上煮過切成細絲的豌豆片。

❻蝦仁蓮藕丸子盛盤，淋上⑤。

★也可以用雞絞肉代替蝦仁。購置蓮藕時，必須選擇未發黑，看起來很好看的蓮藕。

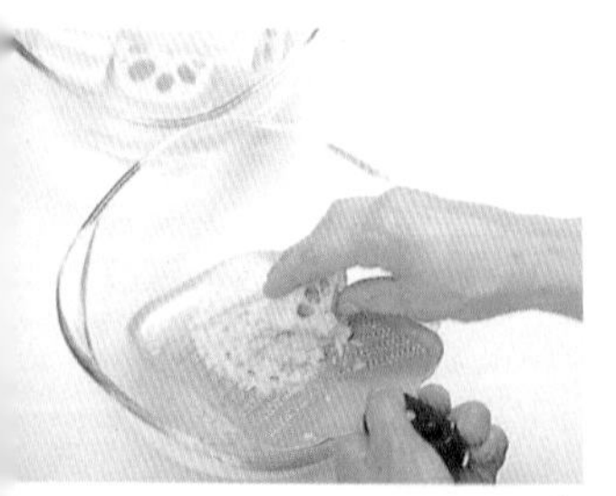

蓮藕泡在醋水中後，用擦板擦碎纖維。

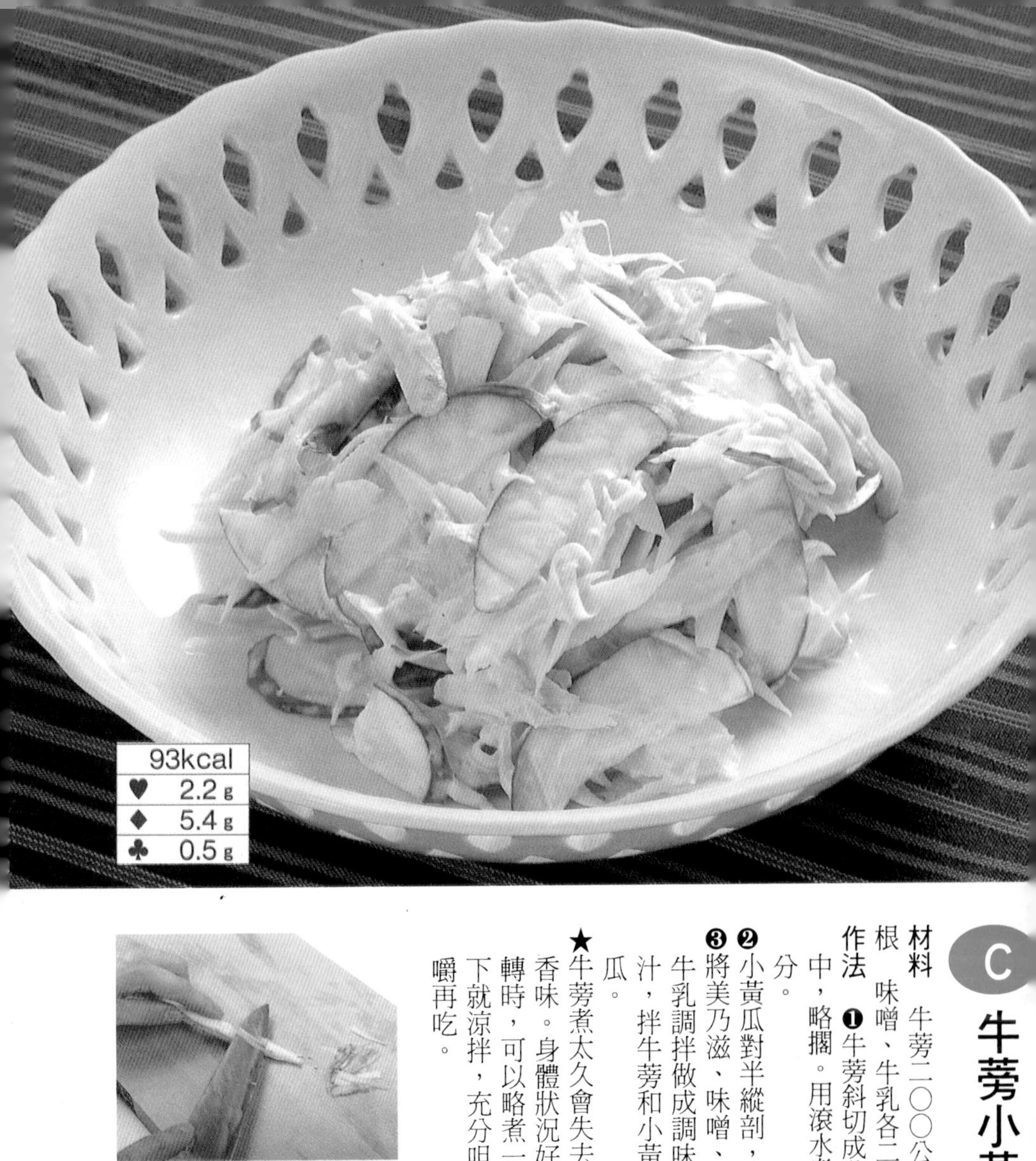

C

牛蒡小黃瓜沙拉

材料 牛蒡二〇〇公克　小黃瓜一根　美乃滋一根　味噌、牛乳各二分之一大匙

作法 ❶牛蒡斜切成薄片，泡在醋水（份量外）中，略擱。用滾水煮軟，撈起放入簍子裡瀝乾水分。

❷小黃瓜對半縱剖，斜切成薄片。

❸將美乃滋、味噌、牛乳調拌做成調味汁，拌牛蒡和小黃瓜。

★牛蒡煮太久會失去香味。身體狀況好轉時，可以略煮一下就涼拌，充分咀嚼再吃。

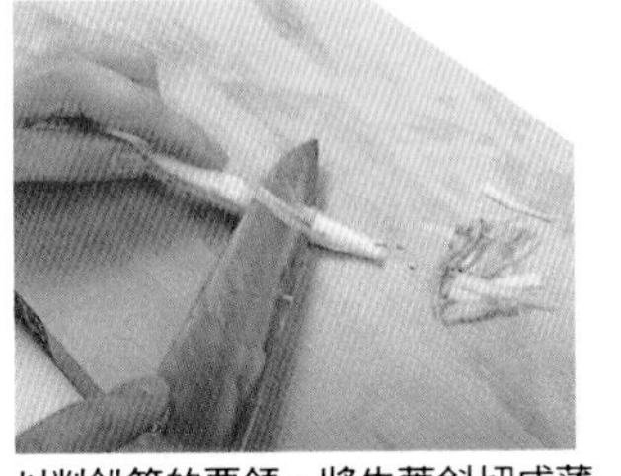

以削鉛筆的要領，將牛蒡斜切成薄片。

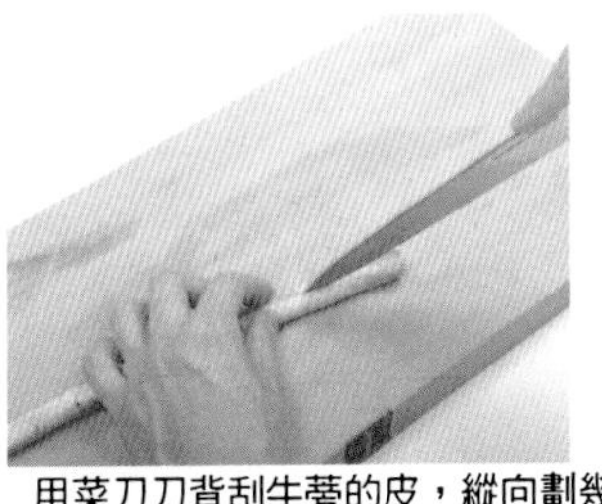

用菜刀刀背刮牛蒡的皮，縱向劃幾道細紋。

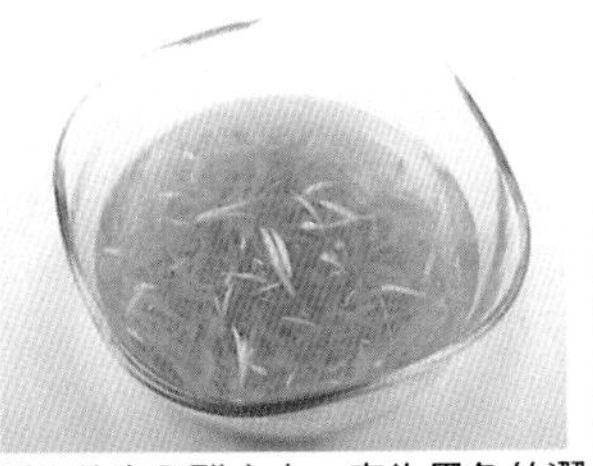

削好後泡入醋水中，產生黑色的澀液後換水 2～3 次。

芋類料理

芋類含有許多容易消化的澱粉質及豐富的維他命C。馬鈴薯及含有消化酵素的野山藥、芋頭等在較早的時期就可以吃，甘藷搗碎去筋後也容易消化。

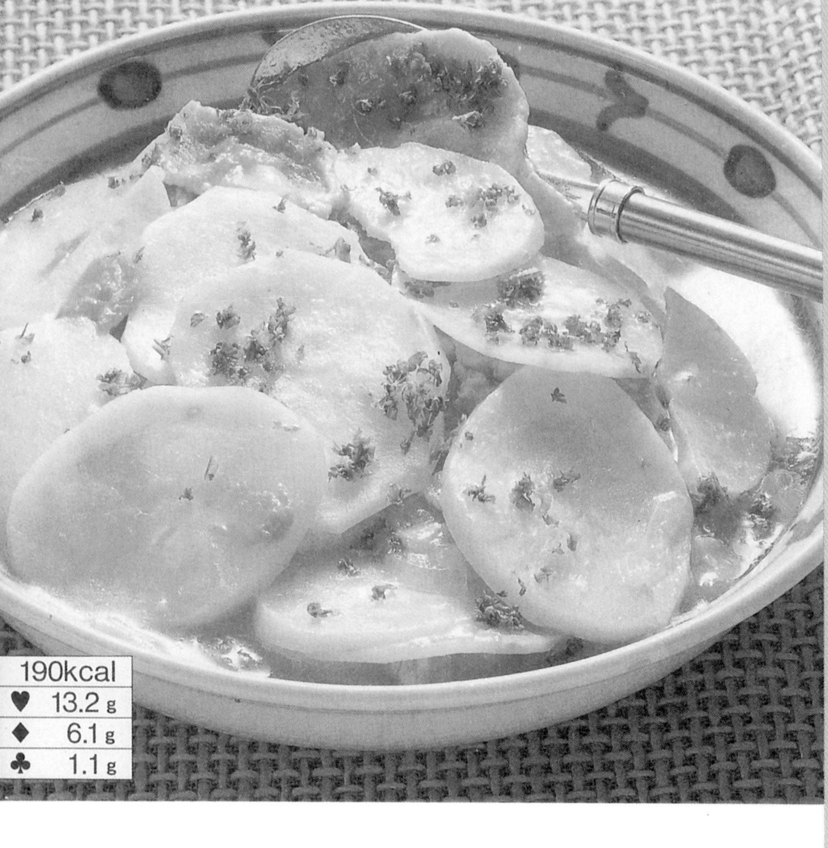

190kcal	
♥	13.2g
♦	6.1g
♣	1.1g

B 馬鈴薯煮豬肉

材料 馬鈴薯三〇〇公克 薄片豬腿肉二〇〇公克（鹽四分之一小匙弱 太白粉少許） 洋蔥、番茄各一個 湯塊二分之一個 鹽三分之一小匙 奶油一．五小大匙 荷蘭芹碎屑少許

作法 ❶馬鈴薯切成二～三公釐的圓片，用水略洗後去除水分。

❷豬肉切成五公分寬，攤開，撒上鹽和太白粉。

❸洋蔥對半縱剖，橫向切成薄片。番茄去皮及籽，切碎。

❹鍋中依序放入半量的馬鈴薯、洋蔥、豬肉、番茄，依同樣順序再鋪一層。倒入一．五杯水，加入湯塊、鹽、奶油，蓋上鍋蓋，煮三十分鐘。

❺盛盤，撒上荷蘭芹碎屑。

★沒有荷蘭芹也無妨，也可以利用南瓜代替馬鈴薯。

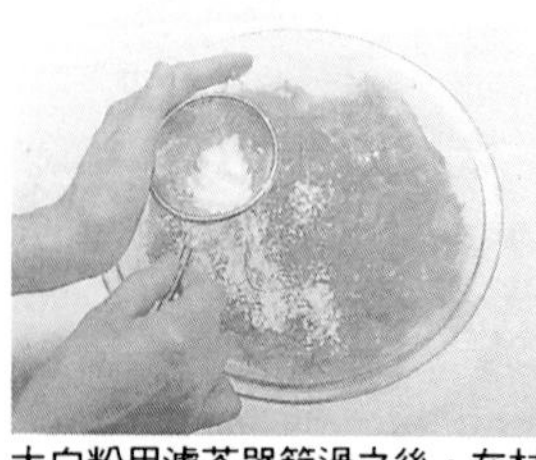

太白粉用濾茶器篩過之後，在材料上薄薄撒上一層。

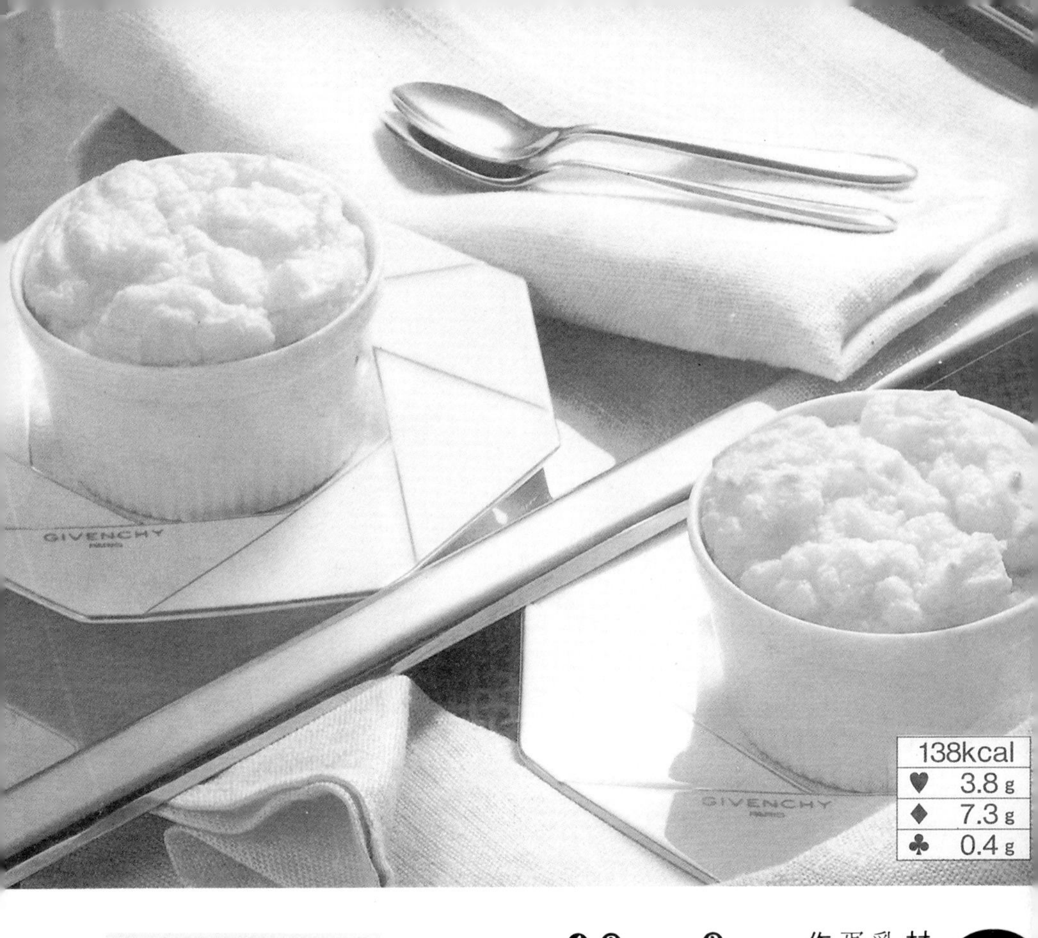

138kcal	
♥	3.8g
♦	7.3g
♣	0.4g

A 馬鈴薯蛋奶酥

材料 馬鈴薯三〇〇公克　奶油一．五大匙　牛乳二分之一杯　鹽四分之一小匙弱　蛋黃二個份　蛋白二個份

作法 ❶馬鈴薯去皮，切成一口大小，略洗，放入滾水中煮，煮軟後倒掉煮汁。再次開火，煮乾水分，做成粉吹芋，趁熱搗碎。

❷鍋中加入牛乳、奶油及鹽加熱，再加入①，充分調拌到濃稠為止，離火後加入蛋黃，迅速調拌。

❸蛋白充分打至起泡，慢慢加入②。

❹模型中塗上一層薄奶油（份量外），放入③，擺在烤盤上。烤盤中加入三分之一模型高度的水，放入一八〇度的烤箱中烤二十分鐘，烤成淡金黃色，趁熱食用。

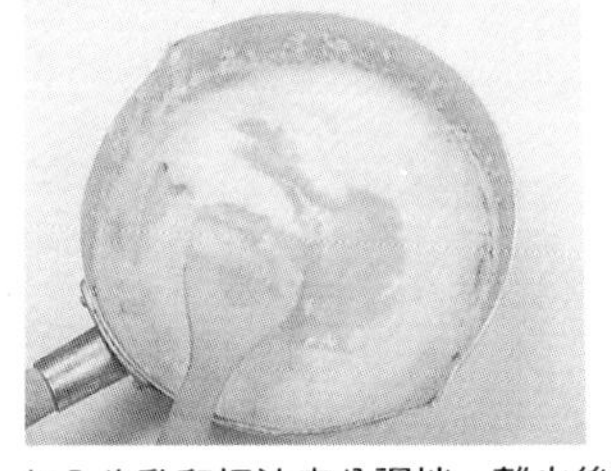
加入牛乳和奶油充分調拌，離火後加入蛋黃。

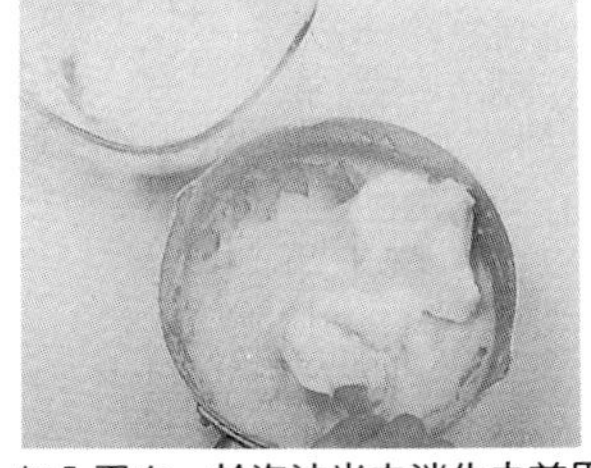
加入蛋白，趁泡沫尚未消失之前用橡皮片縱切調拌。

A 小芋頭沙拉

材料　小芋頭四〇〇公克　鹽五分之二小匙　洋蔥二分之一個　調味汁〔原味酸乳酪、美乃滋各三大匙　鹽五分之二小匙〕　生菜四十公克

作法　❶小芋頭充分洗淨，連皮一起放入微波爐中蒸八～十分鐘，去皮，切成五公釐厚圓片，撒上份量的鹽。

❷洋蔥縱切，再橫切成薄片，用滾水略燙後擠乾水分。

❸混合調味汁的材料，拌小芋頭和洋蔥，放在鋪在生菜的器皿中。

★酸乳酪或美乃滋的比例可依各人的口味而改變。加入番茄也很合適。

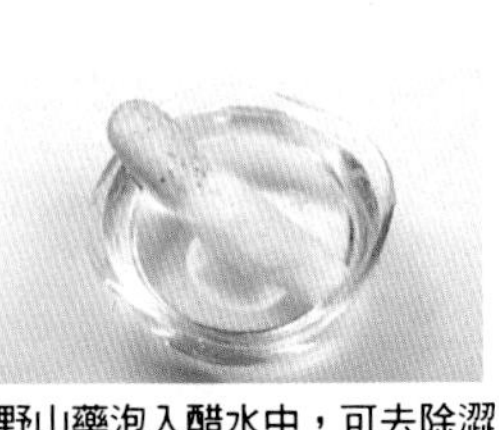

放入微波爐專用的帶有蓋子的微波爐盒中加熱更方便。

A 野山藥蕪菁湯

材料　野山藥、蕪菁各一五〇公克　高湯三杯　鹽二分之一小匙強　醬油一小匙　綠海苔粉少許

作法　❶野山藥去皮，泡在醋水（份量外）中去除澀液，以研缽研碎。

❷蕪菁用擦板擦碎，與①調拌。

❸高湯加熱，以鹽、醬油調味，倒入②中混合煮滾。

❹盛盤，添上綠海苔粉。

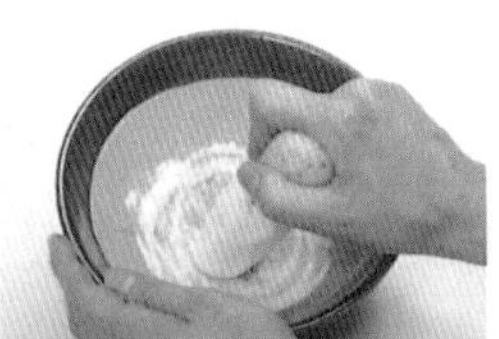

野山藥泡入醋水中，可去除澀液、防止變色。

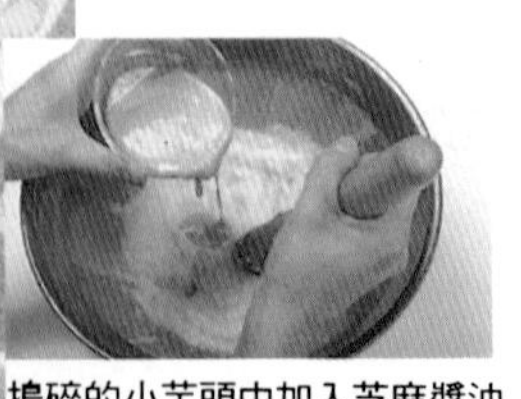

因為軟化了，所以可用研缽研碎。

A 芋頭醬拌小芋頭

材料　小芋頭四〇〇公克　鹽五分之三小匙　a〔芝麻醬、砂糖各二大匙　醬油二分之一大匙　鹽四分之一小匙　高湯一大匙〕

作法　❶小芋頭用微波爐蒸熟，去皮，切成七公釐厚，撒上鹽（參照小芋頭沙拉）。

❷四分之一量的小芋頭趁熱放入研缽中研碎，與a的材料調拌做成芋頭醬。

❸剩下的芋頭趁熱放入②中涼拌盛盤。

★小芋頭可以切過再煮。

搗碎的小芋頭中加入芝麻醬油調味。

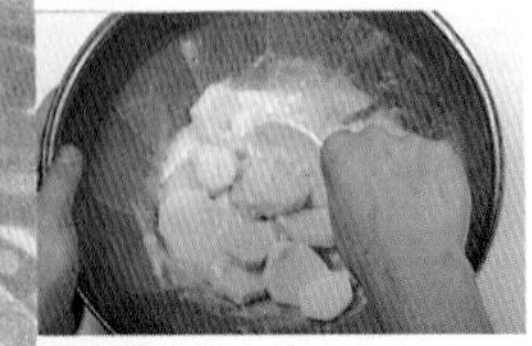

切成薄片的小芋頭用木片輕輕調拌，不要弄破。

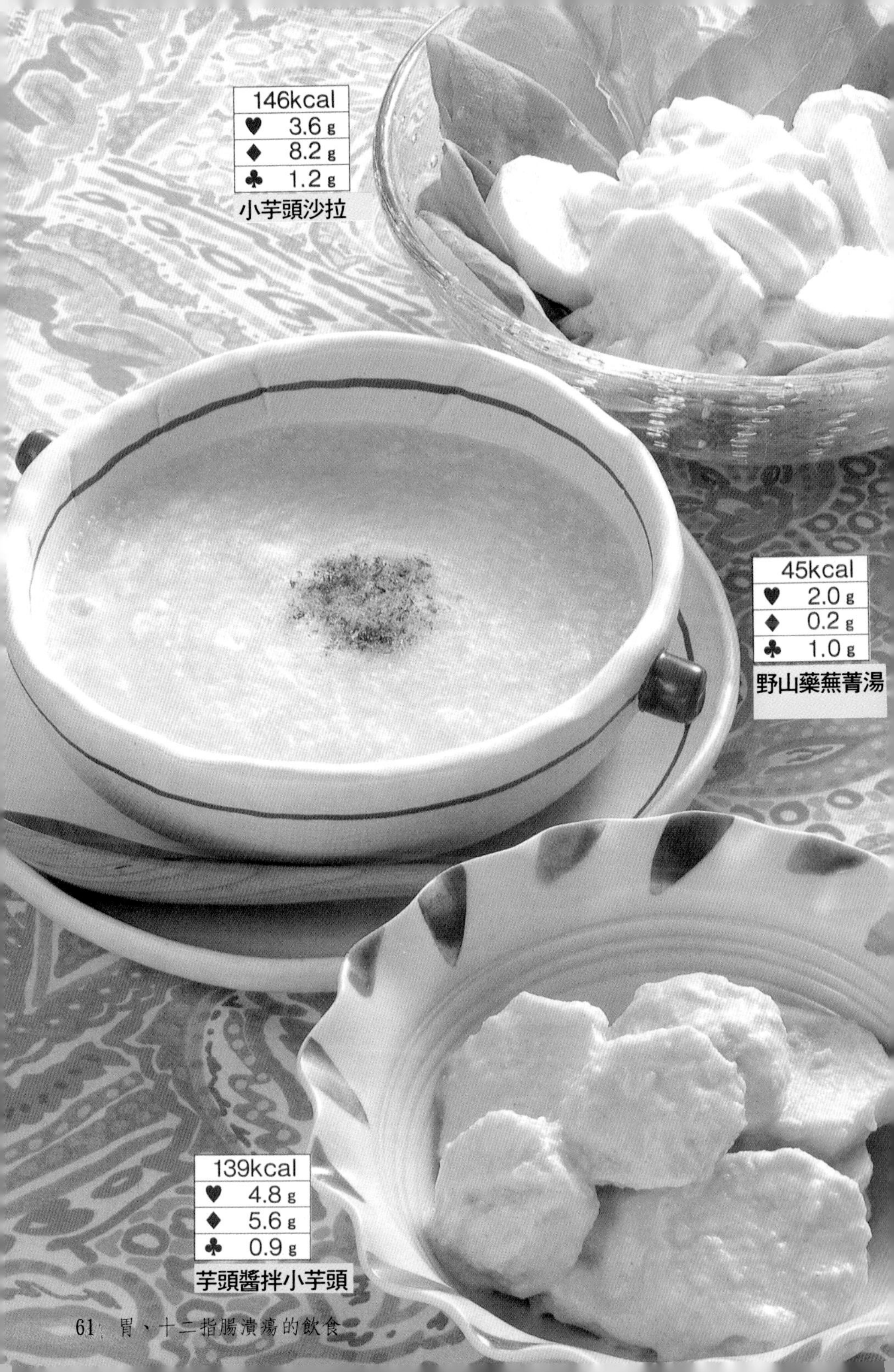
146kcal
♥ 3.6g
♦ 8.2g
♣ 1.2g
小芋頭沙拉
45kcal
♥ 2.0g
♦ 0.2g
♣ 1.0g
野山藥蕪菁湯
139kcal
♥ 4.8g
♦ 5.6g
♣ 0.9g
芋頭醬拌小芋頭

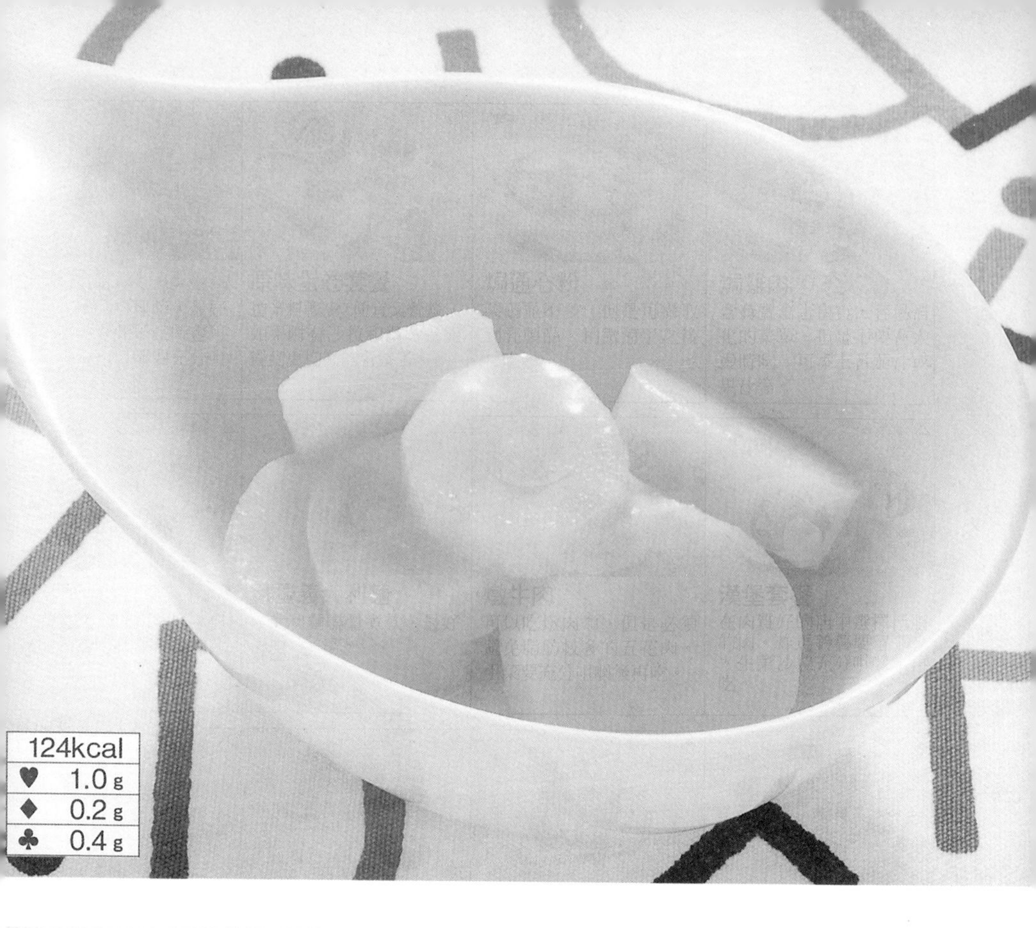

124kcal	
♥	1.0g
♦	0.2g
♣	0.4g

B 橘子汁煮甘藷

材料　甘藷三〇〇公克　橘子汁一杯　砂糖一大匙　鹽四分之一小匙強

作法　❶甘藷切成二～三公分圓片，削去厚皮，再切成七～八公釐圓片，泡在水中去除澀液。

❷甘藷和新的水一起加熱煮，煮滾後再煮三分鐘，稍微留下一些煮汁，其他的倒掉，放入橘子汁，加入砂糖和鹽，蓋上鍋蓋，以較弱的中火煮二十分鐘，直到煮汁收乾為止。

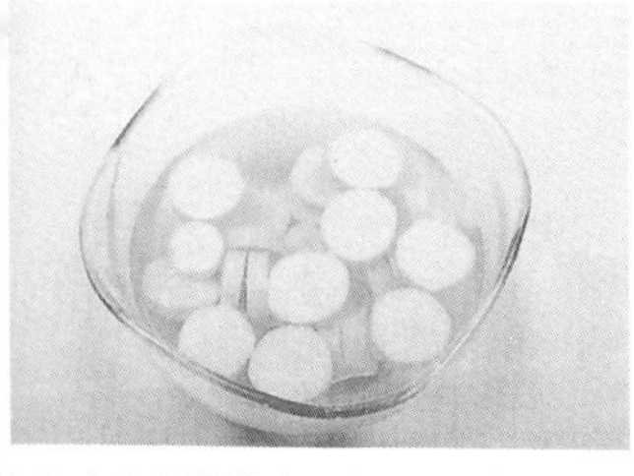

泡在水中去除澀液，水混濁後換水，至少泡1小時。

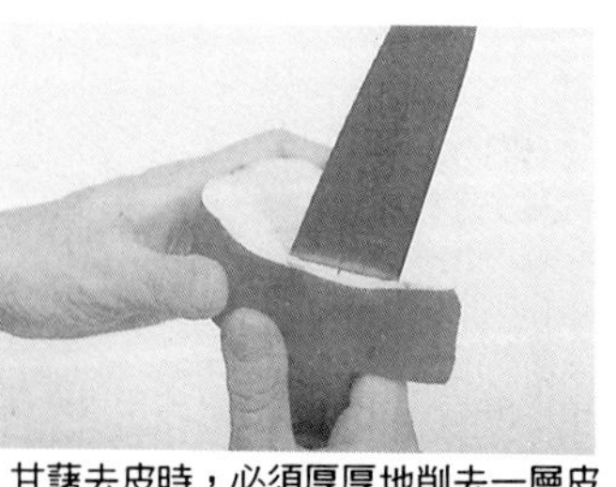

甘藷去皮時，必須厚厚地削去一層皮，連皮內側的筋的部分都要削掉。

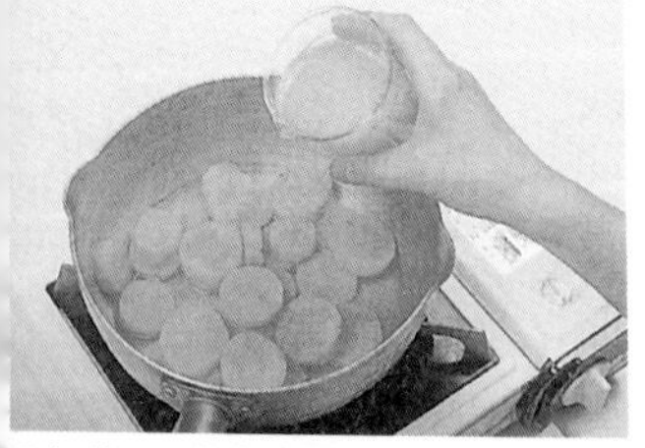

鍋底剩下一些煮汁即可，其他的煮汁倒掉，加入橘子汁再煮。

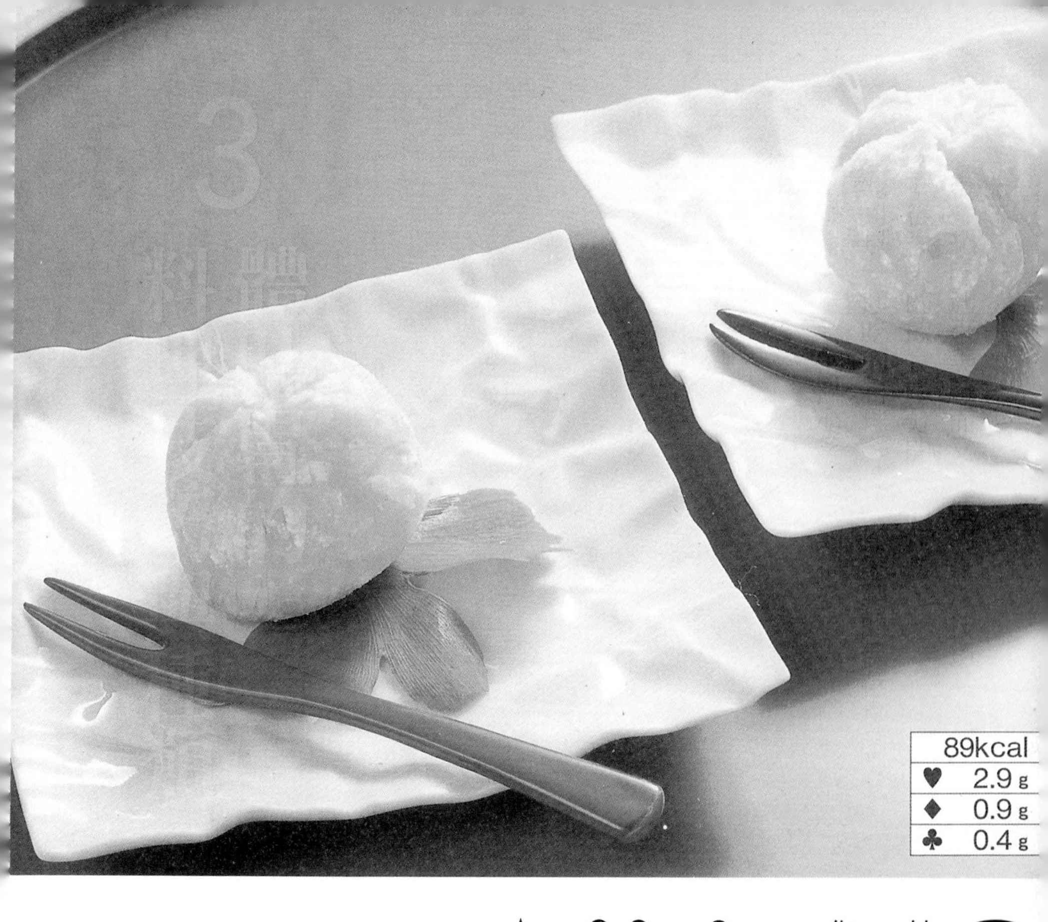

A 甘藷鬆軟白乾酪包

材料 甘藷二〇〇公克　砂糖一大匙　鹽四分之一小匙弱　鬆軟白乾酪（沙拉用）七十公克

作法 ❶甘藷切成二～三公分圓片，削去厚皮，泡在水中去除澀液後，又大量的水煮，煮滾後煮三分鐘，倒除煮汁。

❷重新加入滾水，加入砂糖和鹽再煮，煮到甘藷充分軟化後煮到汁收乾為止。

❸趁熱放入大碗中搗碎，擱置冷卻待用。

❹加入鬆軟白乾酪，略微調拌，分為四等份，以保鮮膜包住紮緊，做成包子狀。

★如果②中加入冷水而非熱水，則甘藷不容易熟透，所以一定要加入滾水。症狀較為嚴重的人，可以將甘藷完全搗碎後，再做成甘藷包。

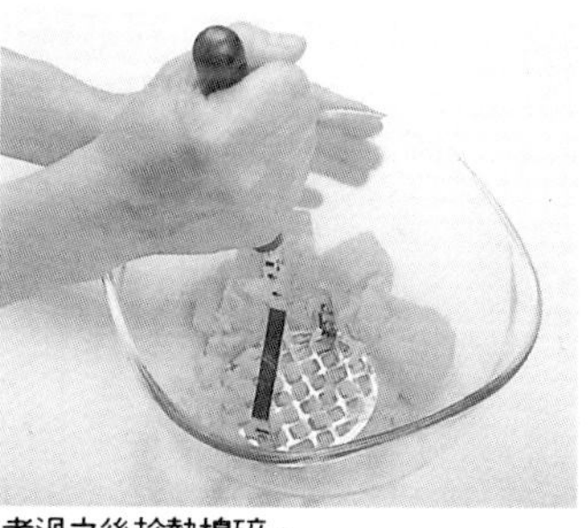
煮過之後趁熱搗碎。

穀物料理

在胃腸治療過程中，最能安心吃的就是飯、麵包、麵類等穀物。若能吃兼具配菜作用的穀物料理，更是一舉兩得。容易吃而且兼具營養，減少做一道菜的時間可輕鬆不少。

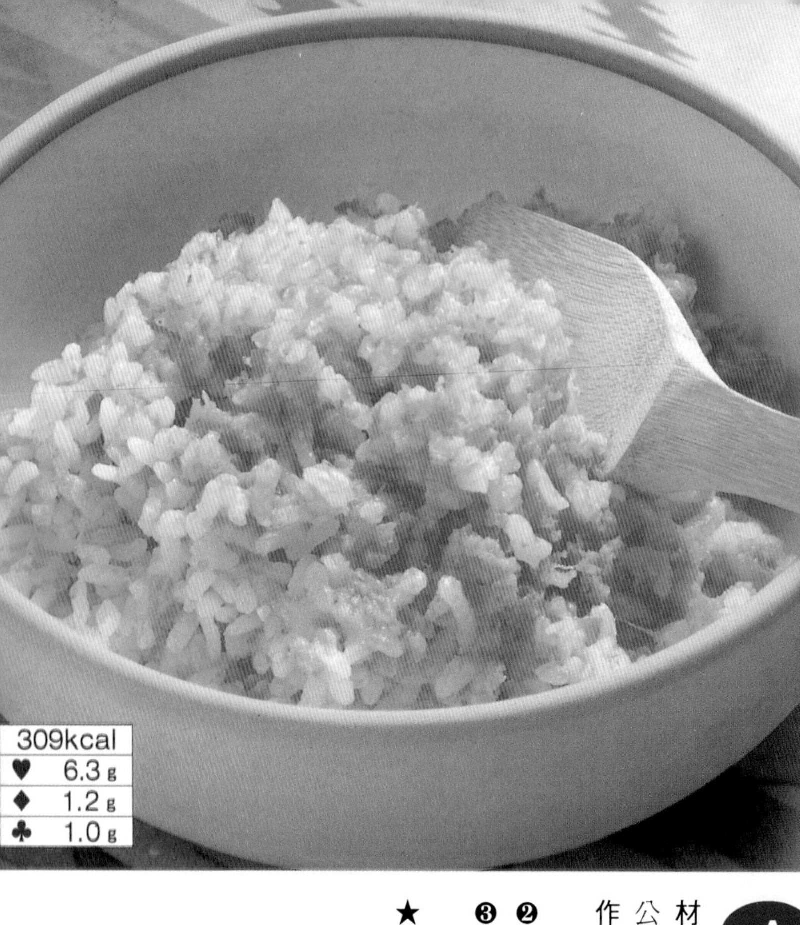

309kcal	
♥	6.3g
♦	1.2g
♣	1.0g

A 胡蘿蔔飯

材料　米二杯　胡蘿蔔三〇〇公克　高湯昆布五公分　酒一大匙　鹽一小匙弱

作法　❶米洗淨，加水（比一般多二成），加入去除表面沙的昆布，擱置三十分鐘。

❷胡蘿蔔去皮擦碎，略微擠乾水分。

❸米中加入胡蘿蔔泥和酒、鹽，以一般的方式煮飯。煮好後去除昆布，以木杓縱向調拌。

★胡蘿蔔擦碎後經過一段時間會變成褐色，因此最好在煮之前再擦碎，此外，也可以切成細絲。

　加入湯塊代替高湯昆布，或是煮好後加入一些奶油，做成西式飯吃起來也很美味。

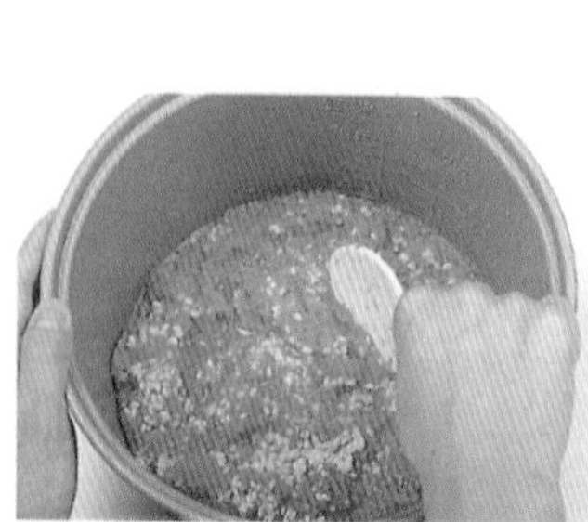

煮好後用木杓縱向調拌。

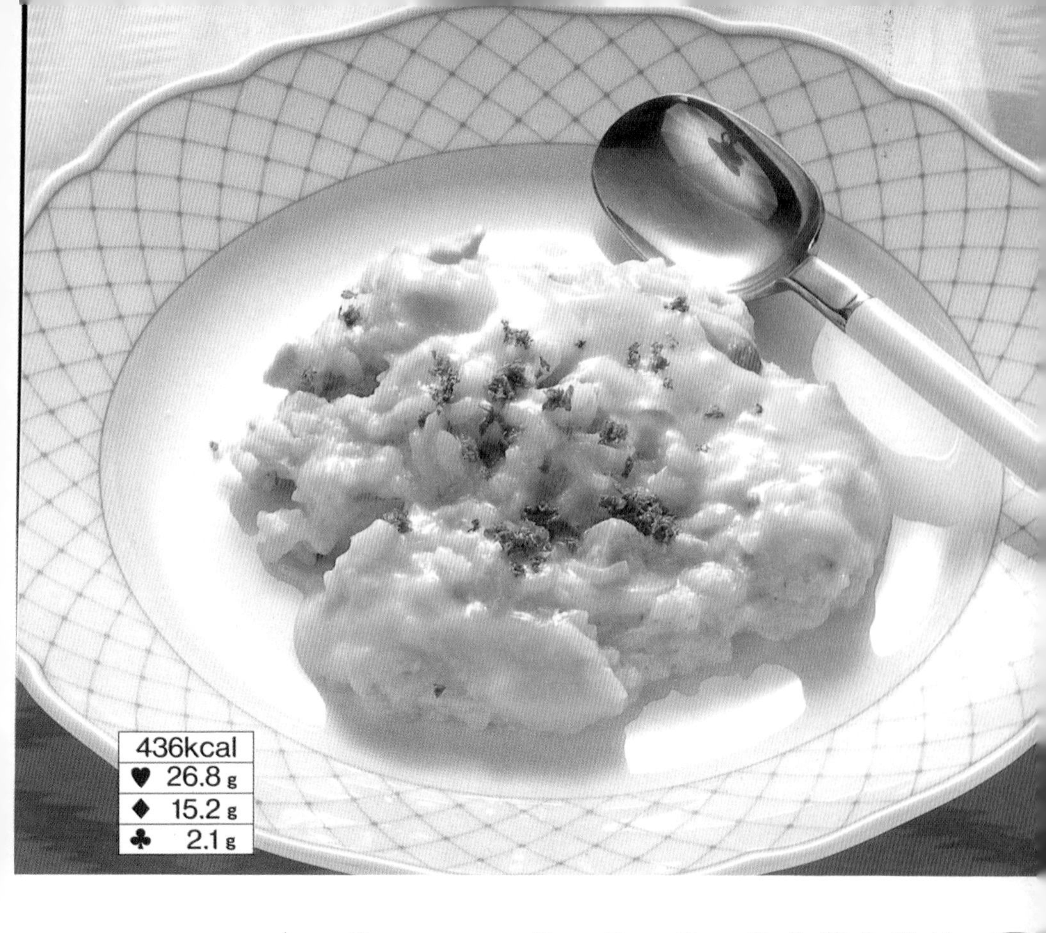

436kcal	
♥	26.8g
♦	15.2g
♣	2.1g

B 乳酪飯

材料　飯四〇〇公克　雞胸肉（去皮）、番茄、洋蔥各二〇〇公克　奶油二．五小匙　湯塊一個　牛乳三杯　鹽二分之一小匙強　乳酪一〇〇公克　荷蘭芹碎屑少許

作法　❶雞肉切成一口大小，撒上少許鹽。

❷番茄去皮及籽，略切。洋蔥橫切成薄片。乳酪掰碎。

❸煎鍋中加入奶油，加入雞肉拌炒，變色後加入洋蔥，炒軟為止。

❹加入牛乳和湯塊，煮滾後加入飯和番茄，加蓋煮十～十五分鐘。

❺飯煮軟後加入三十公克乳酪，均勻調拌，酌量加入一些鹽。將剩下的乳酪撒在表面，加蓋悶煮，直到乳酪溶化為止。

❻趁熱盛入碗中，撒上荷蘭芹碎屑。

★冷卻後乳酪會凝固，因此趁溫熱時吃。

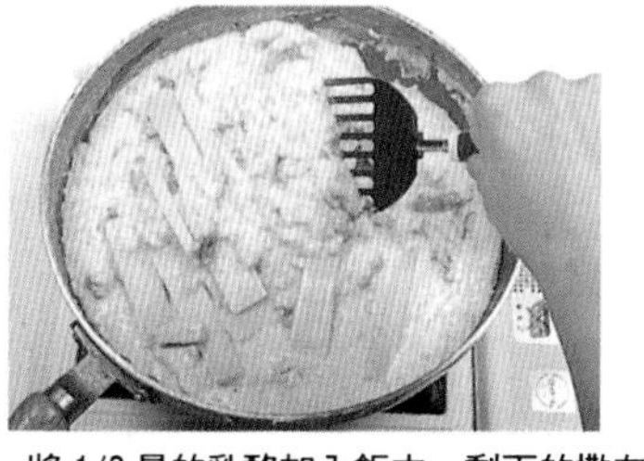

將 1/3 量的乳酪加入飯中，剩下的撒在表面，悶到溶化。

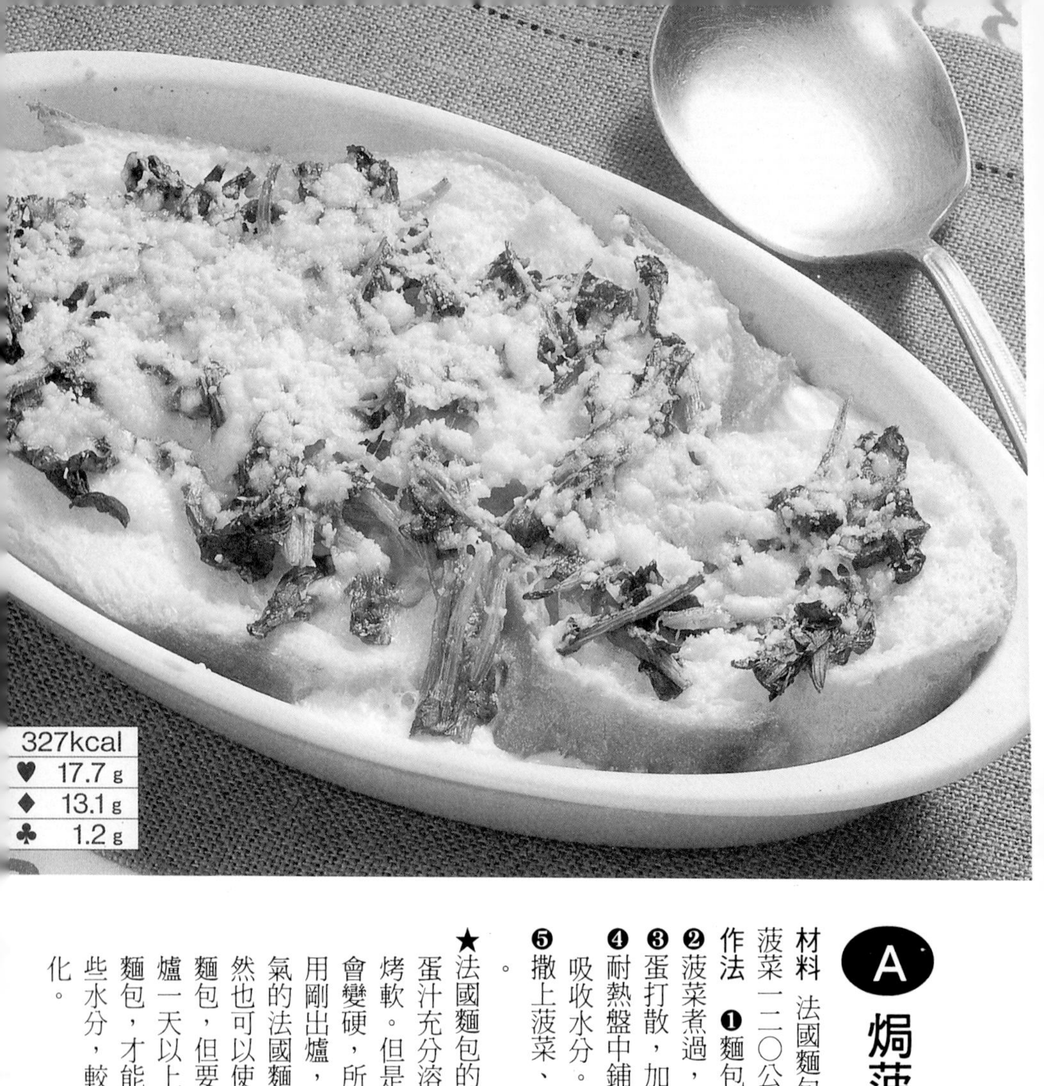

A 焗菠菜法國麵包

材料　法國麵包二二〇公克　蛋四個　牛乳三杯
菠菜一二〇公克　乳酪粉四大匙

作法　❶麵包斜切成一公分厚圓片。
❷菠菜煮過，切成三公分長，擠乾水分。
❸蛋打散，加入牛乳調拌。
❹耐熱盤中鋪上麵包，倒入③略擱，讓麵包充分吸收水分。
❺撒上菠菜、乳酪粉，放入烤箱烤到蛋變硬為止。

★法國麵包的氣泡比吐司麵包的更大，容易熟，蛋汁充分溶入後容易消化，因此周圍的皮容易烤軟。但是烤好後經過一段時間的法國麵包皮會變硬，所以要使用剛出爐，充滿香氣的法國麵包。當然也可以使用吐司麵包，但要使用出爐一天以上的吐司麵包，才能去除一些水分，較容易消化。

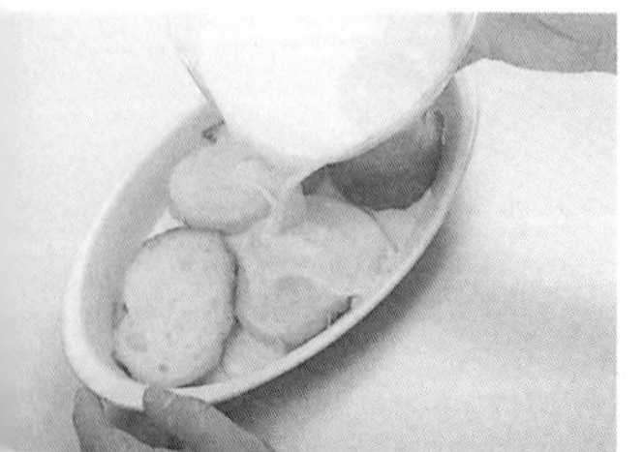

麵包不要重疊，排入盤中，倒入蛋汁，使麵包充分吸收蛋汁。

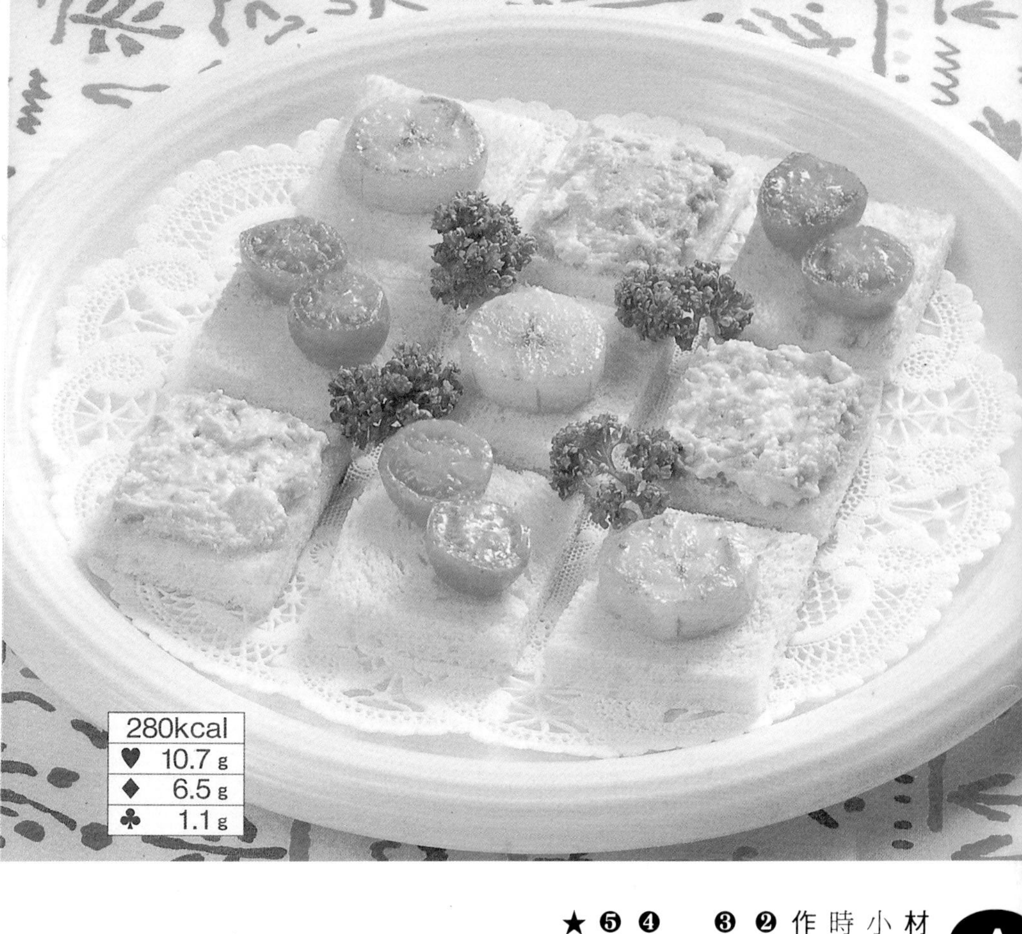

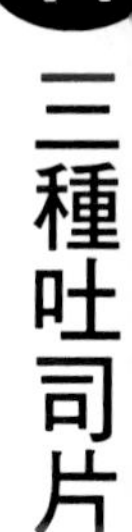

A 三種吐司片

材料　吐司麵包八片〔小番茄十二個　奶油二小匙〕〔香蕉一根　奶油二小匙〕〔甜煮金時豆三二〇公克　鬆軟白乾酪一六〇公克〕

作法　❶吐司切除邊，烤過，一片切成四等份。

❷小番茄對半橫切，用奶油二面煎過。

❸番蕉去皮，切成四~五公釐厚的圓片，抹上奶油二面煎。

❹甜煮金時豆用研鉢研碎，加入乳酪調拌。

❺烤過的麵包上鋪上②~④，可用荷蘭芹裝飾。

★依照各人口味，香蕉可以撒上糖粉再煎，也非常美味。菜碼還可以使用肝醬、煮蛋碎屑拌美奶滋或馬鈴薯泥等。此外，也可以將薄片香茄和乳酪一起烤，做成匹薩口味。

吐司麵包必須使用前一天出爐的麵包。

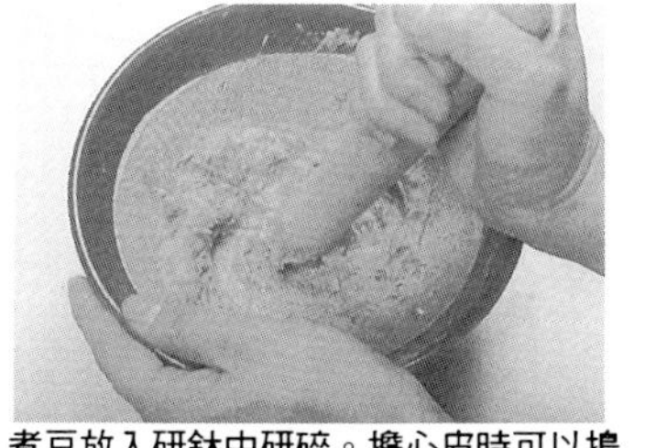
煮豆放入研鉢中研碎。擔心皮時可以搗碎去皮。

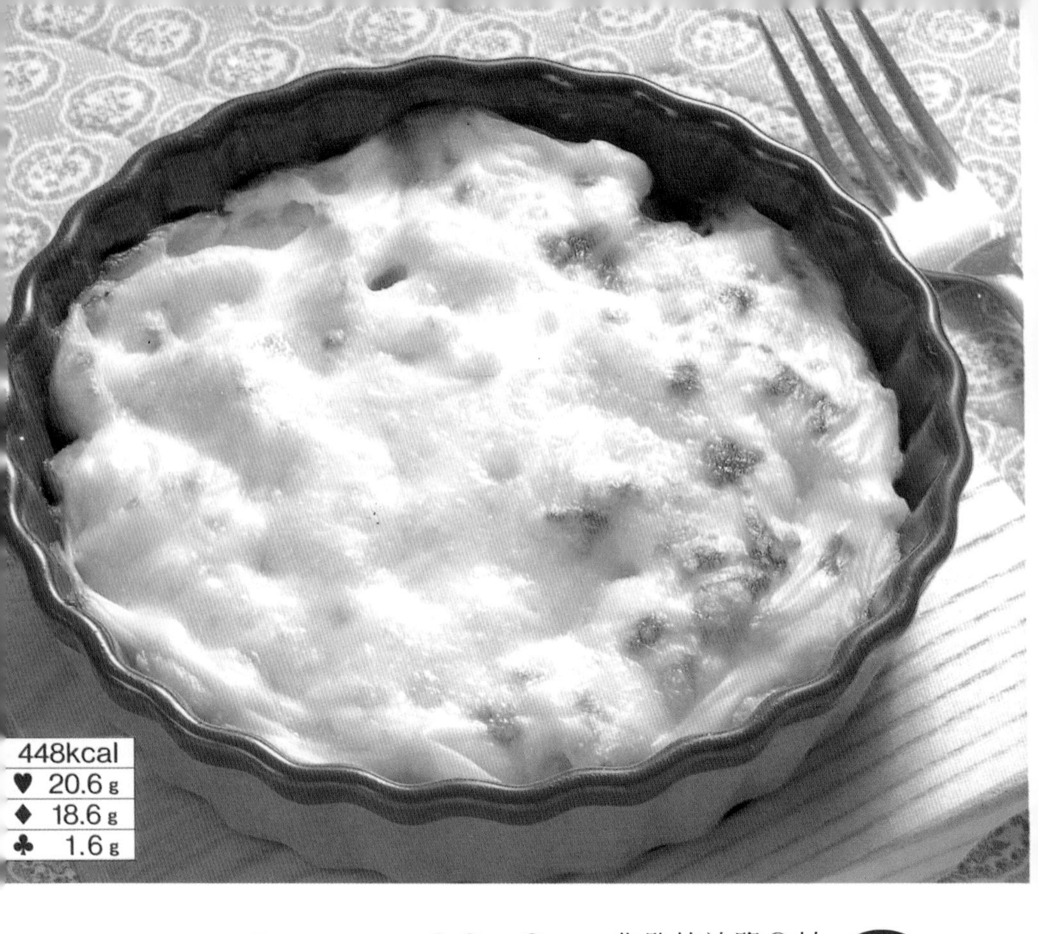

A 焗通心粉

材料 通心粉（乾燥）、雞胸肉（去皮）各一五〇公克　洋蔥一〇〇公克　油四分之三大匙強　鹽二分之一小匙強　白葡萄酒一大匙　白色調味汁（奶油三十公克　麵粉六大匙　牛乳三杯　肉桂二分之一片　鹽三分之一小匙）　乳酪粉二大匙　奶油十公克

作法

❶通心粉用滾水煮過，撈起放入簍子裡瀝乾水分，撒上二分之一大匙的油及三分之一小匙強的鹽。

❷雞肉切成一公分，撒上少許鹽。用二分之一小匙的油炒，灑上葡萄酒，用大火去除酒精。

❸洋蔥切成薄片，以二分之一小匙的油炒軟。

❹白色調味汁的作法是在鍋中加入麵粉，慢慢倒入牛乳，用打蛋器攪拌，不要使其結塊，加入鹽和肉桂，以木杓混合，煮到溫熱後加入奶油，煮成濃稠為止。

❺①～③的菜碼用半量的調味汁拌勻，放入塗上奶油的耐熱皿中。淋上剩下的調味汁，撒上乳酪粉及撕碎的奶油，以高溫的烤箱烤成金黃色。

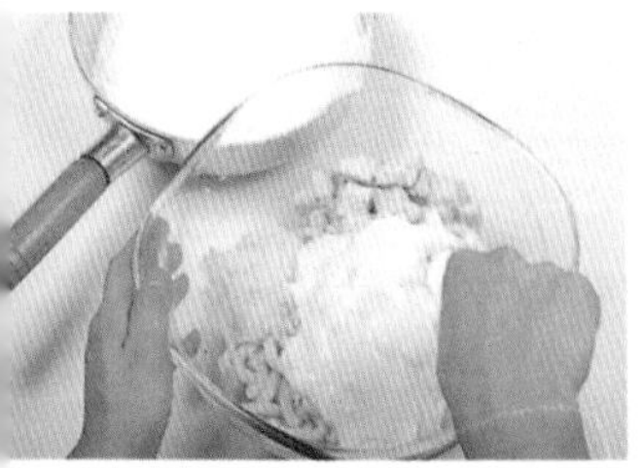
菜碼用半量的調味汁調拌後放入盤中，否則菜碼會變得水分太多。

350kcal	
♥	18.2g
♦	3.2g
♣	3.4g

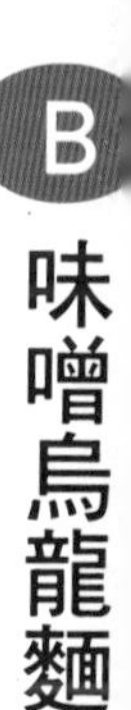

B 味噌烏龍麵

材料　烏龍麵（乾燥）二四〇公克　薄片豬瘦肉一二〇公克　白蘿蔔一六〇公克　胡蘿蔔、牛蒡、菠菜各四十公克　蔥八十公克　生麩（細長型）二分之一根　高湯四杯　紅味噌二又三分之二大匙

作法　❶烏龍麵用大量滾水煮過，撈起放在簍子裡瀝乾水分。

❷豬肉切成四公分寬，白蘿蔔和胡蘿蔔切成二～三公釐厚的短條狀。牛蒡斜切，泡在水中去除澀液。菠菜煮過，切成三公分長。蔥斜切成薄片。

❸高湯中放入味噌，加入豬肉、白蘿蔔、胡蘿蔔、牛蒡煮十五分鐘。蔬菜軟了之後加入烏龍麵，放入蔥和菠菜、切成三～五公釐厚的生麩，再煮五～六分鐘。

★治癒期的人可將薄片肉做成絞肉，去除牛蒡，將白蘿蔔和胡蘿蔔切成薄片。蔥也可以換成洋蔥，沒有生麩時也可以使用乾燥的麩。

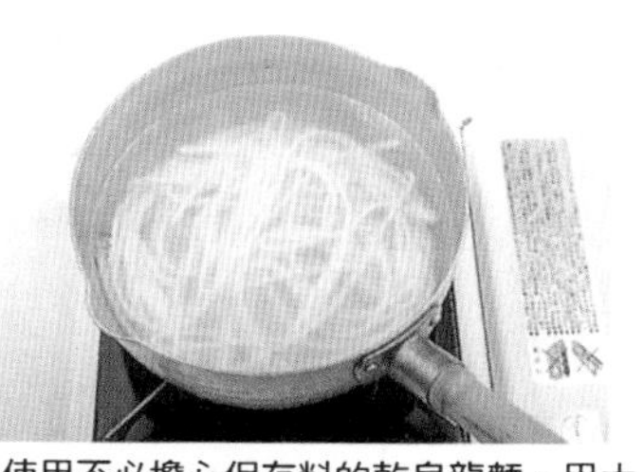

使用不必擔心保存料的乾烏龍麵，用大量滾水煮過去除鹽分。

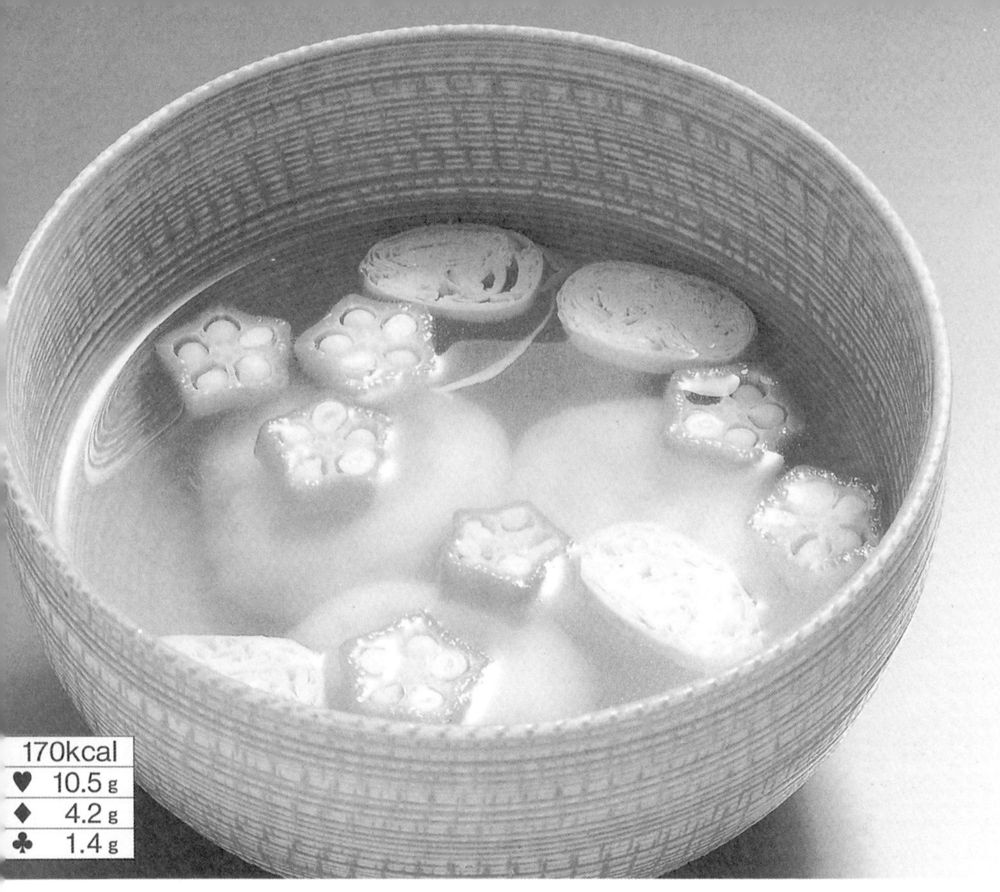

170kcal	
♥	10.5g
♦	4.2g
♣	1.4g

A 鮭魚糯米丸湯

材料 甜鹹鮭魚二塊　糯米粉一〇〇公克　新鮮豆腐皮四十公克　秋葵二根　高湯三杯　醬油一大匙

作法 ❶鮭魚放入滾水中煮五～六分鐘，取出去除皮和骨，掰碎。

❷糯米粉放入大碗中，慢慢加入九十mℓ的水調溶，加入掰開的鮭魚，調拌到如耳垂般的硬度，捏成十二個丸子，中央輕壓成圓盤形。

❸將②放入大量滾水中，浮上來後再煮二～三分鐘，放入冷水中浸泡，撈起瀝乾水分。

❹豆腐皮切成易吃的大小。秋葵用板子摩擦，以滾水煮過，切成薄片。

❺加熱高湯，用醬油調味，放入新鮮豆腐皮和秋葵，煮滾後倒入盛鮭魚糯米丸的器皿中。

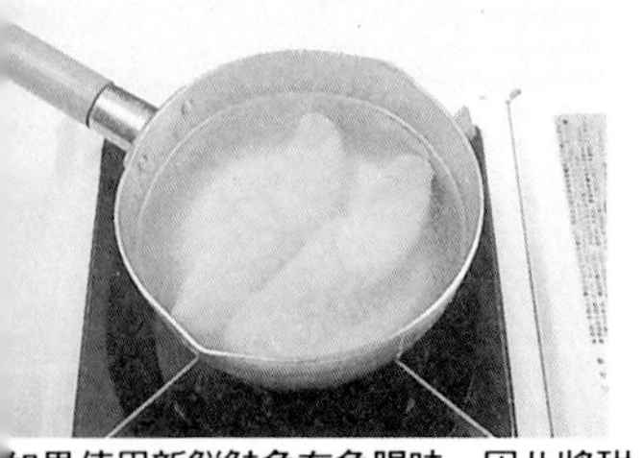

如果使用新鮮鮭魚有魚腥味，因此將甜鹹鮭魚煮過，去除鹽分再使用。

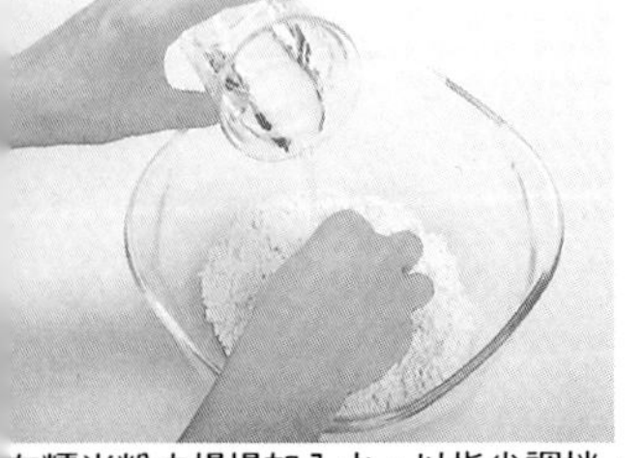

在糯米粉中慢慢加入水，以指尖調拌，直到如耳垂硬度。

2 症狀別、四季的菜單與便當

潰瘍的治療食，口味清淡，大都是柔軟的料理，因此顯得有點單調。

食物療法必須長期持續下去是很重要的。

外觀及味道都富於變化，才不會吃膩。

在料理的組合上也要下點工夫。

本章為各位介紹軟食、普通食的菜單。

也可以一併利用治療中午餐不可或缺的便當。

此外，熱量則配合各自的食慾和症狀，以主食量的而增減。

全粥的菜單（春～夏）

A 剛出院時或出現胃痛等症狀的軟食期的菜單。尤其以穀物為主的時期，也可以使用蛋白質食品和蔬菜，盡可能注意營養的均衡。

早餐

香蕉麵包粥

❶香蕉切成圓片。麵包略烤，切成一口大小。

❷鍋中加入牛乳和香蕉溫熱，加入麵包略煮。

番茄牛乳蛋湯

❶番茄去皮及籽，切碎。

❷蛋打散，加入鹽，放入番茄略為調拌。

❸煎鍋中熱奶油，放入②略為混合，煮成半熟狀。

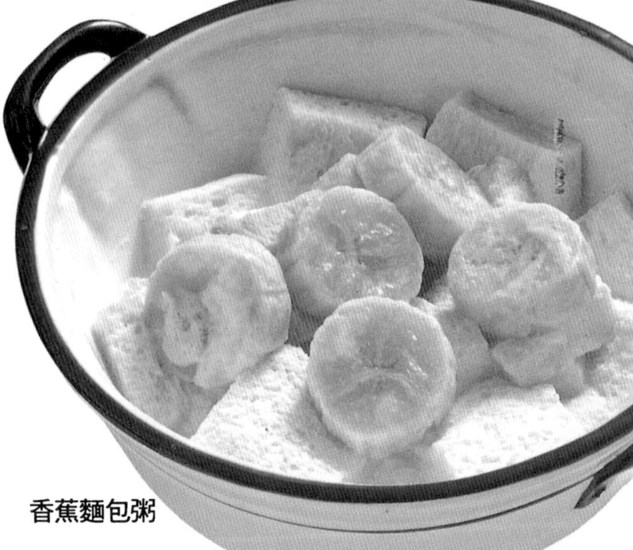

香蕉麵包粥

材料		(1人份)
早餐	**香蕉麵包粥**	
	香蕉	1/2 根(50g)
	吐司麵包(去邊)	1/2 片(30g)
	番茄牛乳蛋湯	
	蛋	1 個
	番茄	50g
	鹽	少許
	奶油	1 小匙
	甜煮高麗菜	
	高麗菜	80g
	高湯	1/2 杯
	鹽	少許
	醬油	1/3 小匙
	小計　385kcal	♥17g ♦17g ♣2.4g
午餐	**冷缽**	
	雞胸肉	40g
	鹽	少許
	太白粉	1 小匙
	絹濾豆腐	100g
	南瓜	30g
	胡蘿蔔	20g
	茄子	1 個(50g)
	蘸汁：高湯	2.5 大匙
	蘸汁：醬油	1/2 大匙
	蘸汁：米酒	3/4 小匙
	梭魚乾粥	
	全粥	250g
	梭魚乾	1/4 尾(20g)
	小計　375kcal	♥25g ♦5g ♣1.7g
點心	**牛乳玉米片**	
	玉米片(原味)	30g
	牛乳	3/4 杯
	水蜜桃酸乳酪	
	水蜜桃(罐頭)	2 塊(80g)
	原味酸乳酸	150g
	小計　365kcal	♥12g ♦10g ♣1.0g
晚餐	**肉丸子**	
	豬瘦肉絞肉	80g
	a 薑汁・鹽	各少許
	a 蛋	1/6 個份
	a 酒・太白粉	各 1/2 大匙
	生菜	30g
	湯	3/4 杯
	酒	2 小匙
	鹽	少許
	太白粉	2.5 小匙
	野山藥鮪魚	
	鮪魚(紅肉)	40g
	野山藥	50g
	醬油	1 ¼小匙
	馬鈴薯煮胡蘿蔔	
	馬鈴薯	80g
	胡蘿蔔	40g
	四季豆	10g
	高湯	120ml
	砂糖	1/2 大匙
	鹽	少許
	醬油	1 小匙
	全粥	200g
	小計　516kcal	♥38g ♦6g ♣4.5g
合計	1641kcal	♥92g ♦38g ♣9.6g

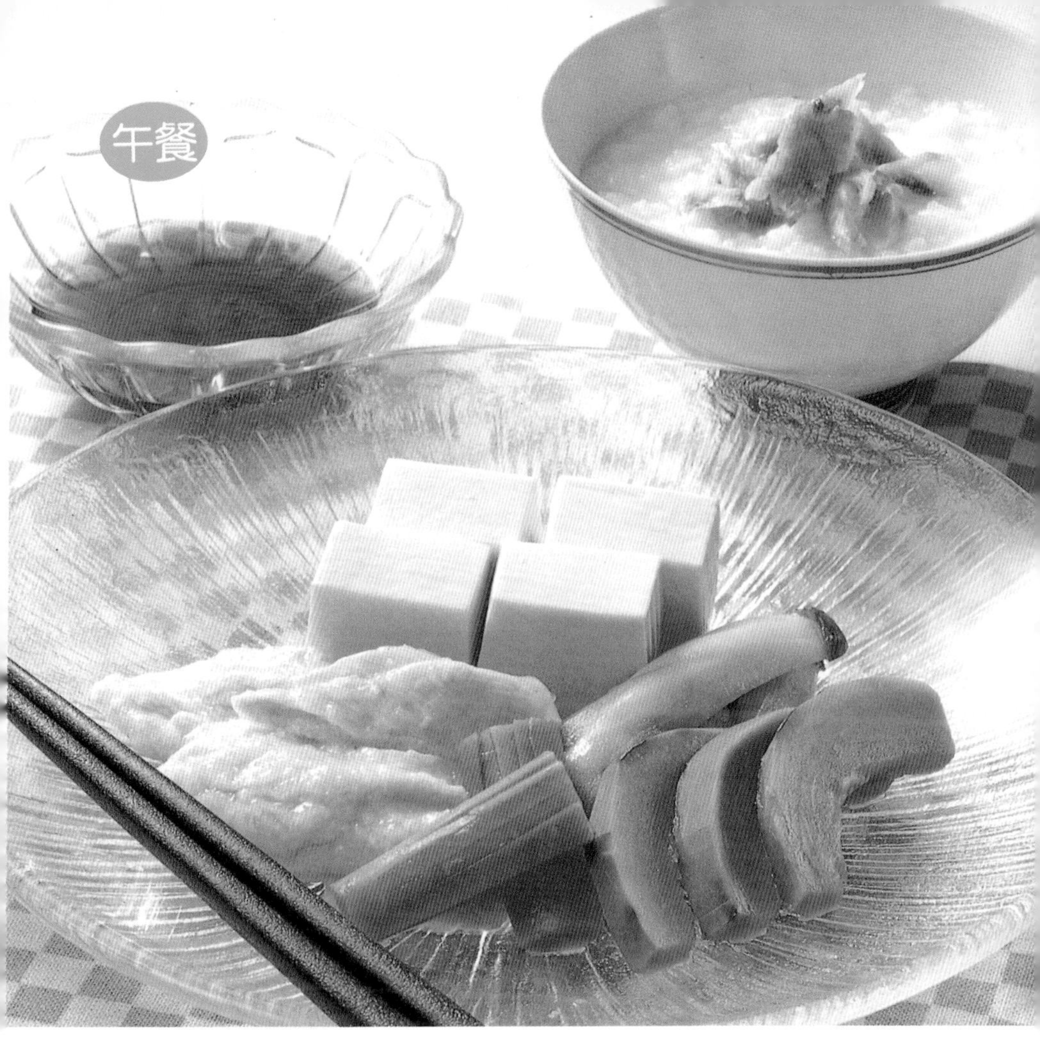

午餐

冷缽

❶雞胸肉去筋，縱劃幾刀朝兩側張開，用刀背拍薄，斜切成一口大小。
❷雞胸肉撒上鹽，薄薄撒上一層太白粉，放入滾水中，煮到變色後放入冷水中，撈起瀝乾水分。
❸豆腐切成骰子狀。
❹南瓜去皮，切成五公釐厚的梳形。胡蘿蔔切成五公分長，對半縱剖為二，縱向劃幾刀。茄子去皮，切成二半。以上材料煮軟，放入簍子裡瀝乾水分，冷卻。
❺盤中放雞胸肉和豆腐，添上④的蔬菜，再添上蘸汁。

★剛做好的豆腐可以直接使用，如果經過一段時間後，必須用滾水略燙後再使用。

梭魚乾粥

將梭魚乾用火直接烤，去除皮和骨，撕開，添在全粥中。

★除了梭魚乾之外，也可以使用甜鹹的鯡魚或吻鱗鱵等白肉魚。

點心

牛乳玉米片

牛乳加熱到體溫的溫度，撒上玉米片食用。

水蜜桃酸乳酪

將酸乳酪倒入器皿中，水蜜桃切成五公釐寬度，鋪於其上。可以添上薄荷葉。

水蜜桃酸乳酪

晚餐

肉丸子

❶豬絞肉去除筋和脂肪，加上a的調味料，充分調拌到產生粘性為止，捏成一口大的丸子。

❷在肉丸上撒上一層薄薄的太白粉，放入蒸籠中蒸，或是用保鮮膜包住，放入微波爐中加熱四~五分鐘。

❸將生菜的葉子一片片撕開。煮滾二分之一杯的湯和少許鹽、一小匙酒，放入生菜，煮軟後和肉丸子一起盛盤。

❹小鍋中加入四分之一杯的湯、少許鹽及一小匙酒煮滾，將二分之一小匙的太白粉用一倍量的水調溶後倒入鍋中勾芡，淋在肉丸子上。

野山藥鮪魚

❶鮪魚切成一口大小，撒上四分之一小匙的醬油盛盤。

❷野山藥去皮，泡在醋水中去除澀液，用研鉢研碎，淋在鮪魚上，淋上剩下的醬油再吃。

馬鈴薯煮胡蘿蔔

❶馬鈴薯切成一口大小，用水略洗。胡蘿蔔切成與馬鈴薯同樣的大小。

❷四季豆煮過，切成三公分長。

❸鍋中加入①及高湯，煮五~六分鐘，加入調味料再煮十分鐘，煮到蔬菜軟了為止，撒上四季豆略煮。

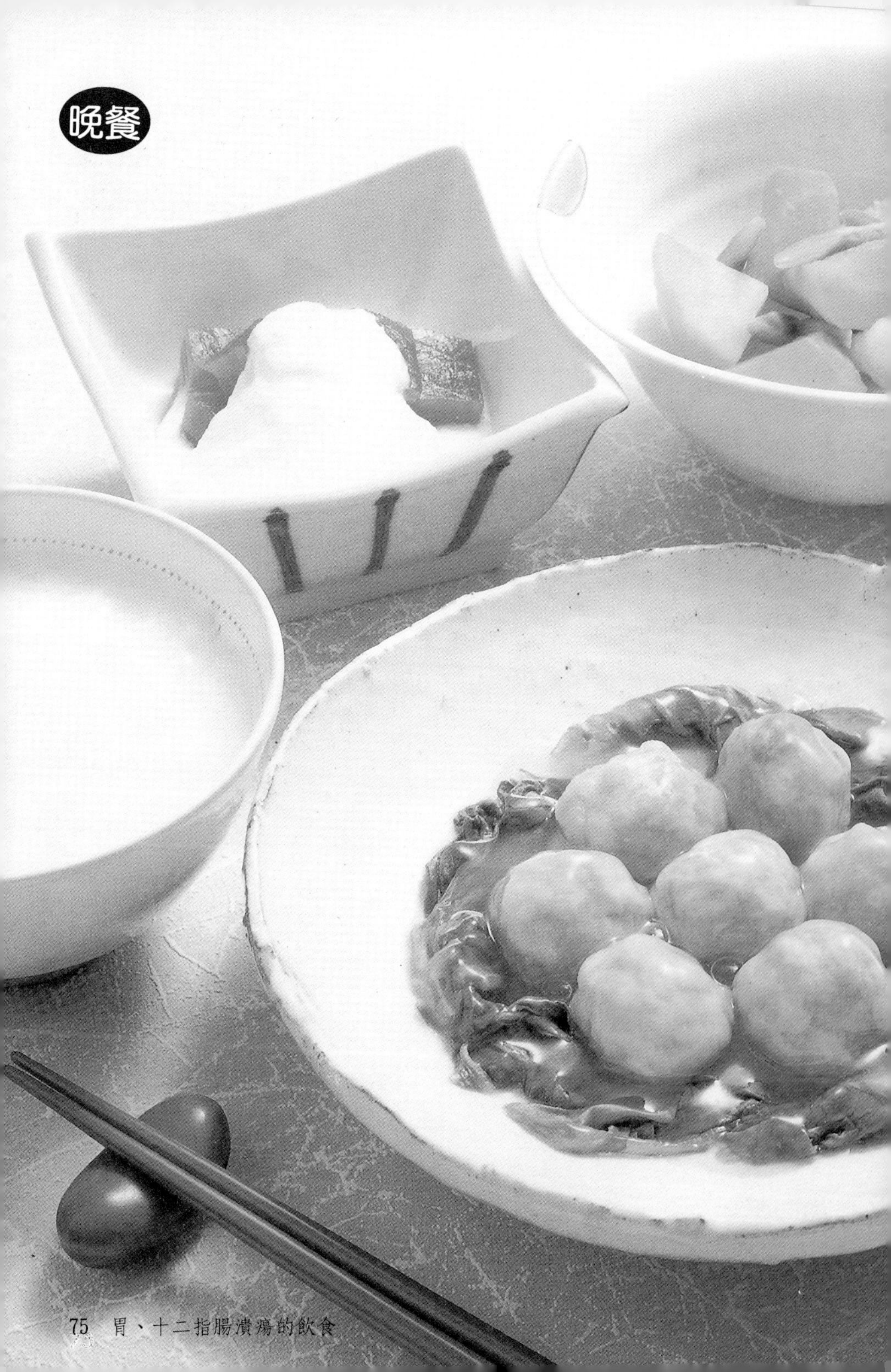
晚餐

全粥菜單（秋～冬）

A 由於必須控制脂肪的攝取量，因此會偏向清淡的料理，但西式料理不但蒸、煮都能成為低脂肪料理。點心不要吃甜食，可以吃餛飩。如果能夠親手做最好，但冷凍加工品也無妨。

早餐

鮭魚豆腐煮小油菜

❶小油菜煮過，切成三公分長。

❷鍋中放入四分之一杯的水和調味料，鮭魚倒除罐頭汁，掰開魚肉，放入鍋中，豆腐切成骰子狀，加入鍋中煮。

❸煮二～三分鐘後加入小油菜，溫熱後即可關火。

★也可以用罐頭鮪魚代替罐頭鮭魚。但是不要選擇油漬魚罐頭，必須選擇水煮魚罐頭。

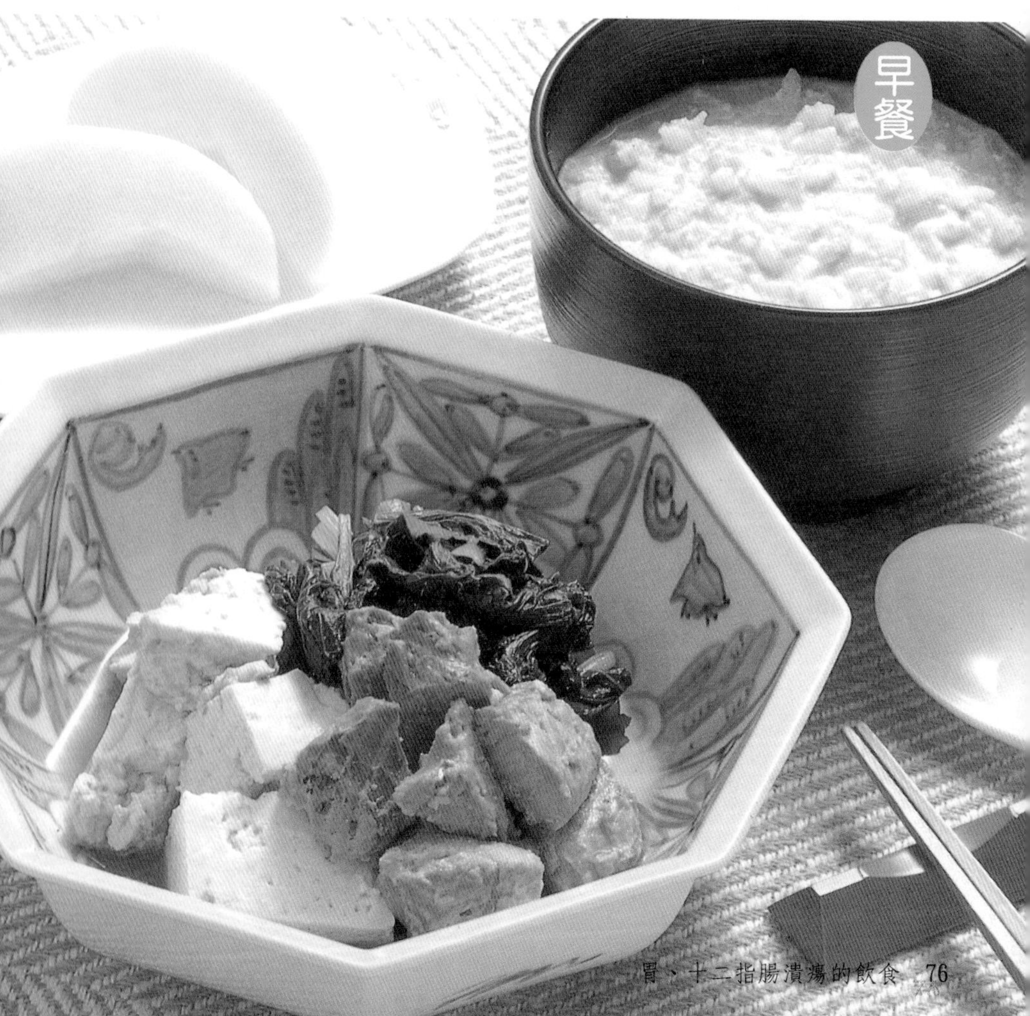

	材料	(1人份)
早餐	**鮭魚豆腐煮小油菜**	
	水煮鮭魚罐頭	50g
	木綿豆腐	80g
	小油菜	80g
	米酒	4/5 大匙
	醬油	2/3 小匙
	胡蘿蔔牛乳粥	
	飯	80g
	胡蘿蔔	50g
	牛乳	3/4 杯
	蘋果	100g
	小計　471kcal　♥26g ♦13g ♣1.4g	
午餐	**月見烏龍麵**	
	烏龍麵(乾燥)	70g
	{ 雞胸肉(去皮)	30g
	{ 鹽、酒、太白粉	各少許
	蛋	1 個
	菠菜	30g
	高湯	1.5 杯
	醬油	1.5 大匙
	米酒	2/3 大匙
	燙花椰菜	
	花椰菜	80g
	{ 醬油	2/3 小匙
	{ 高湯	1.5 小匙
	小計　436kcal　♥26g ♦8g ♣4.1g	
點心	**白菜餛飩**	
	餛飩(冷凍加工品)	8 個
	白菜	60g
	蒟蒻粉絲(乾燥)	4g
	湯	3/4 杯
	鹽	少許
	餅乾	5 片(25g)
	小計　292kcal　♥12g ♦7g ♣1.7g	
晚餐	**酸乳酪白肉魚**	
	白肉魚(金眼鯛)	1 塊(80g)
	鹽、奶油	各少許
	白葡萄酒	1 小匙
	洋蔥、西洋芹	各 10g
	花椰菜、胡蘿蔔	各 10g
	{ 原味酸乳酪	1/4 杯
	{ 鹽	少許
	蔬菜雞絞肉煮番茄	
	高麗菜、番茄	各 60g
	馬鈴薯	1/3 個(35g)
	雞胸絞肉	20g
	湯	1/2 杯
	奶油	3/4 小匙
	肉桂	1 片
	吐司	
	吐司麵包(切成 8 片，去邊)	70g
	小計　440kcal　♥29g ♦13g ♣2.6g	
合計	1639kcal　♥93g　♦41g　♣9.8g	

胡蘿蔔牛乳粥

❶飯中放入牛乳，加熱。

❷胡蘿蔔擦碎，①溫熱時加入胡蘿蔔，煮到飯濃稠為止。

—午餐—

月見烏龍麵

❶烏龍麵用大量水煮軟，撈起放入簍子裡瀝乾水分。

❷雞肉切成一口大小，撒上鹽和酒擱置一會兒，瀝乾水分，撒上太白粉。

❸菠菜煮過，切成三公分長。

❹鍋中放入高湯、醬油、米酒加熱，放入雞肉，煮到變色後放入烏龍麵。煮滾之後打個蛋，蓋上蓋子略煮，放入菠菜加熱。

燙花椰菜

花椰菜分為小株，用高湯燙過之後撒上醬油。

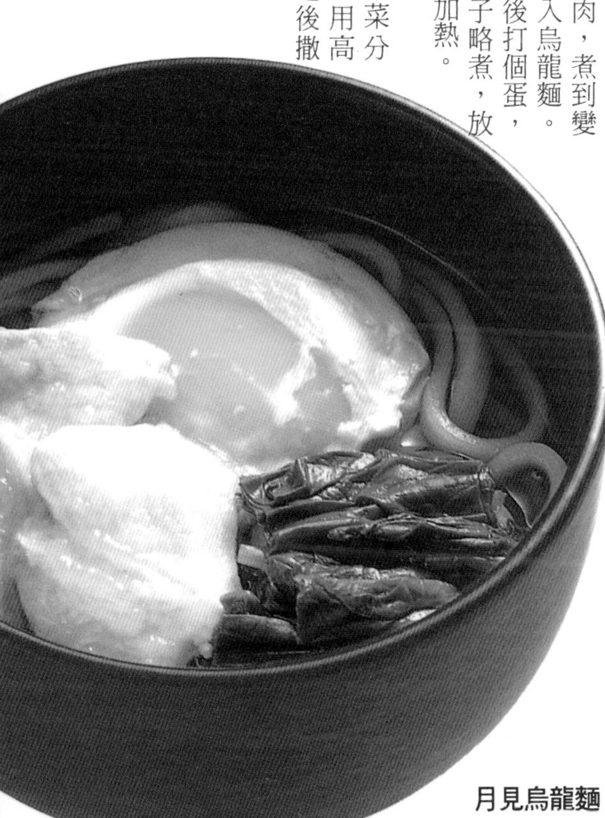

月見烏龍麵

點心

白菜餛飩

❶白菜橫切成二公分寬。蒟蒻粉絲用熱水浸泡還原，切成易吃的長度。

❷鍋中煮滾湯，放入白菜煮軟。加入冷凍餛飩煮熟，以鹽調味，加入蒟蒻粉絲加熱。

★如果親手包餛飩，二十四個份的材料豬瘦肉絞肉一〇〇公克，加上少許鹽和三分之一個份的蛋白、二小匙太白粉、蔥花四大匙，依序混合調拌，以餛飩皮包。

晚餐

酸乳酪白肉魚

❶魚撒上鹽和葡萄酒，擱置待用。

❷洋蔥、西洋芹、胡蘿蔔切一公分正方形，用滾水煮過。花椰菜分為小株煮過，再分為一公分左右的小株。

❸鍋中抹上奶油，將魚瀝乾水分後，皮朝上擺入鍋中，加入四分之一杯的水，加上鍋蓋，以大火煮滾，關小火煮五～七分鐘，煮到魚熟了為止。

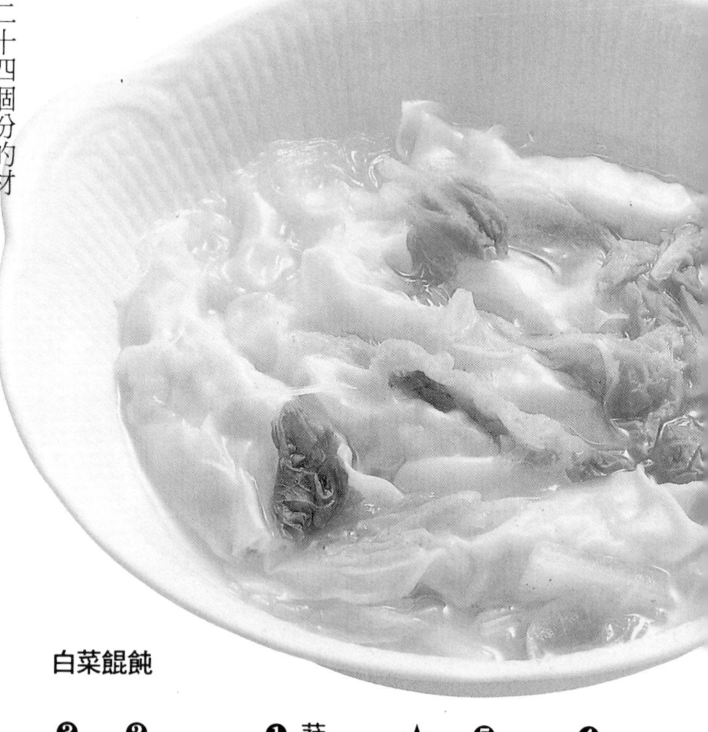

白菜餛飩

❹取出魚，趁鍋中剩下的煮汁溫熱時加入酸乳酪，用餘熱加溫，以鹽調味。

❺將魚盛入盤中，周圍擺上蔬菜，淋上④，可以用麝香草裝飾。

★也可使用新鮮鱈魚等，但是要使用鮮度極佳的魚。有症狀時可以省略蔬菜中的西洋芹。

蔬菜雞絞肉煮番茄

❶高麗菜去除粗芯，橫切。番茄去皮及籽，切成二～三公分正方形。馬鈴薯切成二～三公分正方形，用水清洗。

❷絞肉的脂肪必須盡可能去除，用菜刀剁碎。

❸鍋中熱奶油，拌炒絞肉，變色後加入湯和蔬菜、肉桂，以大火煮滾，蓋上鍋蓋，關小火，煮十分鐘，直到蔬菜軟化為止。

★加入洋蔥吃起來非常美味。如果用新鮮番茄必須選全熟番茄。如果使用水煮罐頭番茄也可以，但一定要去除籽。

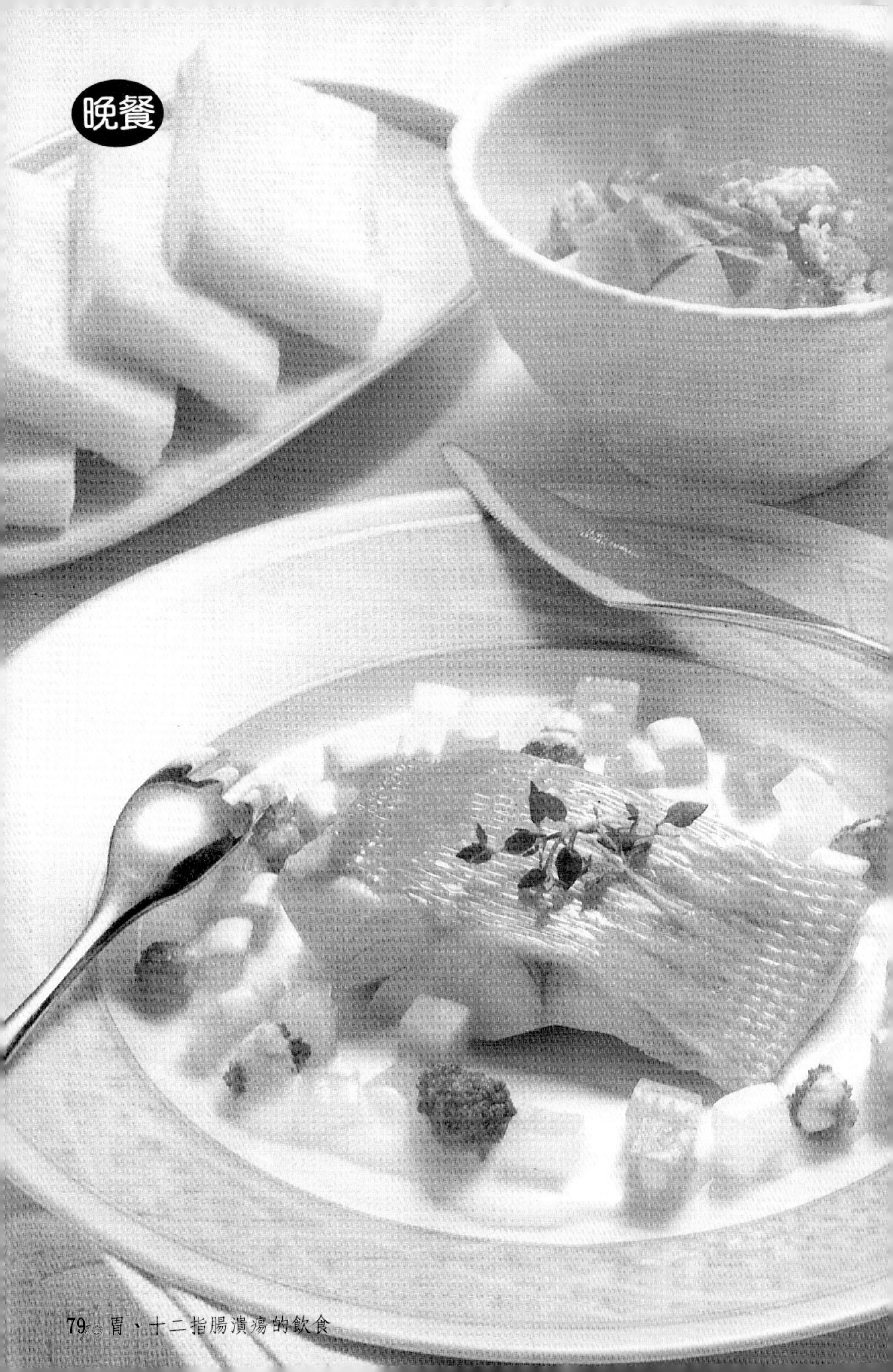
晚餐

恢復期的菜單（春～夏）

B 疼痛等症狀消失後，可將粥換為飯，積極攝取營養。

早餐

溫泉蛋

❶準備六十～七十度的熱水，加入鹽，將蛋連殼整個放入，持續保溫四十分鐘。

❷將蛋打入器皿中，調拌材料表中的a，淋在蛋上。也可以添上木芽。

白蘿蔔拌納豆

白蘿蔔泥略為擰乾水分，和納豆一起盛盤，淋上醬油食用。

蕪菁葉味噌湯

蕪菁切成五公釐厚的銀杏形，用高湯煮軟，味噌調溶倒入，撒上煮過後切成三公分的蕪菁葉略煮。

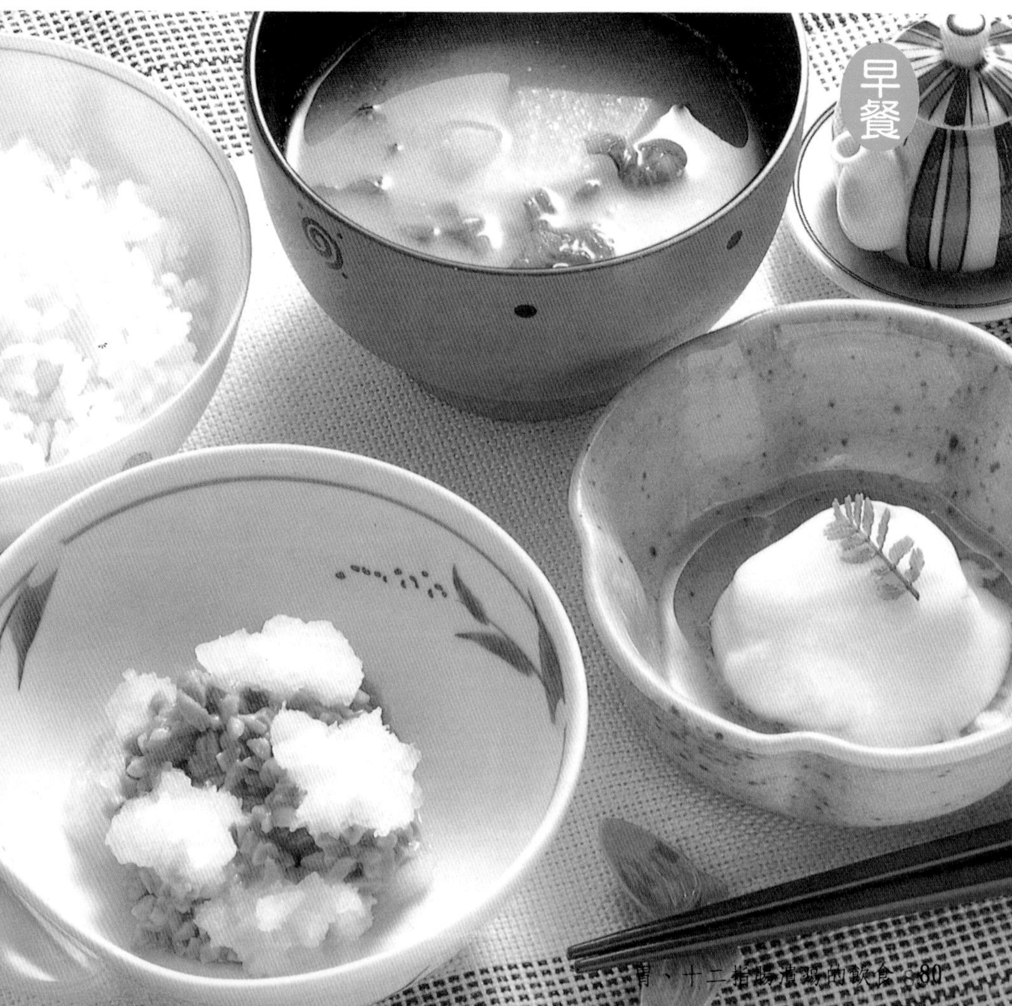

午餐

冷肉味噌烏龍麵

❶麵條用滾水煮過，瀝乾水分。

❷鍋中熱油，炒絞肉，變色後加入水、酒、味噌、砂糖，煮滾後倒入太白粉水勾芡，撒上蔥。

❸番茄去皮及籽，切成一公分正方形，秋葵煮過切成圓片，小黃瓜切成半月形。豆腐切成一公分正方形。

❹麵條上淋上肉味噌，添上③和萵苣，淋上b。

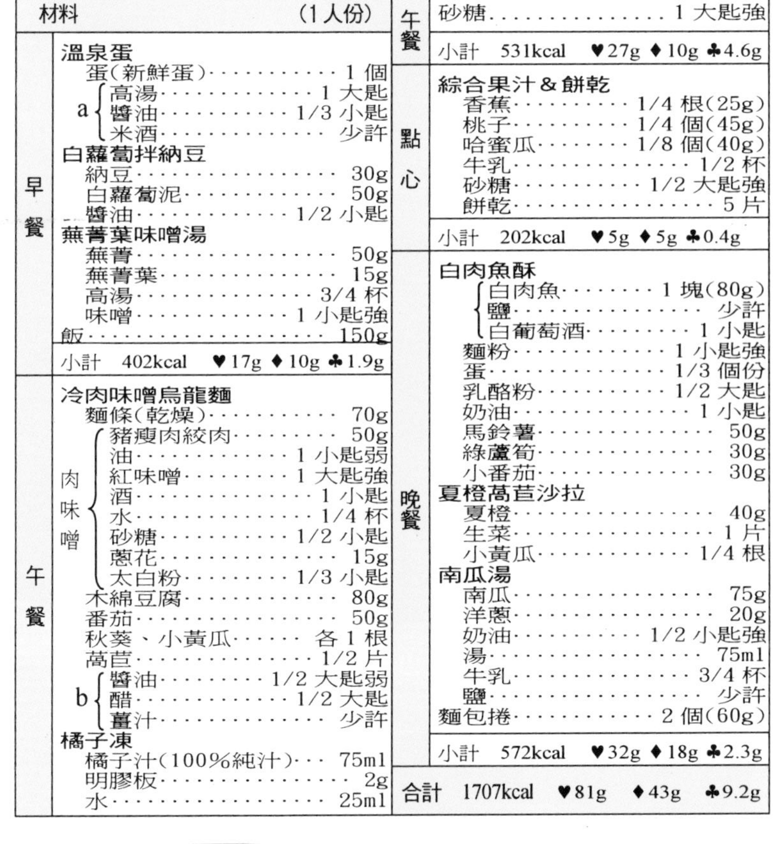

	材料	(1人份)
早餐	**溫泉蛋**	
	蛋(新鮮蛋)	1 個
	a 高湯	1 大匙
	a 醬油	1/3 小匙
	a 米酒	少許
	白蘿蔔拌納豆	
	納豆	30g
	白蘿蔔泥	50g
	醬油	1/2 小匙
	蕪菁葉味噌湯	
	蕪菁	50g
	蕪菁葉	15g
	高湯	3/4 杯
	味噌	1 小匙強
	飯	150g
	小計 402kcal ♥17g ♦10g ♣1.9g	
午餐	**冷肉味噌烏龍麵**	
	麵條(乾燥)	70g
	肉味噌 豬瘦肉絞肉	50g
	肉味噌 油	1 小匙弱
	肉味噌 紅味噌	1 大匙強
	肉味噌 酒	1 小匙
	肉味噌 水	1/4 杯
	肉味噌 砂糖	1/2 小匙
	肉味噌 蔥花	15g
	肉味噌 太白粉	1/3 小匙
	木綿豆腐	80g
	番茄	50g
	秋葵、小黃瓜	各 1 根
	萵苣	1/2 片
	b 醬油	1/2 大匙弱
	b 醋	1/2 大匙
	b 薑汁	少許
	橘子凍	
	橘子汁(100%純汁)	75ml
	明膠板	2g
	水	25ml
	砂糖	1 大匙強
	小計 531kcal ♥27g ♦10g ♣4.6g	
點心	**綜合果汁＆餅乾**	
	香蕉	1/4 根(25g)
	桃子	1/4 個(45g)
	哈蜜瓜	1/8 個(40g)
	牛乳	1/2 杯
	砂糖	1/2 大匙強
	餅乾	5 片
	小計 202kcal ♥5g ♦5g ♣0.4g	
晚餐	**白肉魚酥**	
	白肉魚	1 塊(80g)
	鹽	少許
	白葡萄酒	1 小匙
	麵粉	1 小匙強
	蛋	1/3 個份
	乳酪粉	1/2 大匙
	奶油	1 小匙
	馬鈴薯	50g
	綠蘆筍	30g
	小番茄	30g
	夏橙萵苣沙拉	
	夏橙	40g
	生菜	1 片
	小黃瓜	1/4 根
	南瓜湯	
	南瓜	75g
	洋蔥	20g
	奶油	1/2 小匙強
	湯	75ml
	牛乳	3/4 杯
	鹽	少許
	麵包捲	2 個(60g)
	小計 572kcal ♥32g ♦18g ♣2.3g	
合計	1707kcal ♥81g ♦43g ♣9.2g	

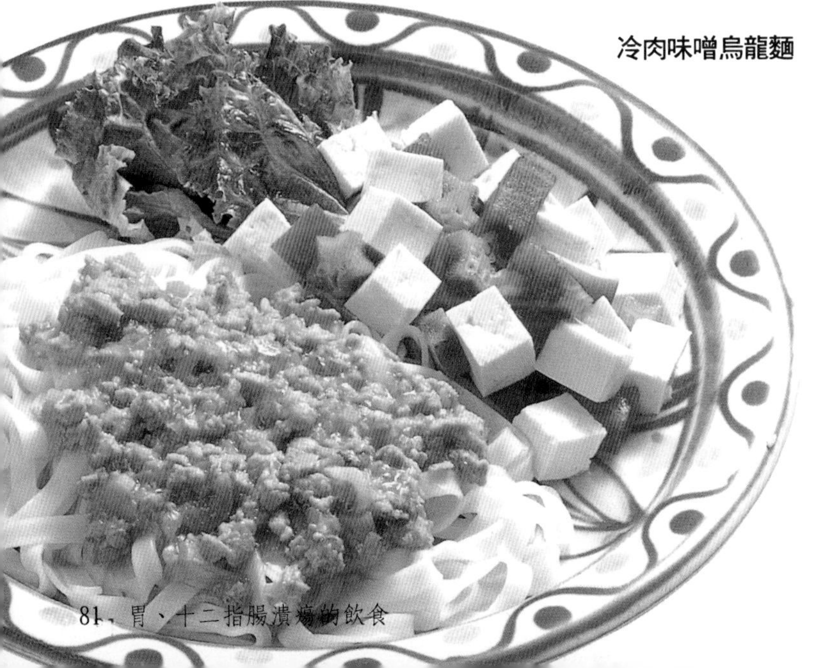

冷肉味噌烏龍麵

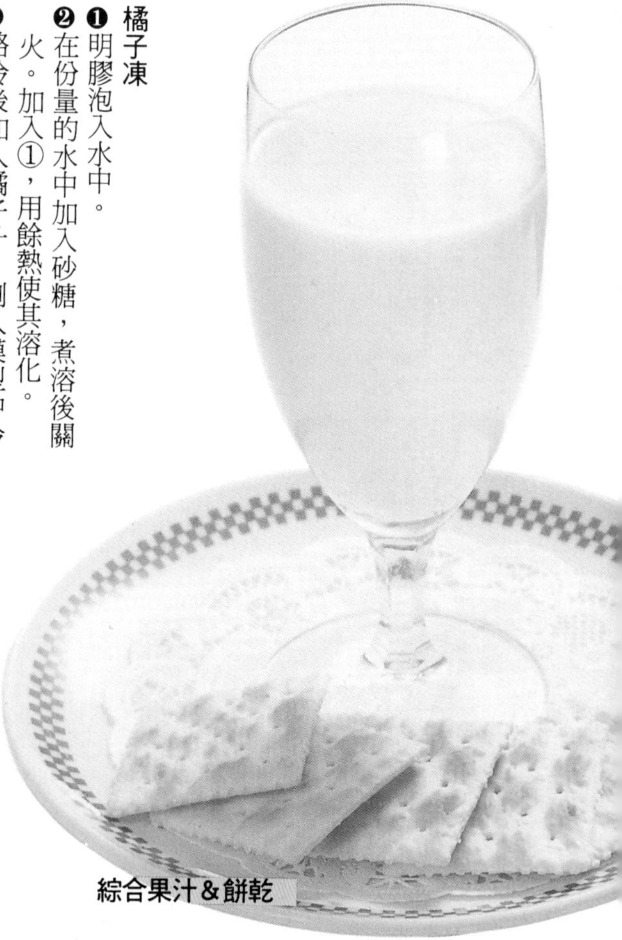

橘子凍

❶明膠泡入水中。

❷在份量的水中加入砂糖，煮溶後關火。加入①，用餘熱使其溶化。

❸略冷後加入橘子汁，倒入模型中冷卻凝固。

★也可以使用明膠粉，明膠板比較純粹，更具有滑順感。使用粉末時做法也相同。

點心

綜合果汁&餅乾

❶香蕉、桃子、哈蜜瓜各自去皮，切成三～四公分正方形，和牛乳、砂糖一起放入果汁機中攪拌。

❷將①倒入玻璃杯中，添上餅乾。

綜合果汁&餅乾

晚餐

白肉魚酥

❶魚一塊切成二～三塊，撒上鹽和葡萄酒略微擱置，瀝乾水分，薄薄沾上一層麵粉。

❷蛋打散，加入乳酪粉。

❸煎鍋中熱奶油，魚沾②的蛋汁，放入鍋中煎，兩面用小火煎，不要煎焦。如果有剩下的蛋汁，中途可淋在魚上，煎好後盛盤。

❹馬鈴薯切成五公釐厚的圓片，洗過之後煮軟。綠蘆筍煮過，切成三公分長，縱剖為二，番茄也縱剖為二以上材料和魚酥一起盛盤。

夏橙萵苣沙拉

夏橙剝去薄皮，取出果肉。萵苣撕成一口大小。小黃瓜皮上劃條紋，對半縱剖，斜切成薄片。上述材料涼拌盛盤，吃起來有夏橙的酸味。

★選擇酸味較少的夏橙。

南瓜湯

❶南瓜去皮，切成七公釐厚，洋蔥斜切成薄片。

❷鍋中加入奶油，溶化後加入洋蔥拌炒，注意不要炒焦。炒軟後加入南瓜，加入湯和半量牛乳，以小火煮二十分鐘，煮到南瓜軟化為止。

❸用果汁機攪拌後倒回鍋中，倒入剩下的牛乳，再煮十分鐘，煮到濃稠為止，以鹽調味。

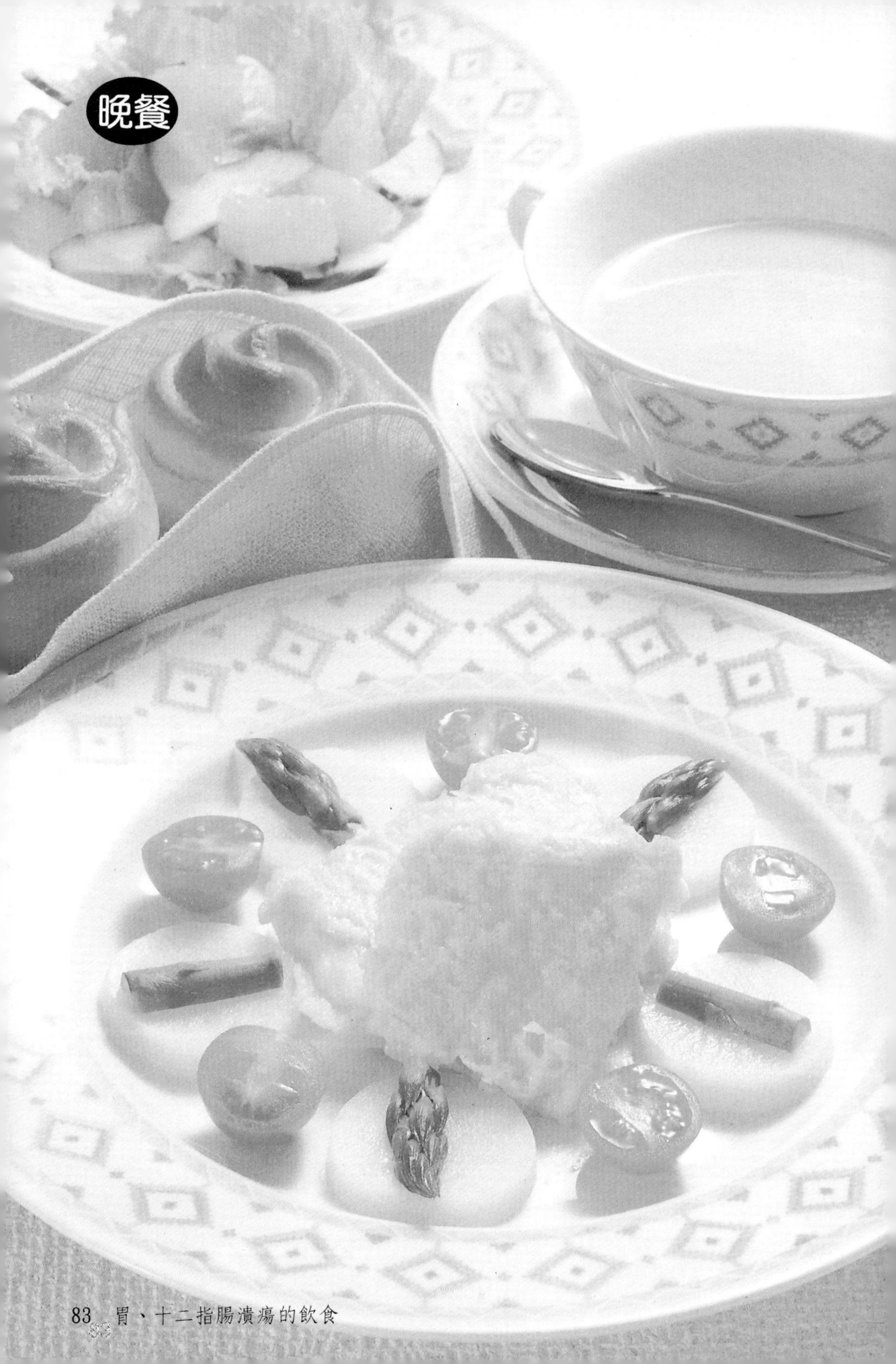
晚餐

恢復期的菜單（秋～冬）

B 潰瘍的治療食全都是家人可以一起吃的料理，如果只做一人份時，可活用微波爐，便非常方便。作法中包括使用微波爐，因此加熱時間應依照機種不同而增減。

早餐

魚肉山芋丸子花椰菜烤乳酪

❶魚肉山芋丸子切成二～三公分正方形。花椰菜分為一小株煮過，瀝乾水分。

❷將①排入耐熱盤中，撒上乳酪，放入烤箱中烤到乳酪溶化為止。

煎荷包蛋

高麗菜去芯，切成五公釐寬，洗淨後不需瀝乾水分，直接放入微波爐專用盒中，用微波爐加熱三十秒到一分鐘。

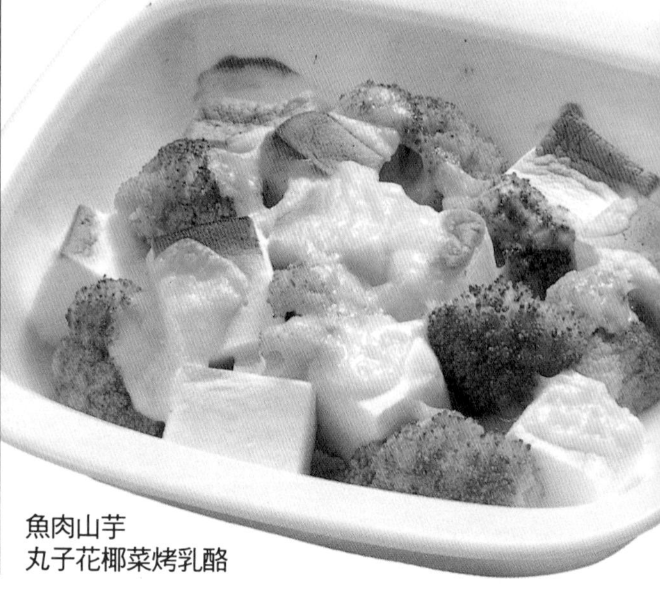

魚肉山芋丸子花椰菜烤乳酪

	材料	（1人份）
早餐	**魚肉山芋丸子花椰菜烤乳酪**	
	魚肉山芋丸子	1片（90g）
	花椰菜	60g
	乳酪粉	20g
	煎荷包蛋	
	蛋	1個
	油	1／4小匙
	高麗菜	30g
	鹽	少許
	蘋果燕麥片	
	燕麥片	35g
	牛乳	1／2杯
	蘋果	100g
	紅茶（稀釋）	適量
	小計 523kcal	♥32g ♦18g ♣2.8g
午餐	**鮭魚飯糰**	
	飯	200g
	甜鹹鮭魚	20g
	白菜拌柚子	
	白菜	100g
	柚子擠汁＋醋	1／2大匙
	薄鹽醬油	1小匙弱
	高湯	2小匙
	什錦湯	
	木綿豆腐	50g
	雞胸肉（去皮）	25g
	白蘿蔔、小芋頭	各30g
	胡蘿蔔	15g
	豌豆片	5g
	高湯	1杯
	鹽、醬油	各少許
	小計 443kcal	♥21g ♦6g ♣2.6g
點心	**年糕湯**	
	年糕	1個（50g）
	白蘿蔔	50g
	高湯	1／2杯
	醬油	1小匙弱
	米酒	1小匙
	細蔥	少許
	葡萄	70g
	小計 183kcal	♥3g ♦1g ♣0.8g
晚餐	**牛肝炒味噌**	
	牛肝	80g
	薑汁	少許
	｛紅味噌	1／2大匙弱
	｛砂糖	1小匙弱
	｛酒	1／2小匙
	油	1小匙
	小芋頭煮油豆腐塊	
	小芋頭	80g
	油豆腐塊	60g
	青江菜	50g
	高湯	1杯
	米酒	1大匙
	醬油	2／3大匙
	煮蔬菜沙拉	
	白蘿蔔、胡蘿蔔	各30g
	花椰菜	40g
	蘸汁｛醬油	3／4小匙強
	蘸汁｛醋	1／3小匙強
	飯	150g
	小計 618kcal	♥34g ♦15g ♣3.7g
合計	1767kcal	♥90g ♦40g ♣9.9g

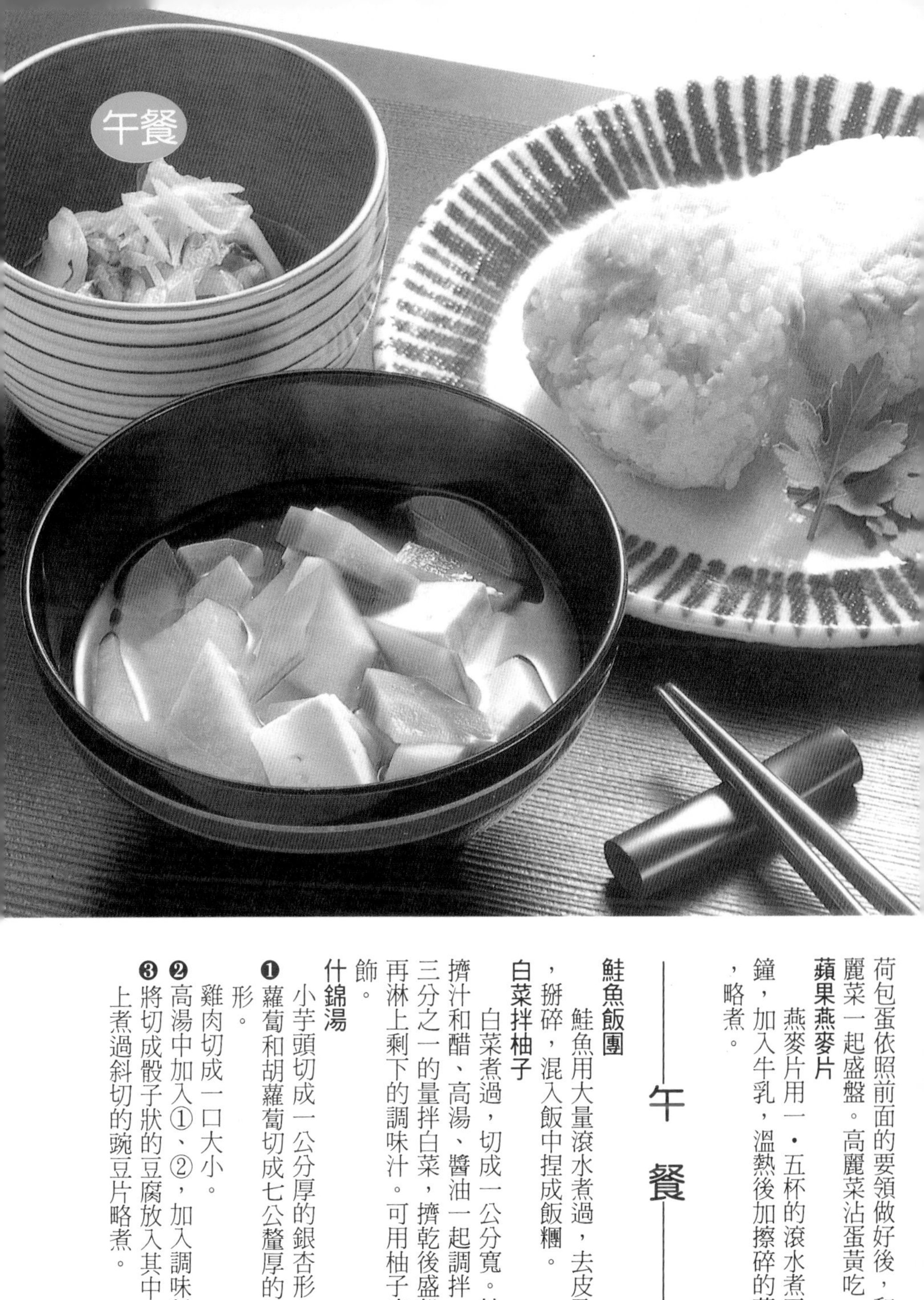

荷包蛋依照前面的要領做好後，和高麗菜一起盛盤。高麗菜沾蛋黃吃。

蘋果燕麥片

燕麥片用一・五杯的滾水煮五分鐘，加入牛乳，溫熱後加擦碎的蘋果，略煮。

——午　餐——

鮭魚飯團

鮭魚用大量滾水煮過，去皮及骨，掰碎，混入飯中捏成飯糰。

白菜拌柚子

白菜煮過，切成一公分寬。柚子擠汁和醋、高湯、醬油一起調拌，用三分之一的量拌白菜，擠乾後盛盤，再淋上剩下的調味汁。可用柚子皮裝飾。

什錦湯

小芋頭切成一公分厚的銀杏形，白
❶蘿蔔和胡蘿蔔切成七公釐厚的銀杏形。
❷雞肉切成一口大小。
高湯中加入①、②，加入調味料，
❸將切成骰子狀的豆腐放入其中，撒上煮過斜切的豌豆片略煮。

點心——

年糕湯

❶年糕切成二～三公分正方形，白蘿蔔擦碎，擠乾水分。

❷高湯和調味料一起調拌的碗中放入年糕，鋪上白蘿蔔泥，用保鮮膜包住，放入微波爐中加熱四～五分鐘。撒上蔥花。

晚餐——

牛肝炒味噌

❶牛肝切成五～七公釐厚，灑上薑汁。

❷混合味噌、酒、砂糖，淋在牛肝上，擱置一會兒。

❸煎鍋中熱油，將②連醃汁一起放入，用中火炒到汁收乾為止。

★購買新鮮的牛肝。也可以使用豬肝。

年糕湯

小芋頭煮油豆腐塊

❶小芋頭去皮，較大者切成二塊。放入冷水中，加熱，煮滾後續煮五分鐘，撈起放入簍子裡，用滾水沖洗去除粘液。

❷油豆腐塊用滾水燙過，去除油分，切成易吃的大小。青江菜煮過切成五公分長，粗莖縱切為二～三片。

❸高湯中加入小芋頭和油豆腐塊，煮五～六分鐘，加入米酒和半量的醬油，煮十五分鐘。加入青江菜的莖煮五分鐘，最後加入青江菜的葉及剩下的醬油略煮。

煮蔬菜沙拉

❶白蘿蔔和胡蘿蔔去皮，切成四公分長的粗條狀。放入冷水中，加熱，煮到軟化為止。花椰菜分為小株，用滾水煮過。

❷蔬菜去除水分，盛盤。食用時沾醬油、醋。

★如果覺得醋的味道太重時，可用高湯稀釋，米醋和水果醋比釀造醋的酸味更為緩和，香氣更佳，使無油沙拉吃起來更美味。

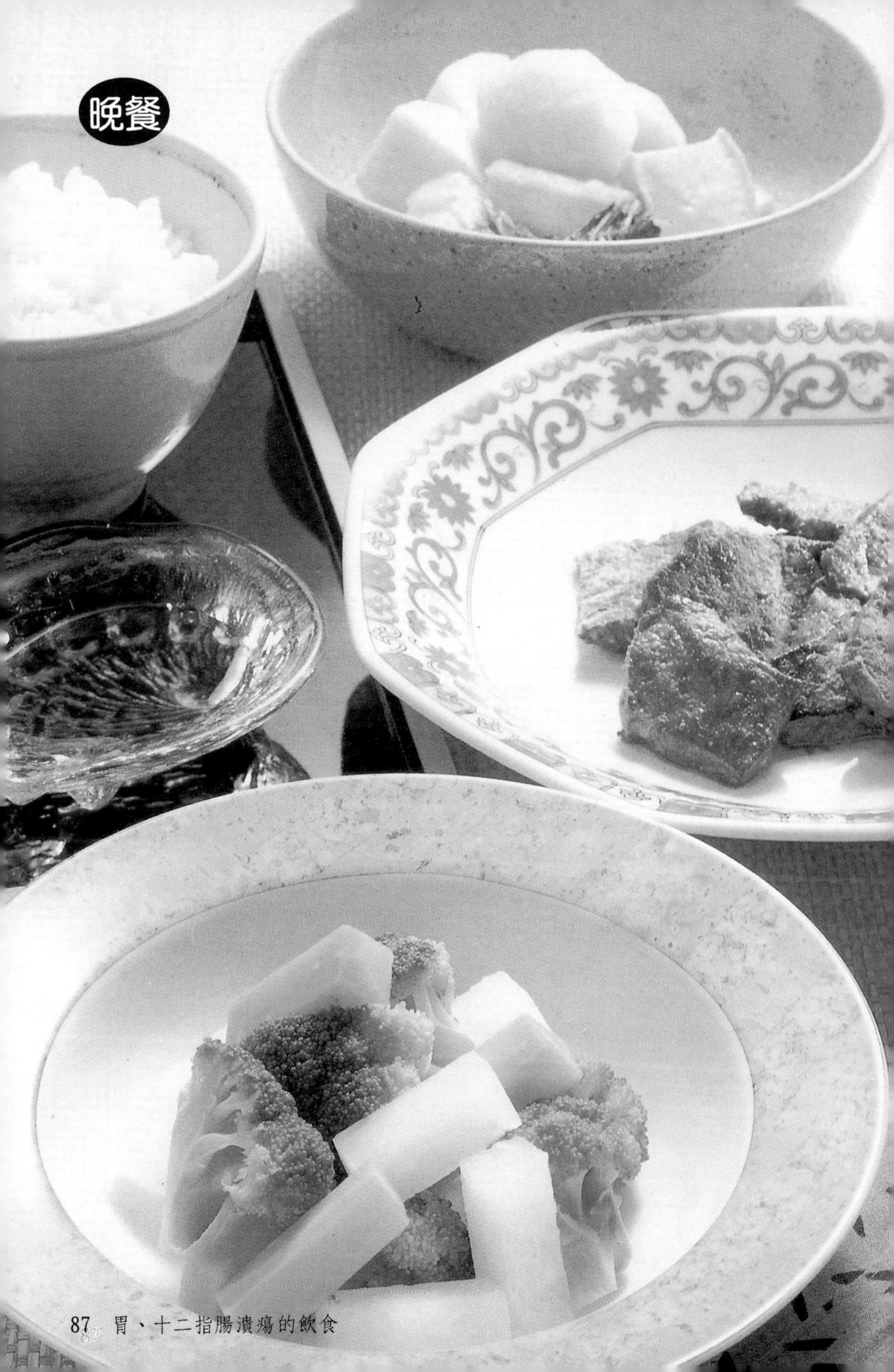
晚餐

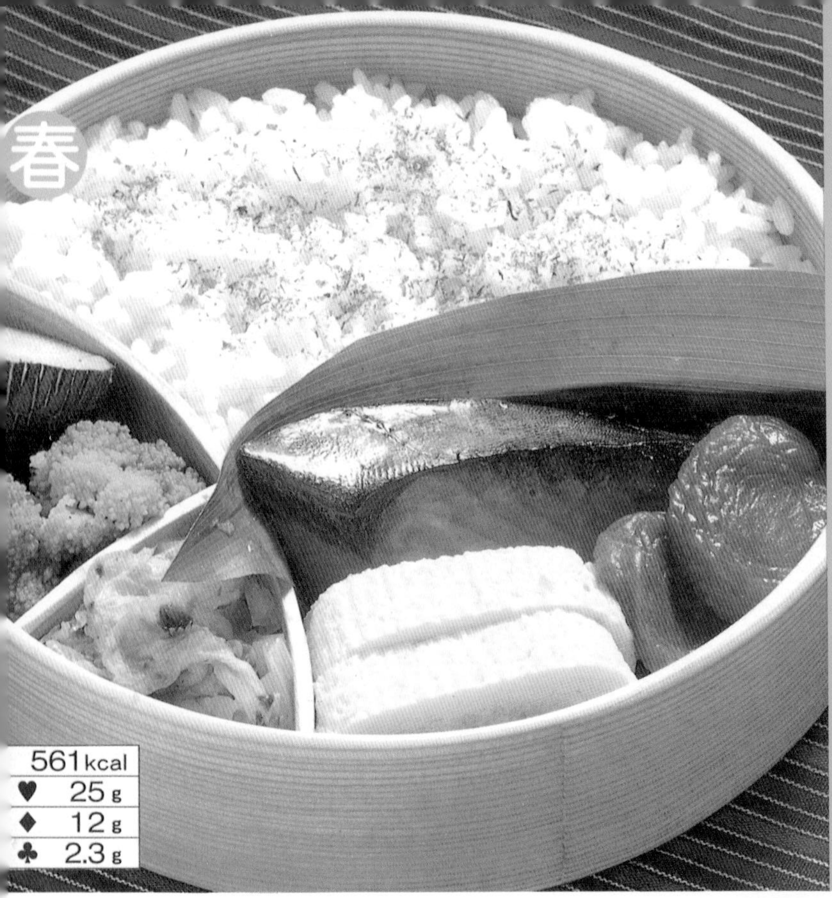

恢復期的人的便當

春

561kcal	
♥	25g
♦	12g
♣	2.3g

外食容易攝取到高脂肪、高鹽分的飲食，而且缺乏蔬菜。為了預防症狀再發，回到工作場所時最好是帶便當。＊是表示一人份的材料

B 幕內便當

照燒霸魚

霸魚一塊（五十公克），撒上醬油、米酒各三分之二小匙，醃十五分鐘。放在熱鐵絲網上兩面烤過，不要烤焦。

高湯蛋卷

為四人份材料，高湯三大匙，加入三分之二大匙砂糖、鹽、醬油各少許調味，將三個蛋打散。在加入油的煎鍋中分三次倒入蛋汁，捲起，放在竹簾上捲成美麗的形狀，切成易吃的大小。

小芋頭花椰菜拌柚子醋

小芋頭洗淨，以保鮮膜包起放入微波爐中加熱二分鐘，對半切開。花椰菜十公克分為小株，洗淨，以保鮮膜包住，放進微波爐中加熱二十～三十秒。添上一小匙市售的柚子味噌。

白菜拌柴魚片

白菜三十公克，切成一公分寬度，煮過，擠乾水分後灑上三分之一小匙的醬油，撒上柴魚片。

甜煮乾杏

杏仁十個份，加入四分之一杯水和二大匙砂

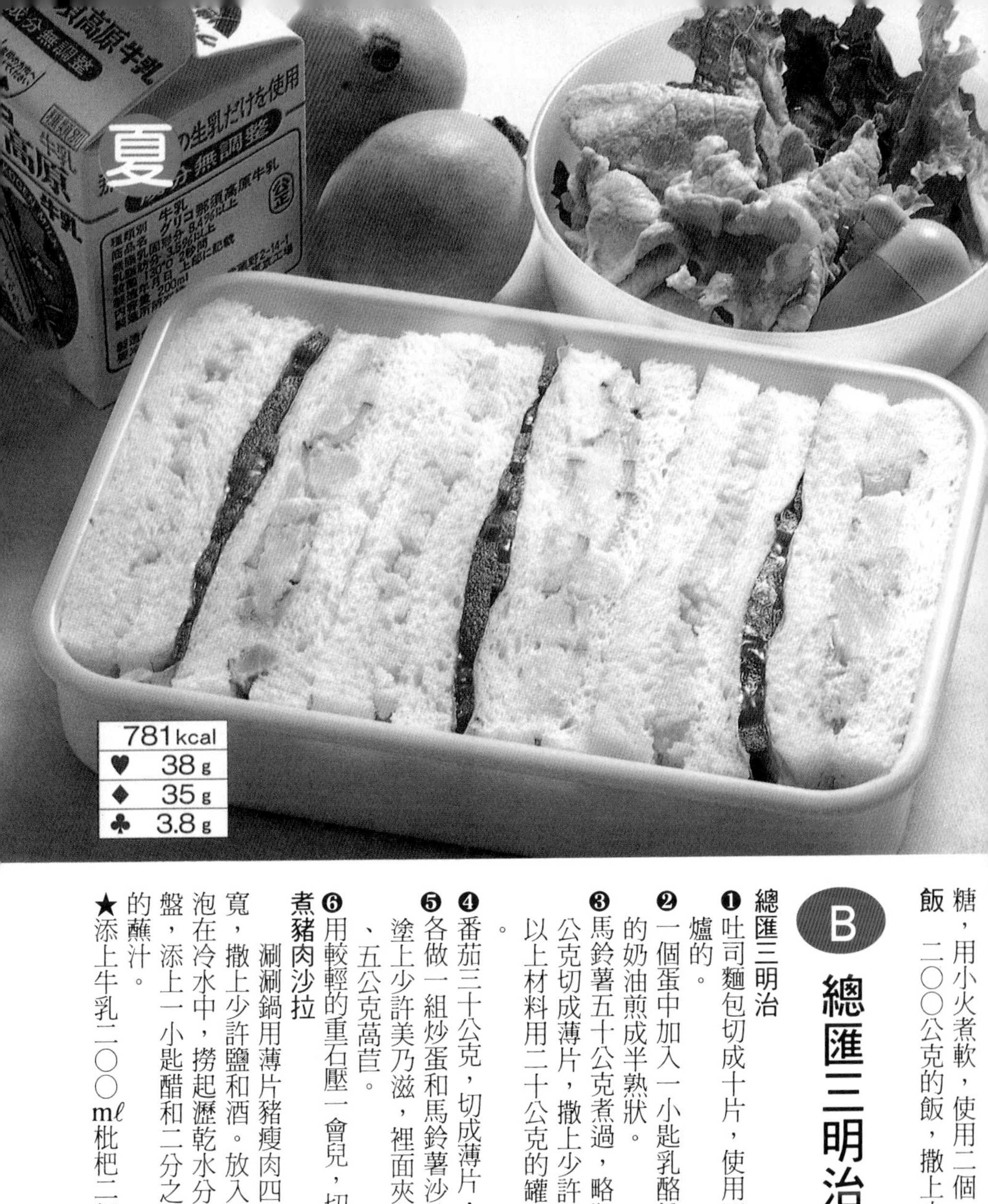

糖，用小火煮軟，使用二個。

飯　二〇〇公克的飯，撒上少許綠海苔粉。

B 總匯三明治

總匯三明治

❶吐司麵包切成十片，使用四片。準備前一天出爐的。

❷一個蛋中加入一小匙乳酪粉，以四分之三小匙的奶油煎成半熟狀。

❸馬鈴薯五十公克煮過，略為搗碎。小黃瓜二十公克切成薄片，撒上少許鹽揉捏，擠乾水分。以上材料用二十公克的罐頭鮪魚及美乃滋涼拌。

❹番茄三十公克，切成薄片，去籽及多餘的水分。

❺各做一組炒蛋和馬鈴薯沙拉三明治，吐司單面塗上少許美乃滋，裡面夾入五公克萵苣、番茄、五公克萵苣。

❻用較輕的重石壓一會兒，切除邊，切成三角形。

煮豬肉沙拉

涮涮鍋用薄片豬瘦肉四十公克，切成五公分寬，撒上少許鹽和酒。放入滾水中一片片煮過，泡在冷水中，撈起瀝乾水分，和一片萵苣一起盛盤，添上一小匙醋和二分之一小匙醬油調拌而成的蘸汁。

★添上牛乳二〇〇mℓ枇杷二個（八十公克）。

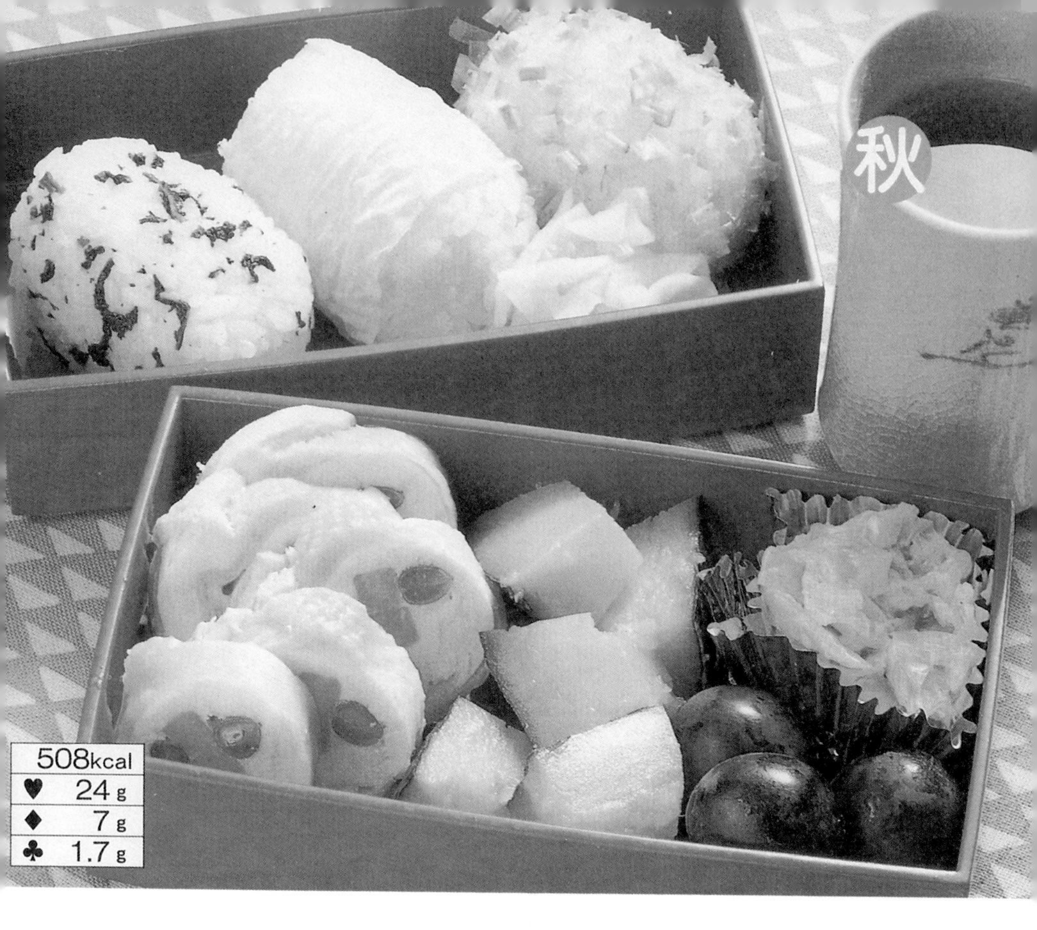

C 握壽司便當

雞肉卷

❶四人份雞胸肉大一片（二〇〇公克），去除超過肉的部份的皮及多餘的脂肪，厚的部分切開，使厚度平均，用醬油、米酒各一大匙醃三十分鐘以上，也可以從前一天晚上開始醃。

❷四季豆十五公克去筋，胡蘿蔔十五公克切成五公釐扁條狀，煮軟。

❸雞肉皮朝外側，將②當成芯捲起，捲完後用牙籤固定，捲口朝下鋪在盤中，淋上醃汁。用保鮮膜包起，放入微波爐中加熱三～四分鐘。冷卻後切成一公分寬。

甜煮南瓜

南瓜五十公克切成三公分正方形，放入器皿中，加入四分之一杯的水，一小匙砂糖、少許鹽，用保鮮膜包住，放入微波爐加熱三～四分鐘，立刻淋上汁冷卻。

高麗菜沙拉

高麗菜三十公克，去芯，切成五公釐寬，以保鮮膜包起，放入微波爐加熱三十秒～一分鐘，冷卻後擠乾水份，添上一小匙美乃滋。

即席漬蕪菁及葉

蕪菁二十公克切成薄片，葉五公克煮過，切成碎屑，撒上少許鹽，軟化後擠乾水分。

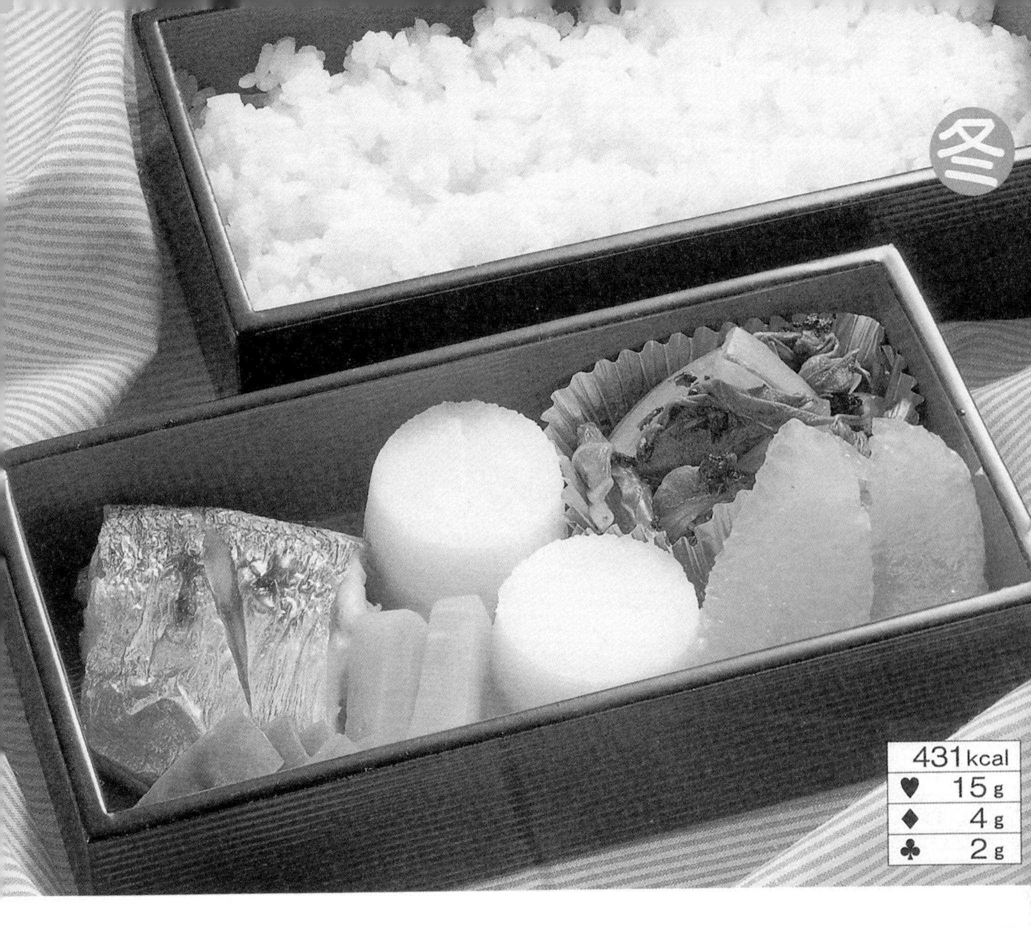

三色握壽司

準備二〇〇公克的飯。三分之一量加入少許海頭紅，做成握壽司。剩下的飯做成二個握壽司，一個捲上薄片海帶，另一個撒上少許柴魚片。

★添上三十公克葡萄。

B 燒魚便當

燒鰺魚

❶鰺魚一尾，去除內臟，撒上少許鹽，切成二塊以一般方式鹽燒，二分之一尾為一人份的量

❷胡蘿蔔十公克、青椒十公克切成四～五公釐正方形扁條狀，煮軟。

❸鍋中加入水、醬油、酒各一小匙、砂糖二分之一小匙、蔥、薑少許。煮滾後放入鹽燒鰺魚及②的蔬菜，使其入味。

白煮野山藥

野山藥五十公克 切成三公分厚，去皮。加入二分之一杯水，一小匙砂糖、少許鹽，煮軟。

青江菜拌海頭紅

青江菜六十公克，每一片葉撕開，軸縱切為二～三份，葉略切，用滾水煮過，泡在冷水中，撈起擠乾水分，以二分之一小匙強的醬油及一小匙高湯拌青江菜。擠乾水分後再用少許海頭紅調拌。

★添上二〇〇公克的飯及二片夏橙。

選擇外食的建議

進行食物療法時，盡可能避免外食，但實際上有時辦不到。外食大都是高脂肪、高鹽的食物。為各位介紹從中盡可能選擇不會對胃造成影響的基本菜單。此外，選擇時需要堅強的意志力，不要太放縱自己的嗜好。

◎適合的菜單

◎ **蛋雜燴**
具有蔬菜不足的缺點，但是口味較淡、容易消化。不過不要一口氣喝下，要慢慢咀嚼。

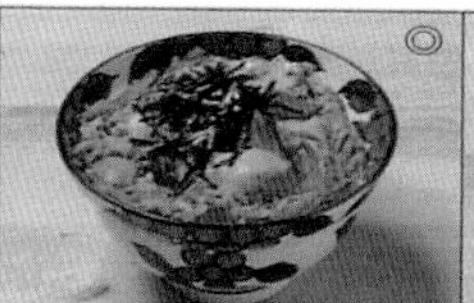

◎ **雞肉雞蛋蓋飯**
可以攝取到蛋白質和蔬菜，是比較好的菜單，但是帶有甜辣味的飯要留下來。

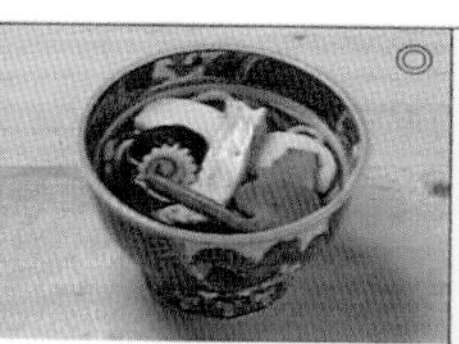

◎ **御龜烏龍麵**
加入煎蛋或蔬菜等菜碼煮的烏龍麵較好，但是不要吃魚板

△症狀輕微時的好菜單

△ **炒烏龍麵**
必須避免脂肪太多的肉或蝦仁。不要太燙時就吃。太油膩時必須注意攝取量。

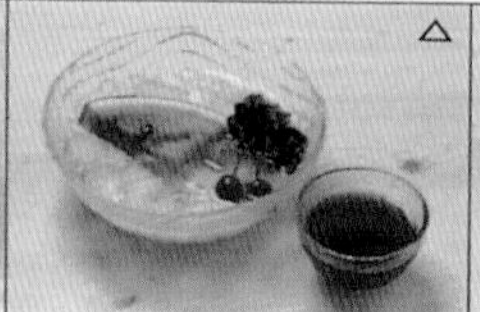

△ **掛麵**
容易過喉，但是不要一口氣吞下去，而且不要沾太多蘸汁。

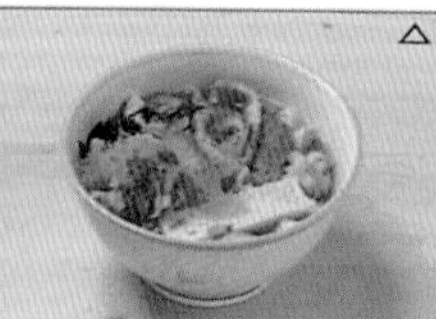

△ **麵條**
麵條與烏龍麵相比較硬，所以要充分咀嚼。盡可能選擇菜碼較多的菜單。

×應避免的菜單

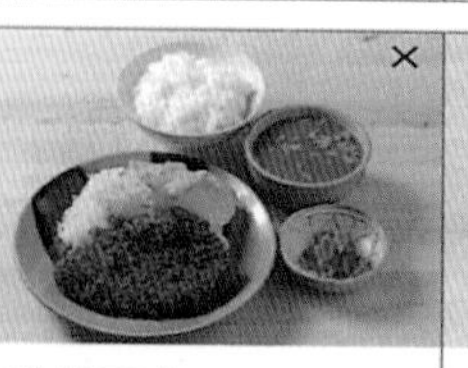

× **排骨定食**
排骨肉是油炸食品中吸收較多油的食品，尤其是排骨肉的麵衣較厚，因此要極力避免。

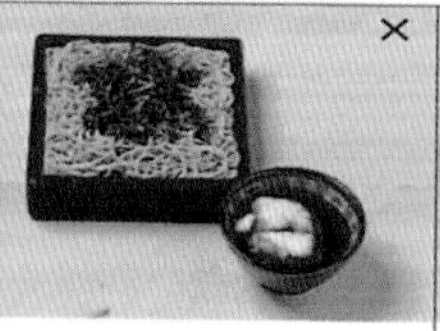

× **山藥蕎麵**
蕎麵的纖維較多，煮得太硬時不易消化。山藥是可以吃的食品，最好配飯吃。

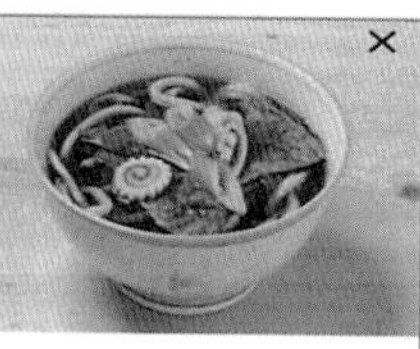

× **糊烏龍麵**
烏龍麵很好吃，但是油豆腐皮不易消化。狸烏龍麵、油炸食品、咖哩烏龍麵都是必須避免的菜單。

外食一天一次

外食的最大缺點，就是營養不均衡。飯或麵、麵包等穀物類容易攝取到，但良質蛋白質和蔬菜卻無法好好地攝取。如果想充分攝取，必須花費昂貴的費用。不足的部份可以在自宅補足，如果一次吃二餐份的肉或蔬菜，對胃會造成負擔。盡可能選擇營養均衡的菜單。外食一天只能吃一餐，而且不可以每天持續。

與其選擇單品料理還不如選擇定食較好

考慮營養均衡的問題，像蓋飯或麵類、三明治等單品料理不好，選擇飯、湯、菜等三菜一湯組合的定食菜單較好。單品料理容易缺乏的蔬菜，採用定食的形狀，就能攝取到一些沙

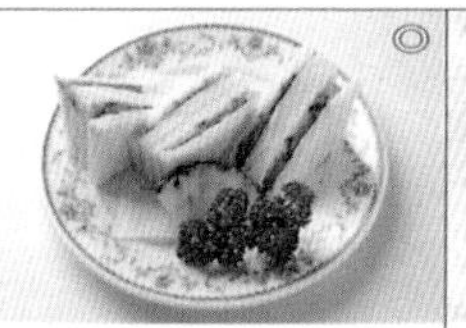

蔬菜三明治

乳酪和蛋三明治也不錯，但要去除芥末。如果是吐司三明治，容易消化。

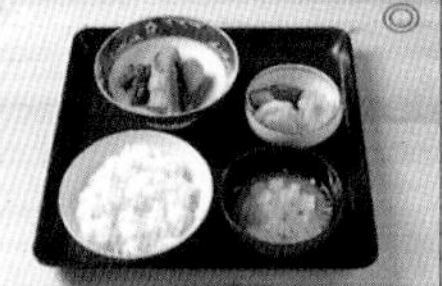

煮蔬菜定食

含有很多蔬菜，深具魅力。飯後可藉由牛乳或酸乳酪補充蛋白質。

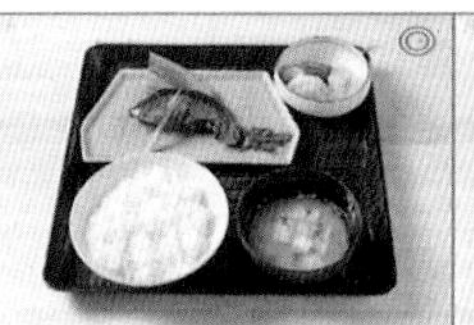

照燒鰤魚定食

魚採用鹽燒的方式，但是如果症狀減輕時，也可以吃照燒食品。副菜最好選擇燙青菜。

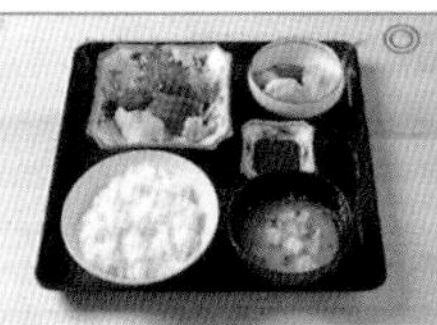

生魚片定食

生魚片必須盡量少沾山葵，口味較重的副菜或醃漬菜少吃。

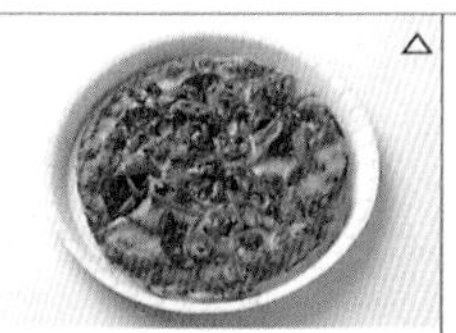

綜合披薩

避免義大利香腸或貝類的披薩。如果只是使用鮪魚或乳酪的披薩還可以。由於屬於高脂肪食品，必須控制量的攝取。

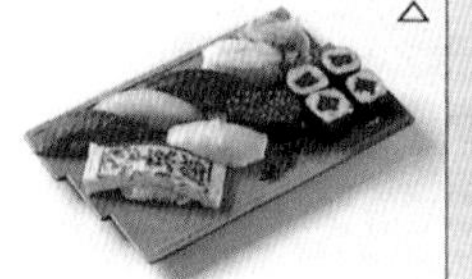

握壽司

無法吃到蔬菜，因此要盡量避免。花枝、章魚、貝類、鹹魚子握壽司也要避免。

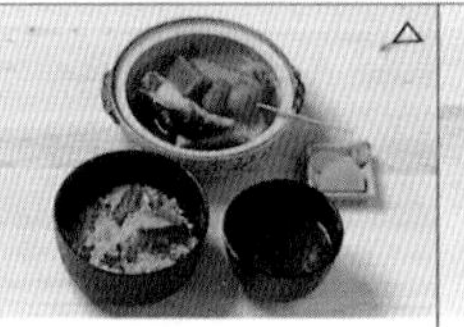

什錦菜定食

煉製品一定要充分咀嚼再吃。昆布和蒟蒻可以留下來，不要使用芥末醬。

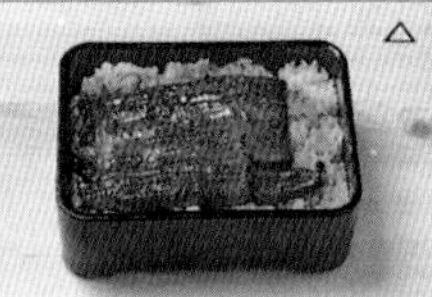

鰻魚飯

鰻魚的脂肪較多，因此胃的狀況好時才可以吃，沾到汁的飯要留下。

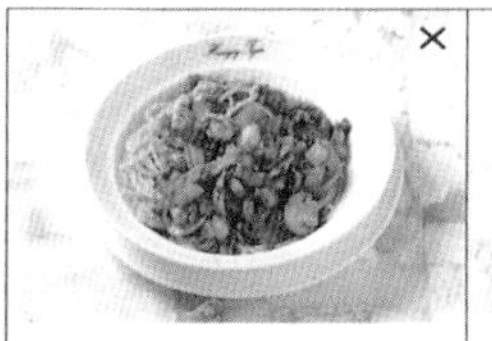

義大利麵

使用火腿或培根等，而且煮得太硬的麵不易消化。

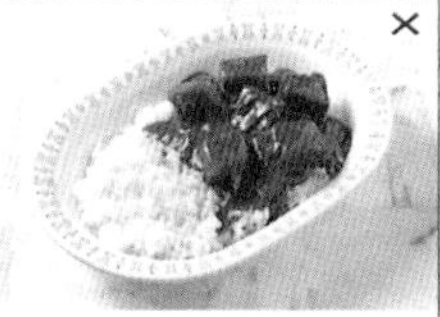

咖哩豬肉飯

咖哩粉是香辛料，會對胃造成刺激，必須避免。

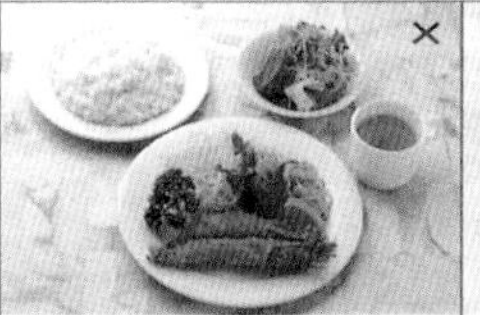

炸蝦套餐

油炸食品的油分較多，而蝦子消化不良，所以蝦子油炸食品不適合吃。

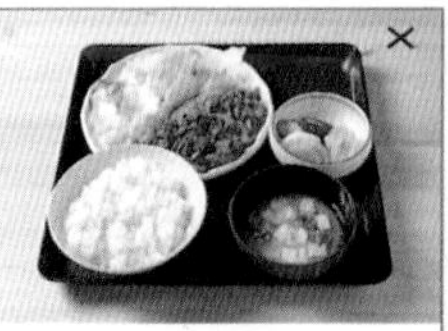

薑燒豬肉定食

因使用大量的薑，會刺激胃，較不好。若是味噌漬燒肉或西式煎肉則無妨。

拉或燙青菜，煮物等蔬菜料理。

但是，必須注意的是，萵苣中加了很多調味料的生菜沙拉，或是口味較重的煮物，不但不可能攝取到維他命，而且會成為高脂肪、高鹽分的食物，對胃反而不好。沙拉中不要加太多調味料。此外，選擇日式煮菜，還不如選擇燙青菜較好。

選擇親手做菜的店

油脂較多，香辛料較多的料理絕對不能攝取。所以很明顯地，油炸食品或帶有辣味的中國菜、帶有地方特色料理等，是不適合的。不過就算是普通的肉或料理，為了彌補冷凍品的魚腥味，加強甘味，可能會使用太多的香辛料。

所以，如果選擇使用當天的素材調理的店，就能夠安心了，即使不是高級店，也要選擇親手做菜，而且運用素材味道的店。

多花一點時間慢慢吃

每天一到中午時，幾乎所有的飲

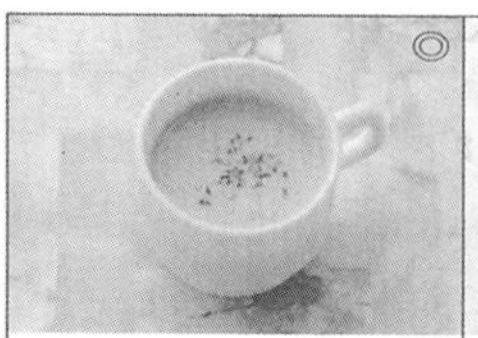

◎

玉米濃湯

吃西式單品料理時，最好加一道湯。肚子餓時也可以喝。每一口都要充分咀嚼玉米粒再吞下。

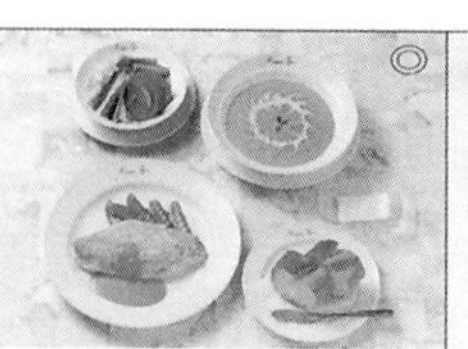

◎

原味蛋卷套餐

香辛料較少，便宜又營養。如果附有沙拉和湯，就能得到更均衡的營養了。

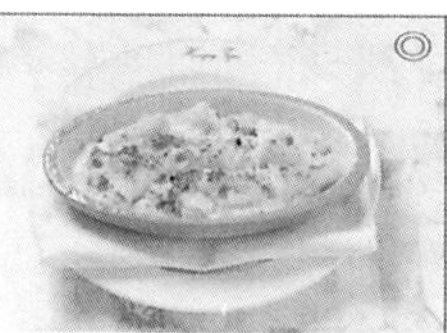

◎

焗通心粉

菜碼並不多，但是可攝取到乳製品。稍微涼了之後再吃。

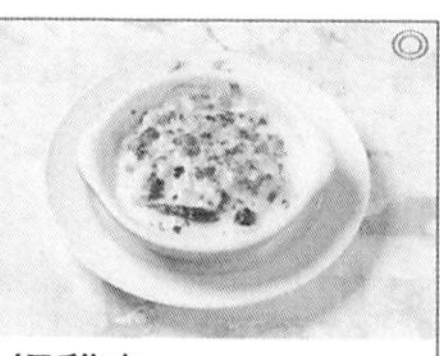

◎

焗雞肉

含有豐富蛋白質，容易消化的菜單。但是不要在太燙時吃。可添上番茄汁或果汁等。

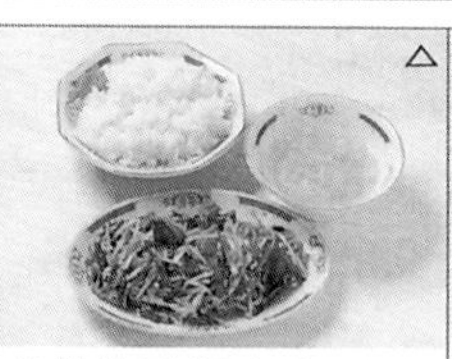

△

韮菜炒豬肝定食

就營養面而言非常好。但是韮菜是刺激性較強的蔬菜，出現症狀時要避免吃。

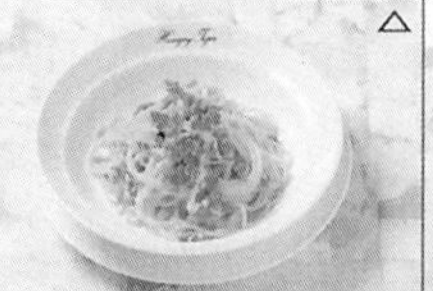

△

雞蛋義大利麵

義大利麵盡量煮軟，最好再加一道湯。

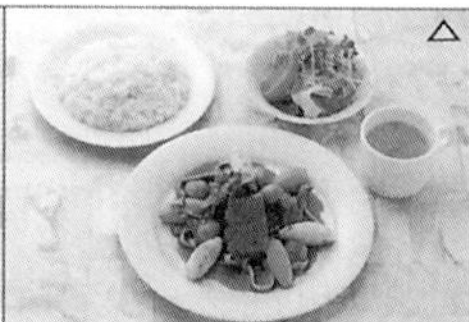

△

燉牛肉

可以吃燉肉類，但是必須避免脂肪較多的五花肉。生菜要充分咀嚼後再吃。

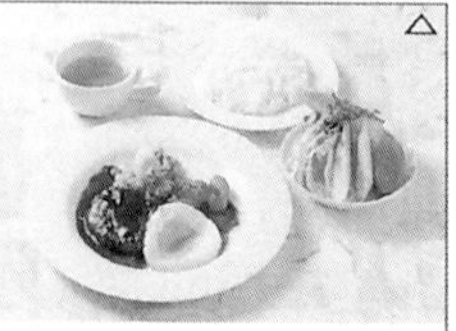

△

漢堡套餐

在肉質好的店中選擇低脂的肉。炸馬鈴薯要留下來。生菜沙拉充分咀嚼後再吃。

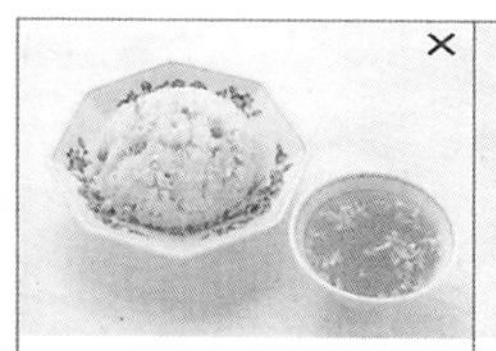

×

炒飯

飯較硬，且每一粒都被油包住的狀態下不易消化。若是中式稀飯就可以吃。

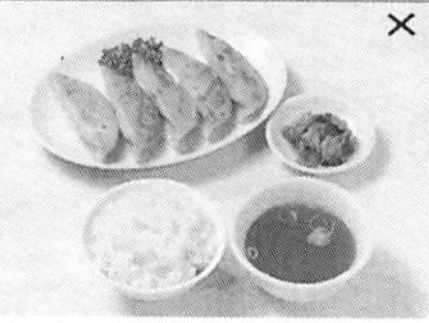

×

餃子定食

沒有加香辛料的水餃可以吃，但是如果是煎餃，就不能吃了。

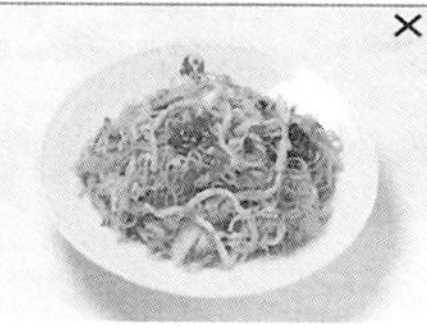

×

炒麵

炒硬的中華麵，當然不易消化。即使是中式炒麵，也不可以吃。

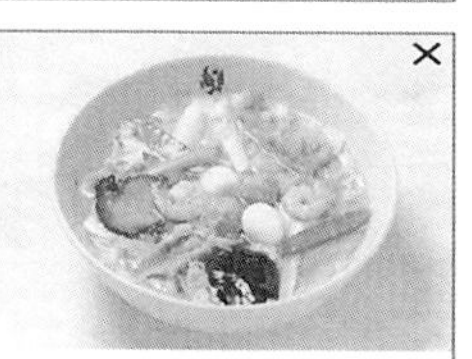

×

五目中華麵

不只是這個菜單，中華麵大都消化不良，湯中帶有香辛料，最好避免。

食店中都擠滿人，甚至佔不到位置。在這種匆忙的狀態下吃東西，當然會使病情惡化。盡可能避開中午非常擁擠的時間，或是找一家人不太多的店，至少要花三十分鐘用餐。如果無法做到，則吃完東西後要到公園慢慢休息。當然在餐廳中也可以。但是在煙霧瀰漫的場所不斷討論工作上的話題，對胃而言並不好。

一定要尋找小小的自然，在充滿綠意中培養午後的英氣。

不足的營養可以藉由飲料彌補

外食容易導致營養不足，可以利用點心來彌補，但是上班族恐無法這麼做。這時非常方便的營養補給源就是飲料類。

牛乳、酸乳酪、蔬菜汁或果汁等都不錯，但是不要在店頭一飲而盡。一定要在公園的長椅或辦公室中慢慢喝。胃痛時、胃沈重時可以安心吃的是粥、湯、茶碗蒸等流質食品，或較軟的煮物、蒸物。

3 體貼胃的料理技巧與種類

本章介紹吃起來美味而又簡便的作法技巧。包括從家人的飲食中分開來的作法，以及可以一起吃的料理，淡味自家製的保存食品，有助於補給營養的點心等，種類很多。

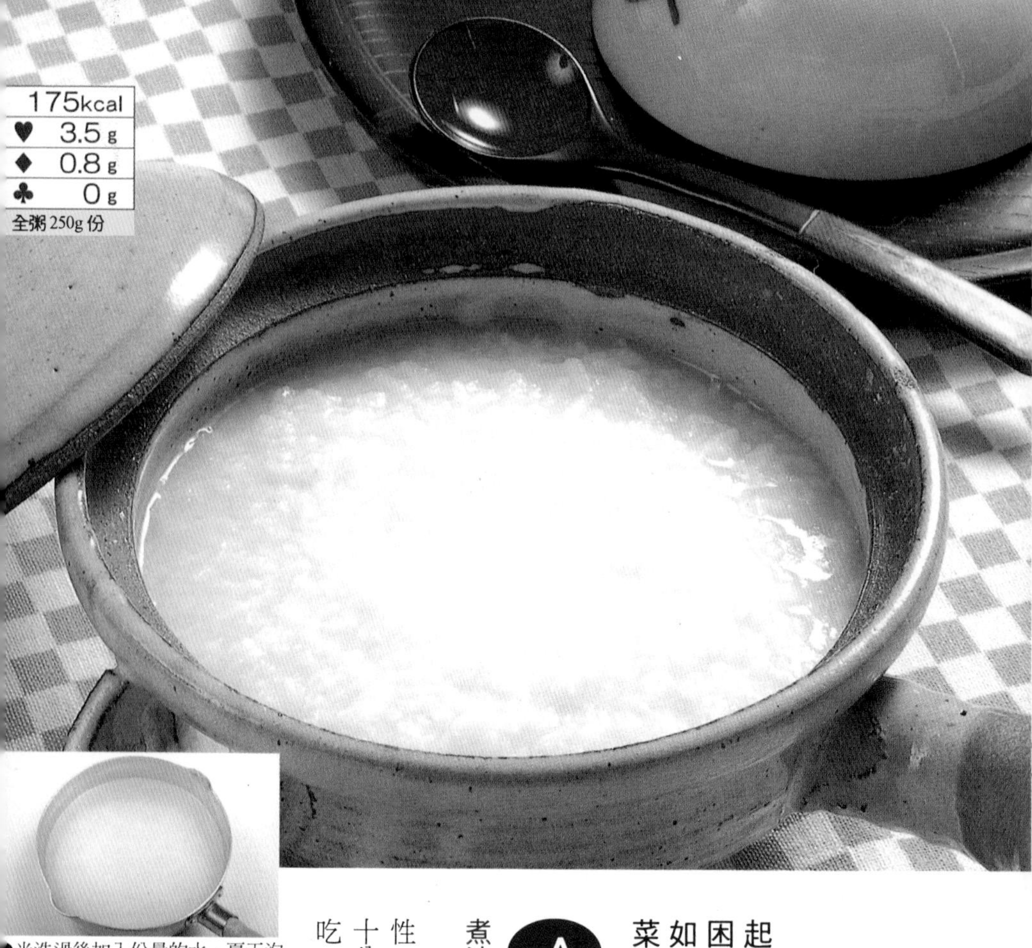

175kcal	
♥	3.5g
♦	0.8g
♣	0g

全粥250g份

〔粥〕

柔軟、容易過喉的粥有媽媽的味道。煮起來好吃需要經驗。懂得秘訣後煮好粥就不困難了。除了白粥之外，胃腸狀況不好時，如果只利用粥，也可以加入蛋白質食品和蔬菜煮粥。

A 白粥

煮法重點

煮的時候不要攪拌，一旦攪拌時會產生粘性，容易煮焦，或是煮成粘糊狀。煮好後直接燜十分鐘。太燙時吃，對胃並不好，稍微冷卻後再吃。

❶米洗過後加入份量的水，夏天泡30分鐘，冬天泡1小時。

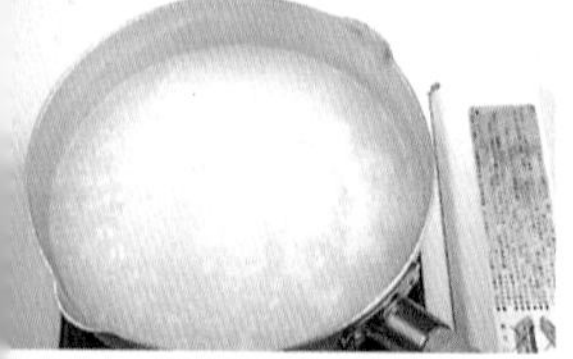

❷用大火煮滾後立刻關小火，慢熬

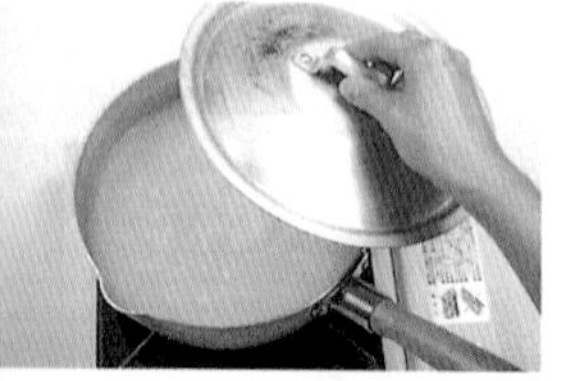

❸加蓋煮40分鐘，蓋子稍微移開一些，避免粥液滿出來。

白粥的種類與水的多寡

粥一般是指全粥。門診治療中的人大都是可以吃全粥，但是如果身體不好時，要吃水分多的柔軟的粥。煮法基本上相同。

七分粥／水為米的 7 倍量
水分稍多的狀態

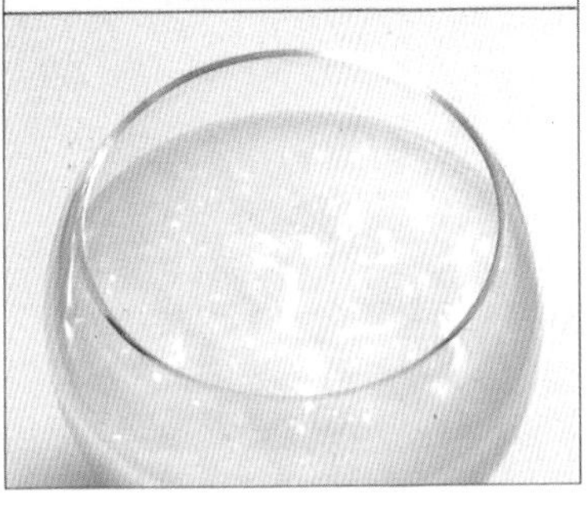

三分粥／水為米的 20 倍量
大半為水，米粒較少的狀態

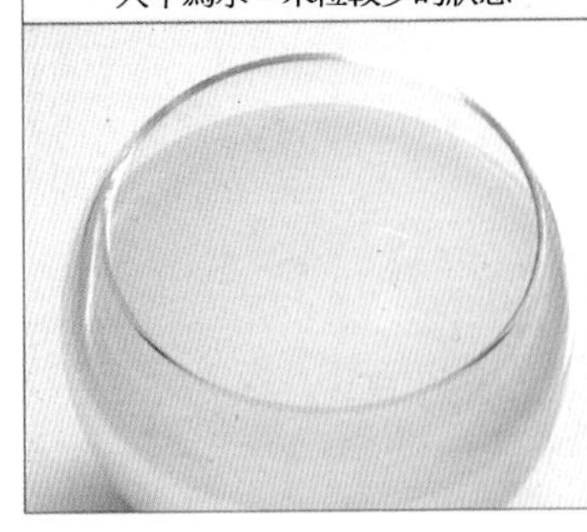

全粥／水為米的 5 倍量
水分和米各半的狀態

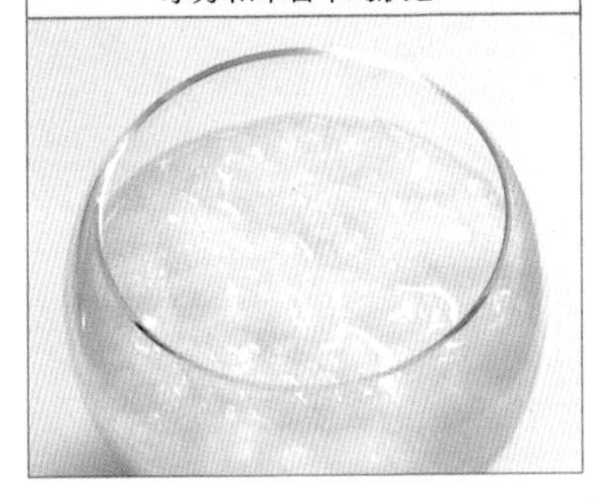

五分粥／水為米的 10 倍量
清爽的狀態

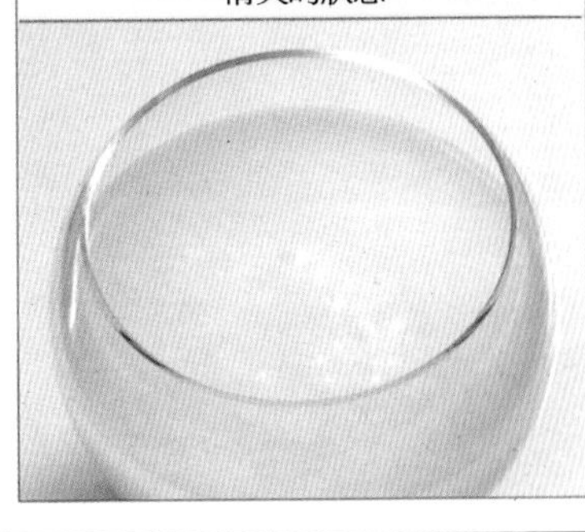

煮出美味粥的鍋

即使不攪拌，也不會煮焦，而且不會滿出來的鍋，是屬於較深的厚鍋。除了圖片的專用鍋外只要注意火候，只讓粥冒泡即可，可以選擇土鍋或較厚的鋁鍋等。

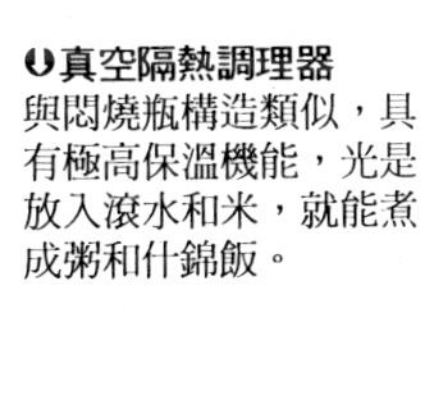

⬅沙鍋
自古以來就是煮粥專用的土鍋。土鍋煮出來的粥非常柔軟，而且鍋子附蒸氣口，即使加蓋也不必擔心滿出來。

⬇真空隔熱調理器
與悶燒瓶構造類似，具有極高保溫機能，光是放入滾水和米，就能煮成粥和什錦飯。

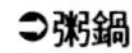

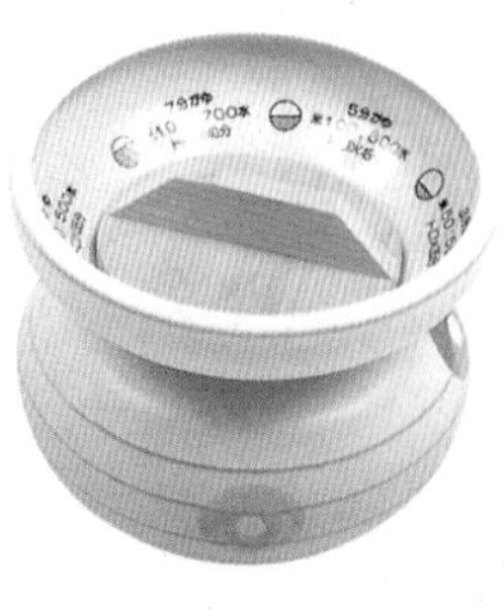

➡粥鍋
和沙鍋同樣是土鍋，由於為壺形，裡面的熱循環極佳，煮出的米粒膨脹，鍋的邊緣廣而深，所以不會滿出來。

加入營養的粥

在白粥中添加各種菜一起吃較為理想，
沒有食慾時粥中加入一道菜就能取得營養。
但是，必須選擇不會損壞粥、具有滑順口感的菜。

238kcal
♥ 14.2g
♦ 2.1g
♣ 0.4g

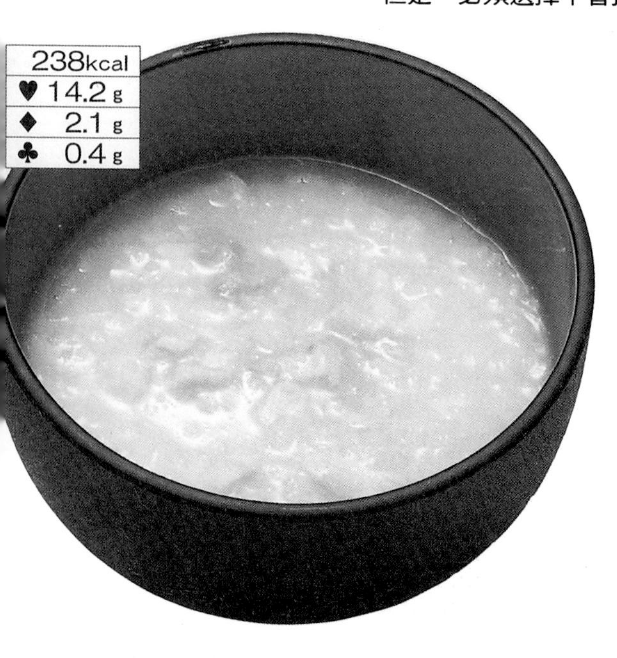

A 魚片粥

材料（一人份） 全粥二五〇公克　白肉魚片五十公克　鹽少許　酒一小匙

作法 ❶白肉魚片撒上鹽和酒，略擱，去除水分

❷煮好的粥中加入①略煮，熟了之後輕輕混合，弄散魚肉。

253kcal
♥ 10.2g
♦ 4.5g
♣ 1.8g

A 豆腐豆腐皮粥

材料（一人份） 全粥二五〇公克　絹濾豆腐一〇〇公克　豆腐皮（乾燥）三分之一片　醬油三分之二大匙

作法 ❶豆腐切成一公分正方形。豆腐皮浸泡還原，切成小段。

❷粥煮好過加入①略煮，滴入醬油略為混合。

A 蘋果粥

材料（一人份） 飯八十公克　牛乳四分之三杯　蘋果一六〇公克

作法 ❶飯放入簍子中略洗，去除粘滑，和牛乳一起放入鍋中煮，煮滾後關小火煮二十分鐘，煮成濃稠為止。

❷加入蘋果泥，略煮關火。

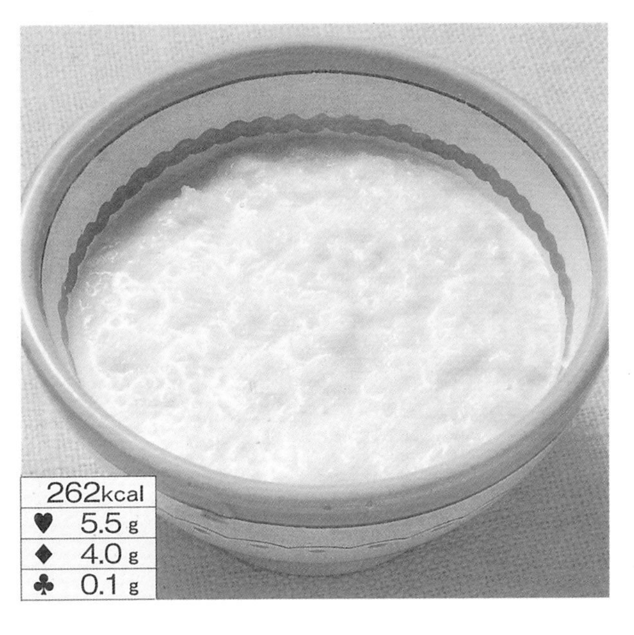

262kcal
♥ 5.5g
♦ 4.0g
♣ 0.1g

A 馬鈴薯粥

材料（一人份） 飯一一〇公克　馬鈴薯五十公克　鹽少許

作法 馬鈴薯去皮，切成六～七公釐厚的銀杏形，洗過，和飯一起放入鍋中，加入二杯水煮，煮滾後關小火煮二十分鐘，以鹽調味。

★和蘋果粥相同，加入牛奶吃起來也很美味。

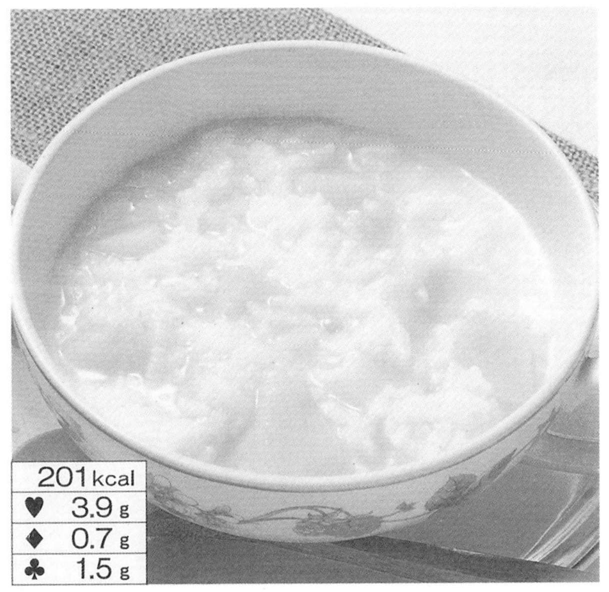

201kcal
♥ 3.9g
♦ 0.7g
♣ 1.5g

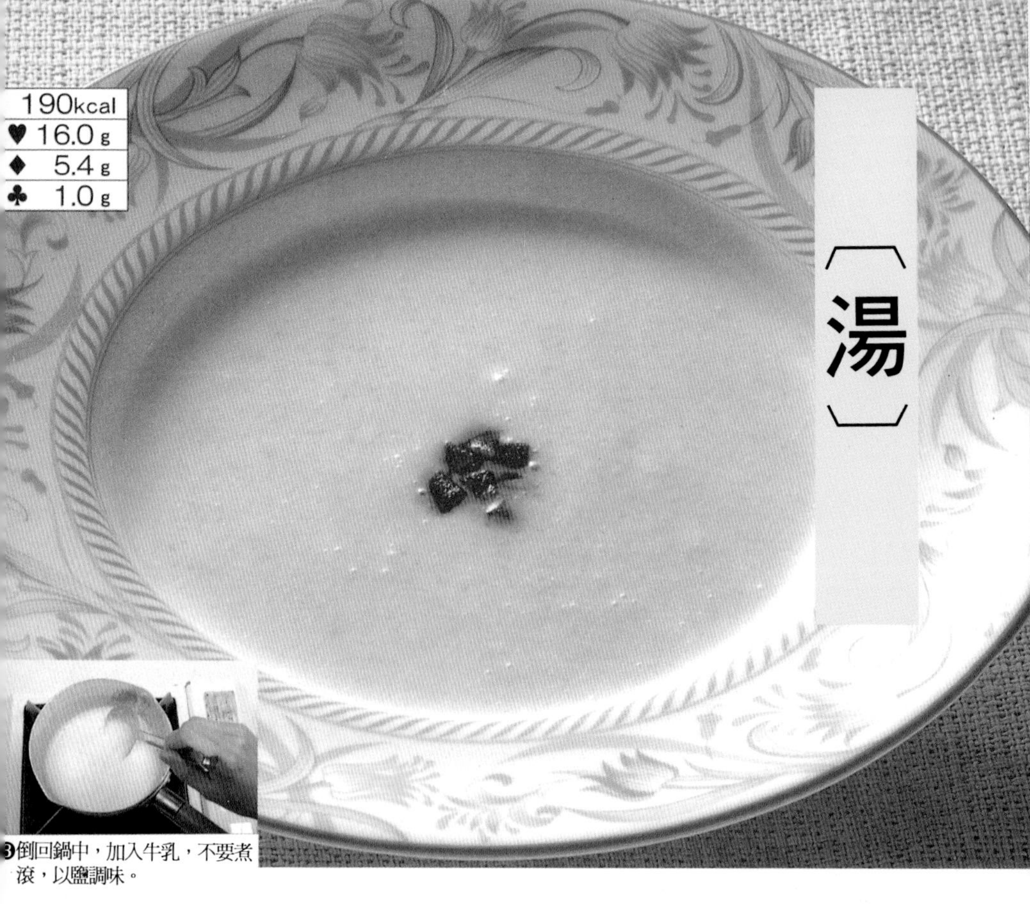

❸倒回鍋中，加入牛乳，不要煮滾，以鹽調味。

湯就是蔬菜粥。連全家人的份量一起做，最後取一人份加上魚或肉（＊），當成療養者食用的營養豐富的一道菜。

A 馬鈴薯雞胸肉湯

材料　馬鈴薯三〇〇公克　洋蔥一〇〇公克　奶油一大匙　湯二杯　牛乳一．五杯　鹽少許

＊〔雞胸肉五十公克　番茄少許〕

作法

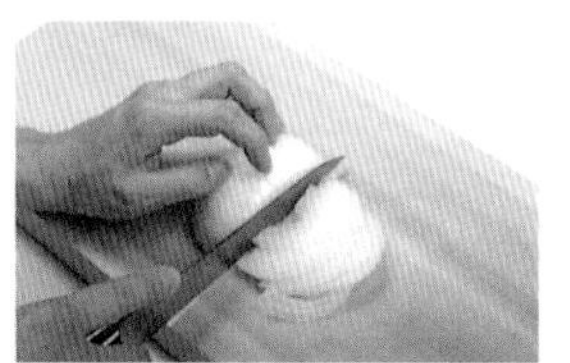

❶洋蔥與纖維垂直方向横切為薄片。馬鈴薯切成 5～6mm 的圓片，泡在水中。

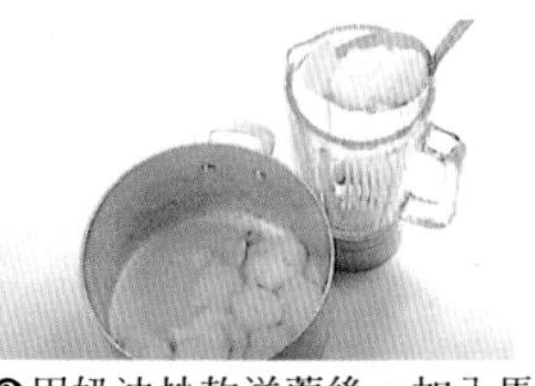

❷用奶油炒軟洋蔥後，加入馬鈴薯拌炒，加湯，以小火煮 30 分鐘，倒入果汁機中攪拌。

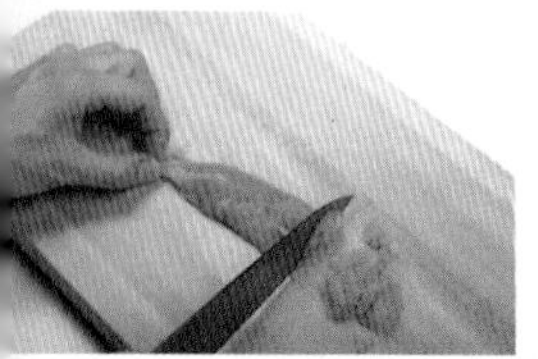

❹(取 1 人份)雞胸肉去筋，以菜刀斜切成薄片，以研缽研碎。

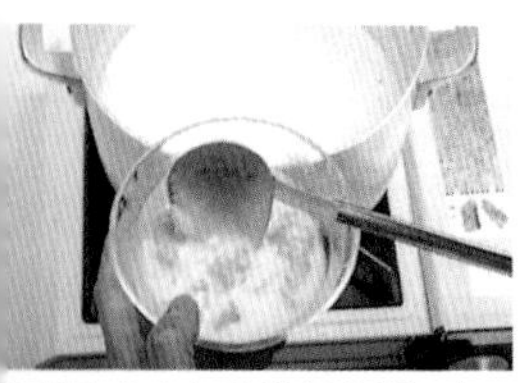

❺雞胸肉中加入做好的湯，加熱煮熟。加上去皮剁碎的番茄。

A 胡蘿蔔蛋湯

材料 胡蘿蔔三〇〇公克　洋蔥一〇〇公克　奶油一大匙　麵粉一又三分之二大匙　湯二杯　牛乳一・五杯　鹽少許　＊〔蛋一個〕

作法 ❶洋蔥橫切成薄片，以奶油炒軟。胡蘿蔔切成五公釐厚的圓片，加入洋蔥中，略炒後撒上麵粉拌炒。

❷加入湯，以小火煮三十分鐘，倒入果汁機中攪拌，再倒入鍋中，加入牛乳加熱，以鹽調味。

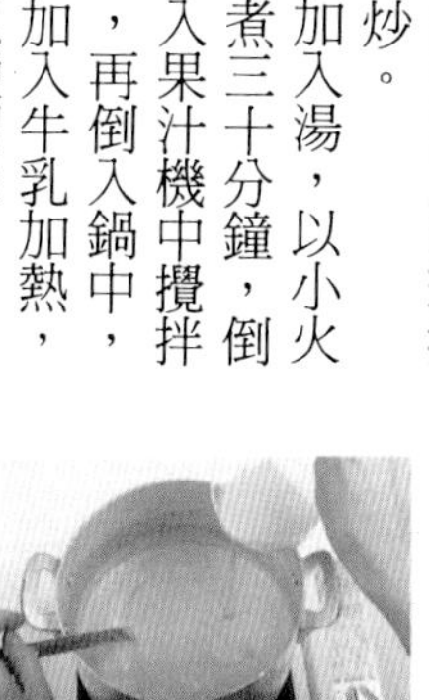

❸（取一人份）倒入蛋汁。

198kcal
♥ 10.0g
♦ 10.8g
♣ 1.2g

A 蕪菁麵包湯

材料 蕪菁三〇〇公克　洋蔥一〇〇公克　奶油一大匙　麵粉一・五大匙　湯、牛乳各一・五杯　鹽少許　＊〔吐司麵包一片　乳酪粉一小匙〕

作法 ❶洋蔥切成薄片，以奶油炒軟，加入切成一公分厚的蕪菁拌炒，撒上麵粉再炒。

❷加入湯，用小火煮二十分鐘，倒入果汁機中攪拌，倒回鍋中，加入牛乳加熱，以鹽調味。

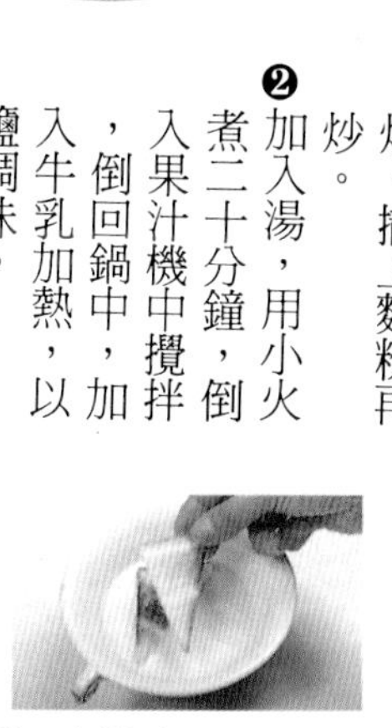

❸（取一人份）加入吐司麵包與乳酪粉。

192kcal
♥ 6.9g
♦ 6.9g
♣ 1.5g

A 青豆白肉魚湯

材料 青豆（冷凍）三〇〇公克　洋蔥一〇〇公克　奶油一大匙　湯二杯　牛乳一・五杯　鹽少許　太白粉二分之一大匙　＊〔白肉魚五十公克　鹽、酒各少許〕

作法 ❶洋蔥切成薄片，以奶油炒軟，加入用滾水煮過的青豆和湯，以小火煮十五分鐘。

❷放入果汁機中攪拌，以過濾器過濾，加入牛乳後再加熱，以鹽調味，倒入太白粉勾芡。

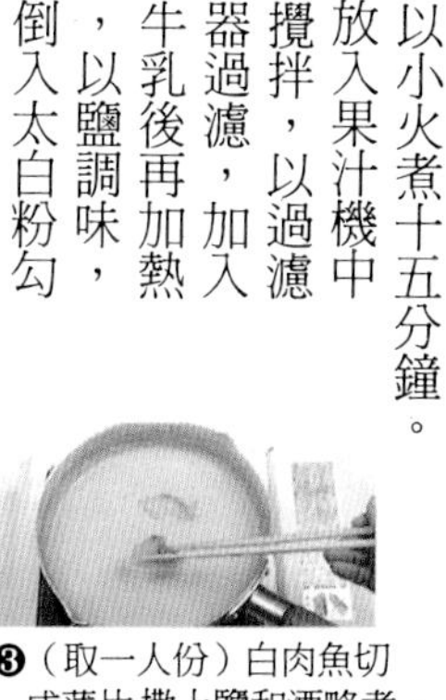

❸（取一人份）白肉魚切成薄片 撒上鹽和酒略煮。

212kcal
♥ 18.7g
♦ 6.5g
♣ 1.3g

利用家族的菜單做成的湯類

清湯利用果汁機攪拌後，立刻會變成濃湯。
但是，必須要控制脂肪攝取量，而且成為含有豐富蔬菜的濃湯。
體調好的時候可以直接喝濃湯。

雞肉奶油濃湯

材料　雞胸肉（去皮）四〇〇公克　馬鈴薯、洋蔥各二〇〇公克　胡蘿蔔、花椰菜各一〇〇公克　湯四杯　牛乳一杯　太白粉一・五大匙　a〔蛋黃二個份　牛乳三大匙〕鹽一小匙強

作法

❶雞肉切成一口大小，撒上二分之一小匙的鹽，擱置一會兒之後用滾水燙過、清洗。

❷馬鈴薯和胡蘿蔔切成一公分厚的圓片，洋蔥切成梳形。花椰菜分為小株煮過。

❸鍋中加入肉、馬鈴薯、胡蘿蔔、洋蔥，加入湯煮滾後關小火煮十五分鐘。

❹加入牛乳再煮五分鐘，以鹽調味後加入花椰菜，太白粉用三大匙的水調溶，倒入鍋中勾芡，再倒入a，添加濃稠度和味道。

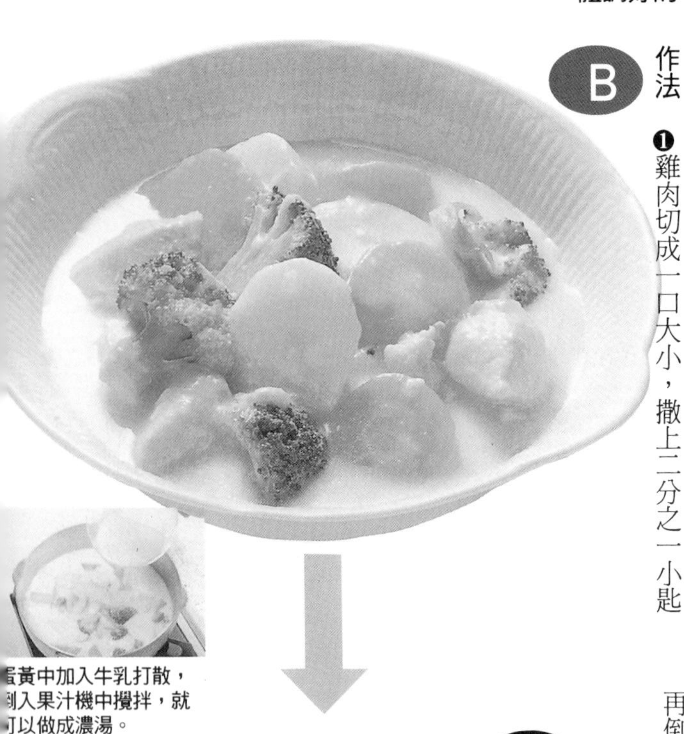

黃中加入牛乳打散，
入果汁機中攪拌，就
以做成濃湯。

A

285kcal
♥ 29.9 g
♦ 8.0 g
♣ 2.3 g

高麗菜雞胸肉湯

材料 高麗菜二〇〇公克　雞胸肉一〇〇公克　奶油一大匙　酒、太白粉各一小匙　鹽少許　湯四杯　a〔蛋二個　乳酪粉四大匙〕　玉米片

作法 ❶高麗菜去芯，切成五公釐寬。❷雞胸肉去筋，切成薄片，剁碎，撒上鹽、酒及太白粉。❸以奶油炒高麗菜，炒軟後加入湯煮，取少量煮汁與②混合調拌，再放入鍋中，以小火煮二十分鐘，將a混合後倒入鍋中略煮。

B

用研缽研碎，加入玉米片，也可以放入果汁機中攪拌。

A

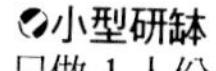

135kcal
♥ 12.4 g
◆ 7.3 g
♣ 1.1 g

方便的調理器具

不論是做濃湯，或是想切蔬菜和肉，做成容易消化的料理時，可利用本處介紹的調理器具。此外，萬能過濾器或馬鈴薯搗碎器等都很實用。

❶迷你絞肉器
機能包括調拌、研磨、絞碎。對於小量調理而言是非常好用的小型器具。也可以做1杯份的果汁。

❷小型研缽
只做1人份，調理少量材料時，使用大研缽則網眼太大，很難研碎，如果使用小型研缽，也可以擺在桌上使用。

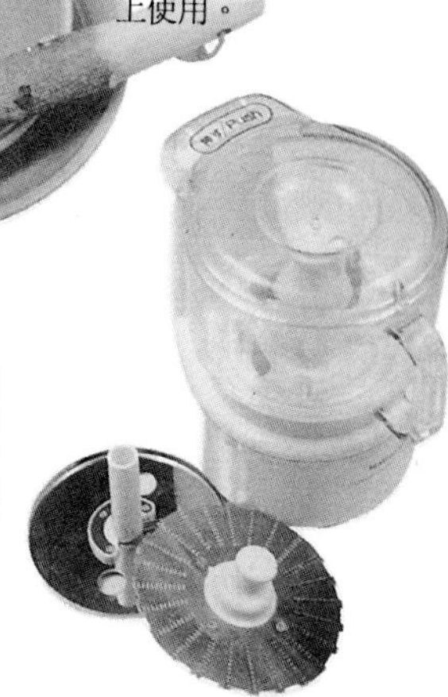

❸食物攪拌器
基本功能是將食物攪碎，如果更換刀刃，也可以將食物切成薄片，用途廣泛。

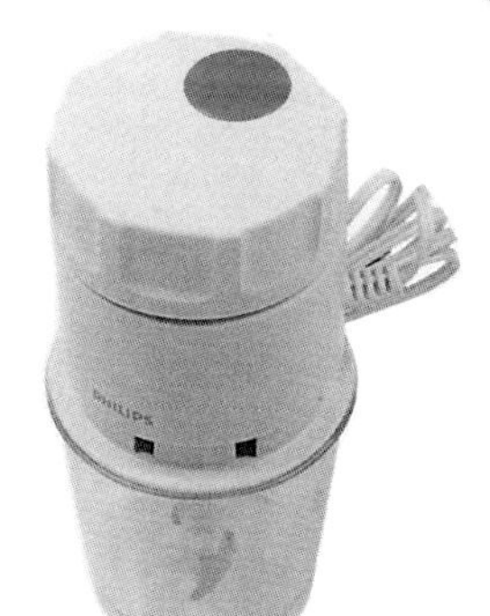

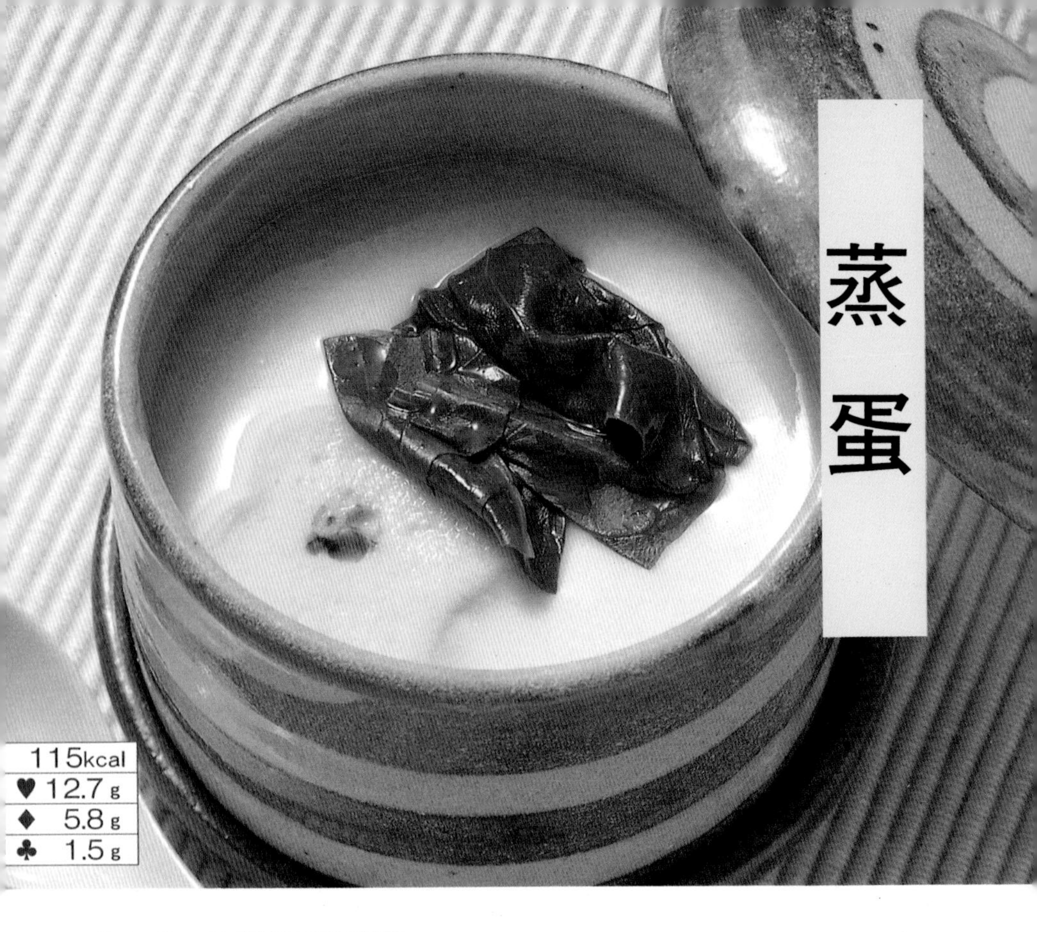

茶碗蒸或蛋豆腐如果有空洞的話，不論味道或消化上都會造成不好的影響。以下介紹高明的蒸蛋法。

A 茶碗蒸

材料　蛋四個　高湯三杯　鹽四分之三小匙強　醬油一小匙　雞胸肉一〇〇公克（鹽少許　酒、太白粉各一小匙）菠菜五十公克　花麩（乾燥）四個。

作法

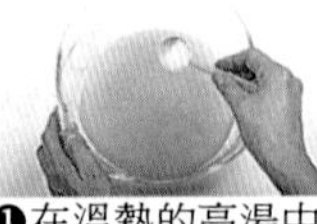

❶在溫熱的高湯中加入鹽和醬油調拌、冷卻。

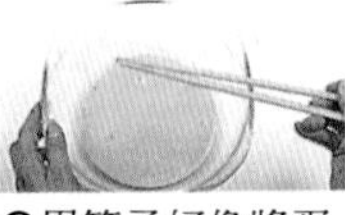

❷用筷子好像將蛋白往上抬起切斷似地攪拌。

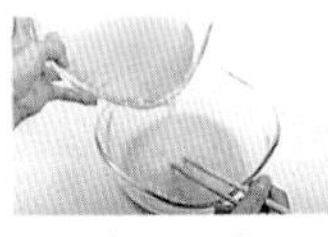

❸蛋中加入①的高湯，如果反過來做時，蛋會散開。

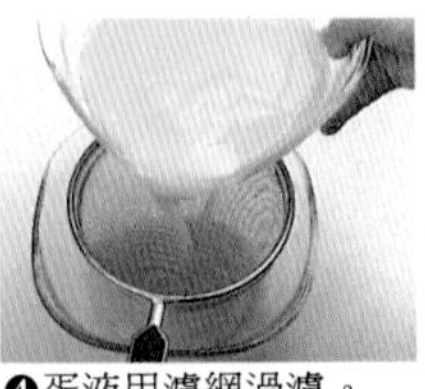

❹蛋液用濾網過濾。如果蛋白留在濾網上時，則用木杓等摩擦，使其通過濾網。

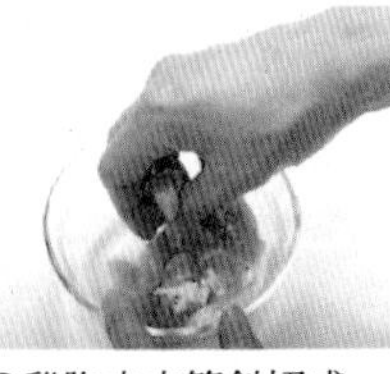

❺雞胸肉去筋斜切成薄片，撒上鹽和酒、太白粉擱置一會兒。

❻器皿中放入雞胸肉，倒入蛋汁，以水浸泡還原的麩瀝乾水分後加入，撈除浮起來的泡沫。

❼放入冒著蒸氣的蒸籠中，蓋子稍微側移一些蓋上，以大火蒸二～三分鐘，表面變白後關小火蒸十三～十五分鐘，鋪上煮過，切成三公分長的菠菜。

A 蛋豆腐

材料（十四公分模型一個 四人份） 蛋四個 高湯一杯 鹽四分之一小匙強 醬油二分之一小匙 a〔高湯四分之三杯 米酒一大匙 醬油二大匙〕木芽

作法 ❶和茶碗蒸的作法相同，將蛋和調味液混合，倒入模型中蒸，冷卻後切開盛盤。

❷a煮滾後倒在蛋豆腐上，冷卻盛盤，添上木芽。

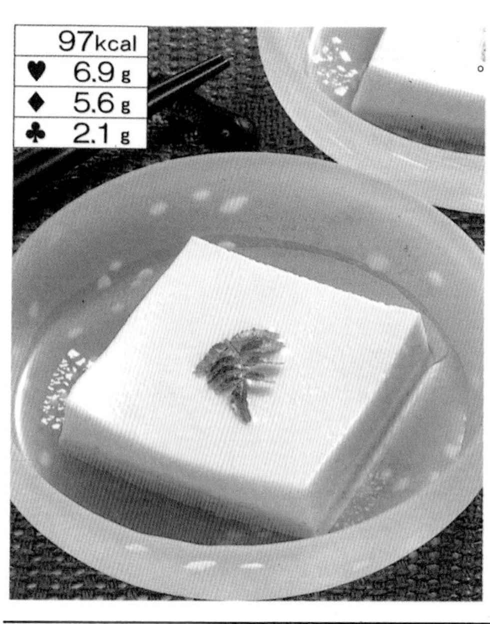

97kcal
♥ 6.9g
♦ 5.6g
♣ 2.1g

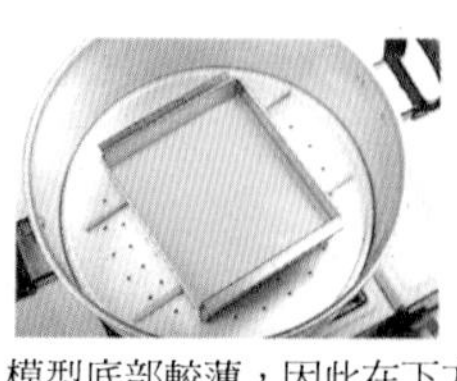

模型底部較薄，因此在下方放二枝筷子，煮出來的豆腐較軟。

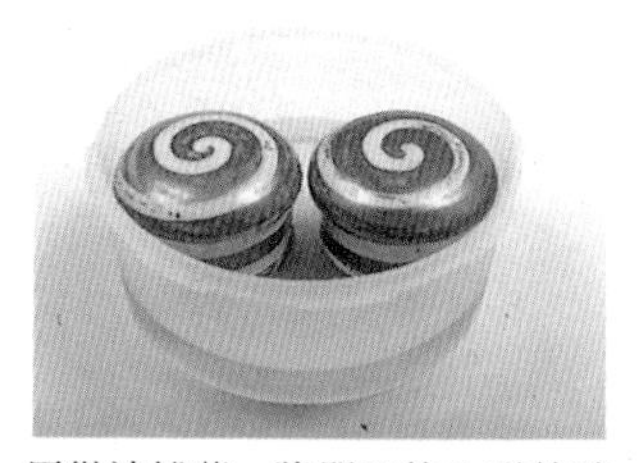

用微波爐蒸。將器皿放入耐熱玻璃容器中，加入滾水，加至器皿的 1/2 高度處，每 2 個加熱 6-7 分鐘。

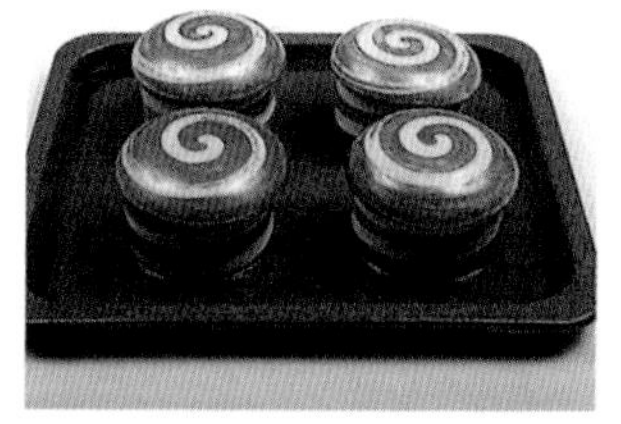

也可以利用烤箱蒸食物。器皿加蓋，排在烤盤中，倒入 1/2 杯滾水，放入 160 度的烤箱中蒸 15 分鐘。

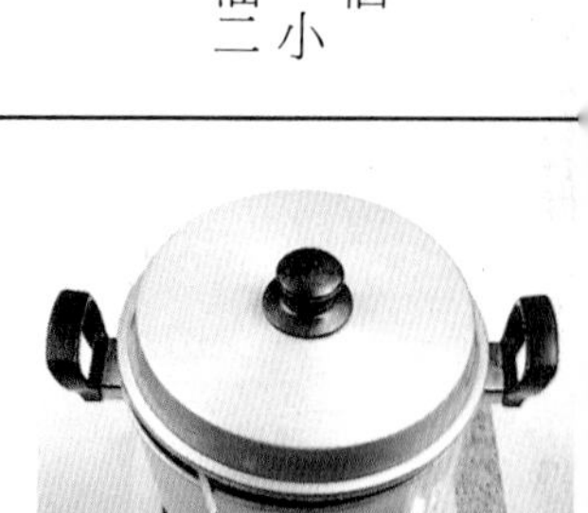

使用蒸鍋時，在鍋蓋與鍋子之間夾根筷子，蒸出來的食物較柔軟而且不易起泡。

蒸法和各種器具

蒸菜是簡便的家庭料理之一，但是沒有蒸籠的家庭並不少，也可以用微波爐或烤箱蒸東西，但是微波爐因機種不同，加熱時間亦不同，必須注意。

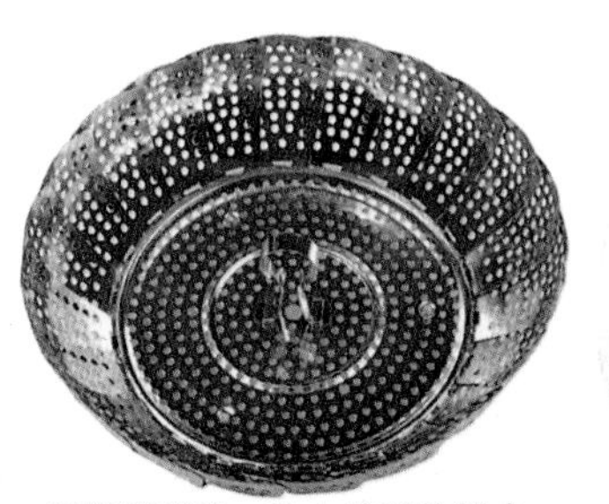

不鏽鋼蒸盤。放入普通的鍋中，也可以蒸東西。能夠調節角度，改變內徑。

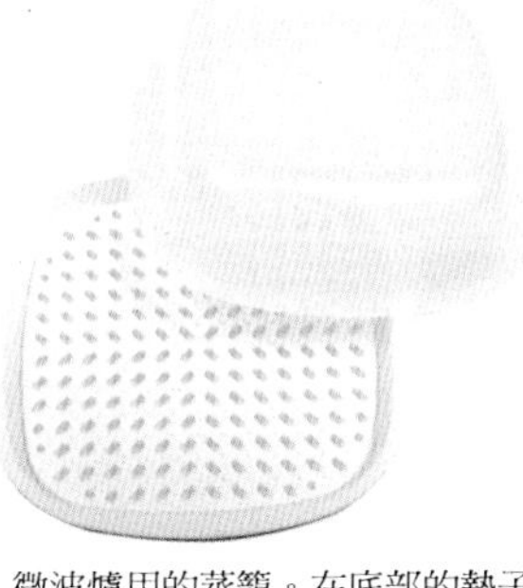

微波爐用的蒸籠。在底部的墊子下放水，蓋上蓋子加熱。用來蒸燒等非常方便。

和家人一起享受的各種茶碗蒸

可和家人一起享用，尤其適合療養者食用。
可利用大碗來蒸，家人共同分享。
利用牛奶或雞湯當成高湯，作成西式或中式的茶碗蒸。

A 南禪寺蒸

材料　蛋三個　木綿豆腐二〇〇公克　高湯一．五杯　鹽四分之三小匙弱　醬油二分之一小匙　米酒二小匙　a〔高湯二分之一杯　鹽少許　醬油二分之一小匙　太白粉一小匙〕菠菜葉尖少許

作法　❶豆腐擠乾水分，用布包起再擠乾水分。高湯中加入調味好的蛋，和豆腐一起放入器皿中，以大火蒸一～二分鐘，再用小火蒸十四～十五分鐘。

❷a調合成淋汁，淋在豆腐上，鋪上煮過的菠菜

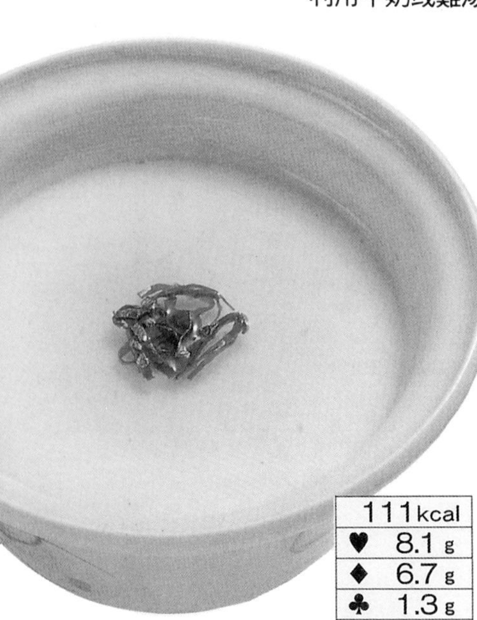

111kcal
♥ 8.1g
♦ 6.7g
♣ 1.3g

A 空也蒸

材料　蛋四個　高湯二杯　鹽二分之一小匙　醬油一小匙　絹濾豆腐二分之一塊　a〔高湯一二〇mℓ　鹽、醬油各少許　太白粉一小匙〕花椰菜少許

作法　❶豆腐略瀝乾水分，切成四塊放入器皿中。高湯中加入調味的蛋，倒入器皿中、放入蒸籠中用大火蒸一～二分鐘，再用小火蒸十五分鐘。

❷a的高湯調味後煮滾，加入用一倍量的水調溶的太白粉水勾芡，淋在剛蒸好的蛋上，以煮過

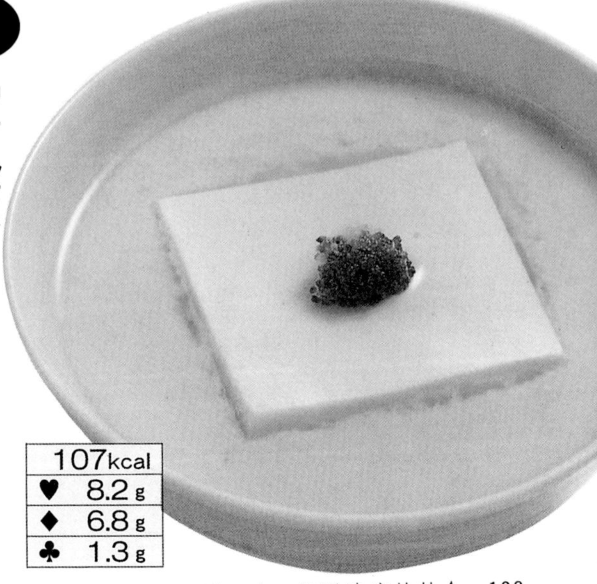

107kcal
♥ 8.2g
♦ 6.8g
♣ 1.3g

A 小田卷蒸

280kcal
♥ 18.0g
♦ 5.7g
♣ 2.6g

材料 a〔蛋三個　高湯二又四分之一杯　鹽四分之三小匙弱　醬油二分之一小匙〕烏龍麵六〇〇公克　去皮雞胸肉、菠菜各一〇〇公克　魚肉山芋丸子一片　胡蘿蔔六十公克　醬油一大匙強　酒二分之一小匙　鹽、高湯各少許

作法 ❶烏龍麵撒上一大匙醬油。雞肉斜切成一口大小，撒上鹽和酒。菠菜煮過，切成三公分長，撒上醬油和高湯。魚肉山芋丸子切成一口大小。胡蘿蔔切成三公釐厚，煮過。

❷將①放入器皿中，a調拌後倒入，以大火蒸二分鐘，用小火再蒸十四～十五分鐘。

A 西式茶碗蒸

113kcal
♥ 10.5g
♦ 4.4g
♣ 0.5g

材料 蛋二個　牛乳二分之一杯　鹽少許　白肉魚一〇〇公克　馬鈴薯一個　胡蘿蔔二分之一根　花椰菜五十公克

作法 ❶白肉魚切成一口大小，撒上少許鹽。馬鈴薯、胡蘿蔔切成一口大小，煮過。花椰菜分為小株，煮過。上述材料放入器皿中。

❷牛乳以鹽調味，和打散的蛋混合，倒入①中，以大火蒸二～三分鐘，再以小火蒸十二～十五分鐘。

〔煮魚〕

171kcal
♥22.2g
♦4.3g
♣2.5g

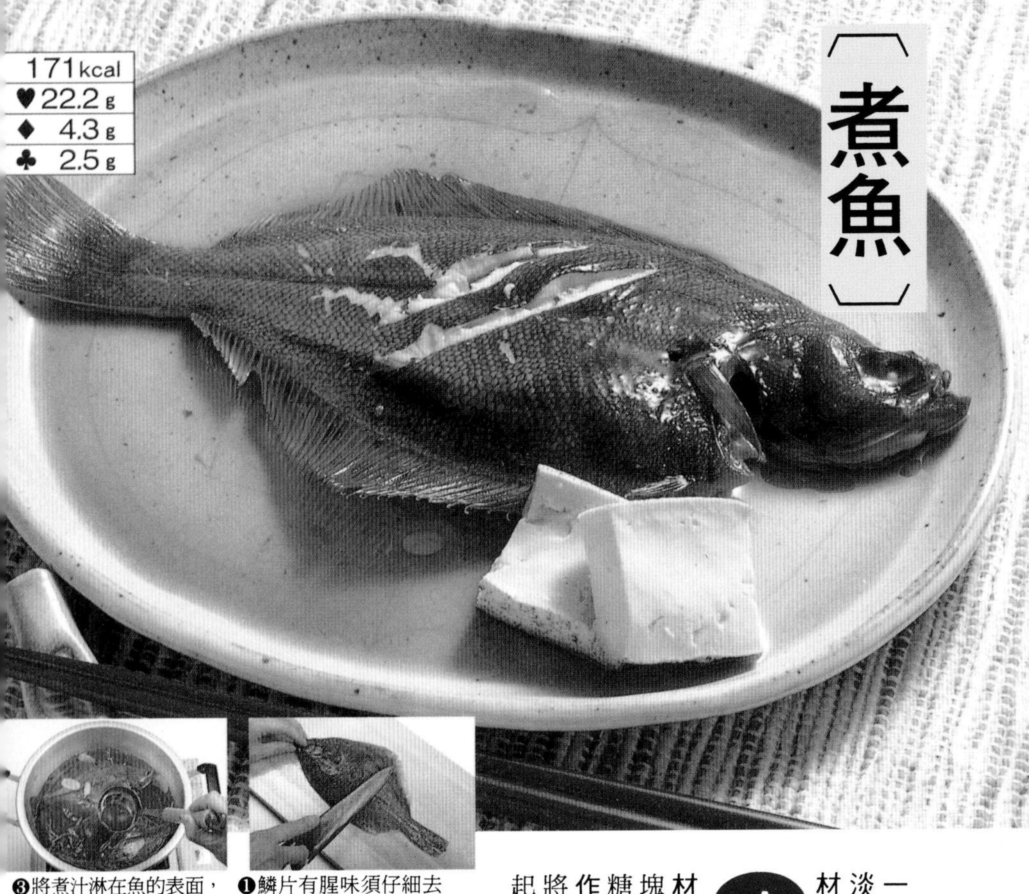

治癒期時可以吃白肉魚，到了恢復期可吃一些含有豐富維他命、礦物質的青魚。口味較淡且吃起來美味的首要秘訣，是選擇新鮮的素材。

A 漬煮鰈魚

材料 鰈魚四尾（三九〇公克）煎豆腐二分之一塊 薑片二分之一塊份 酒、醬油各三大匙 砂糖二．五大匙 米酒一大匙

作法 鰈魚依照圖片①～④的要領煮好後盛盤，將切成骰子狀的豆腐放入剩下的煮汁中略煮，一起放入盤中。

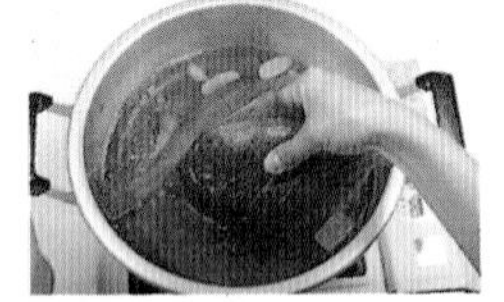

❶鱗片有腥味須仔細去除，也要去除鰓和內臟。

❷鍋中加入二杯水和調味料、薑片加熱，放入魚。

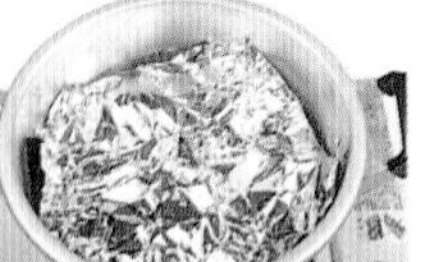

❸將煮汁淋在魚的表面，鍋中不要放入太多煮汁，只要從魚的表面淋上，使其入味即可。

❹蓋上木蓋或鋁箔蓋，戳幾個空氣孔，蓋在魚上，煮15～20分鐘。

吃法也是一種工夫

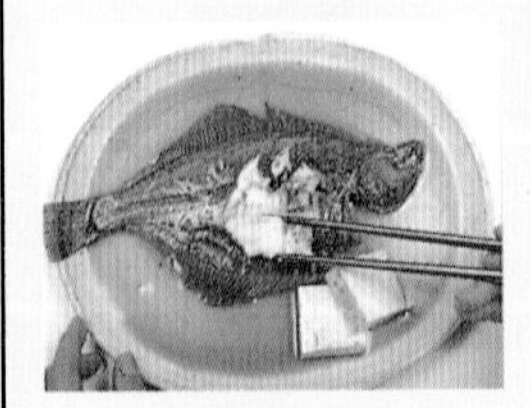

雖是淡味魚，但魚表面的味道較重，因此如果出現症狀時，可以吃中骨周圍味道不太重的部分。

B 有馬煮鰺魚

材料 鰺魚四尾（三六〇公克）酒、醬油各三大匙　砂糖二大匙　佃煮花椒二分之一大匙　蔓菜六十公克

作法 ❶鰺魚去除鱗片，鰓及內臟，表面劃幾刀。

❷鍋中加入二杯水和調味料，煮滾後加入花椒及鰺魚。煮滾後用中火煮十五～二十分鐘。盛盤時加入煮過的蔓菜。

154kcal
♥17.7g
♦ 6.2g
♣ 2.1g

C 煎煮鯖魚

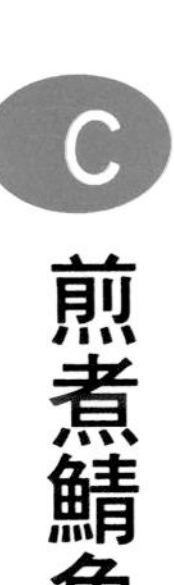

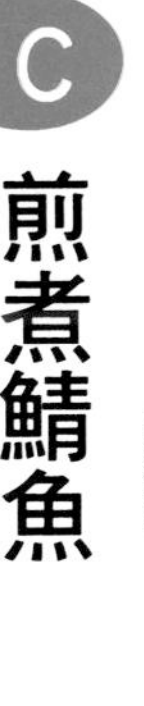

材料 鯖魚四塊（三五〇公克）（鹽四分之一小匙強）白蘿蔔三〇〇公克　高湯一杯　醬油一大匙　鹽三分之二小匙弱　砂糖三分之二小匙　酒二大匙

作法 ❶鯖魚撒上鹽，兩面煎過。

❷白蘿蔔擦碎成蘿蔔泥，略擠乾水分。

❸高湯和調味料一起煮滾，加入②，煮滾後加入煎過的鯖魚略煮。

231kcal
♥18.3g
♦14.5g
♣ 2.1g

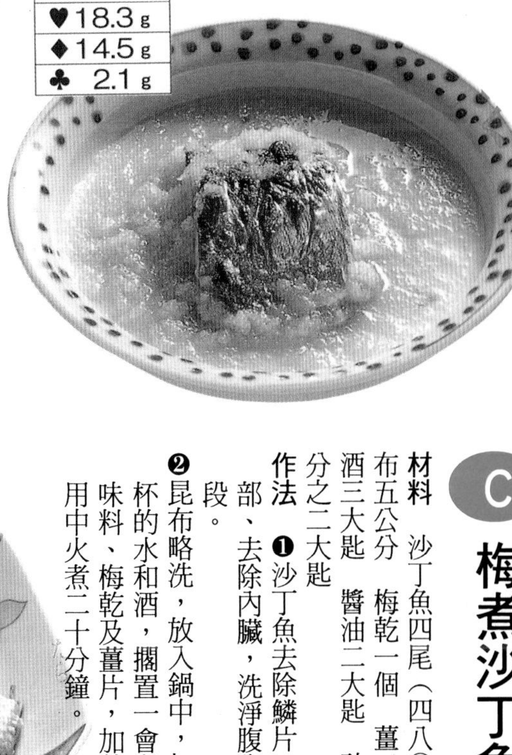

C 梅煮沙丁魚

材料 沙丁魚四尾（四八〇公克）昆布五公分　梅乾一個　薑二分之一塊　酒三大匙　醬油二大匙　砂糖二又三分之二大匙

作法 ❶沙丁魚去除鱗片，切除頭部、去除內臟，洗淨腹內，切成二段。

❷昆布略洗，放入鍋中，加入一．五杯的水和酒，擱置一會兒，加入調味料、梅乾及薑片，加熱，煮滾後用中火煮二十分鐘。

285kcal
♥23.7g
♦16.6g
♣ 2.9g

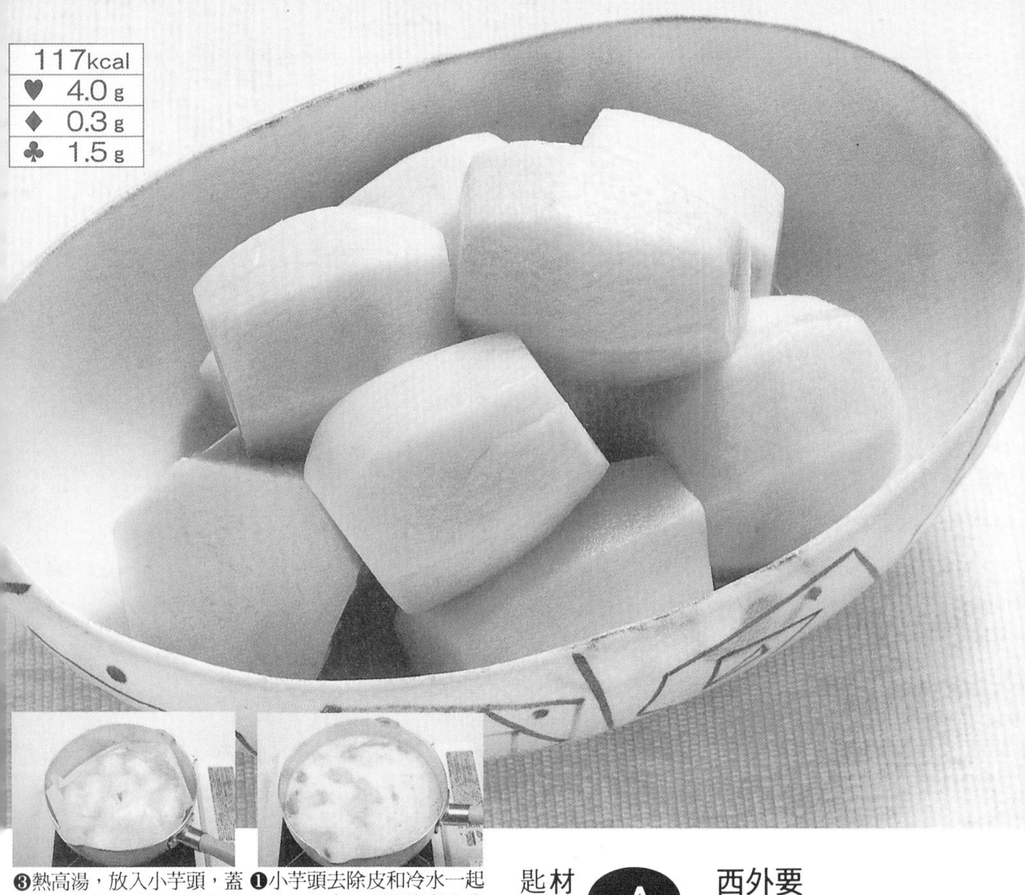

117kcal
♥ 4.0g
♦ 0.3g
♣ 1.5g

〔煮蔬菜〕

只有煮蔬菜，煮出來的味道較淡，因此要運用蔬菜原有的味道及高湯的甘甜味。此外，加上油或乳製品的甘甜味及濃厚味道的西式煮物也不錯。

A 煮小芋頭

材料 小芋頭六〇〇公克 高湯三杯 砂糖三大匙 鹽、醬油各一小匙

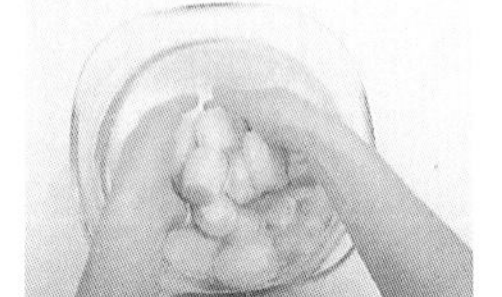

❶小芋頭去除皮和冷水一起放入鍋中，煮滾後煮5分鐘，撈起放入簍子裡，瀝乾水分。

❷冷卻後會粘滑，因此立刻用熱水清洗，去除粘滑。

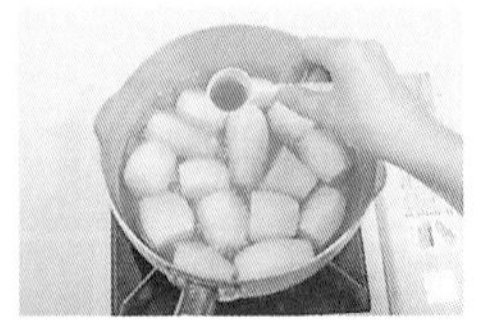

❸熱高湯，放入小芋頭，蓋上紙蓋煮十分鐘，加入砂糖和鹽，再煮十分鐘。

❹最後加入醬油，即是淡味的小芋頭，運用醬油的風味吃起來也很美味。

由全家人的份量中取出 1 人份再煮

如果家人的口味較重，則只取出病人的份量，繼續煮到煮汁減少的部分味道就比較重了。

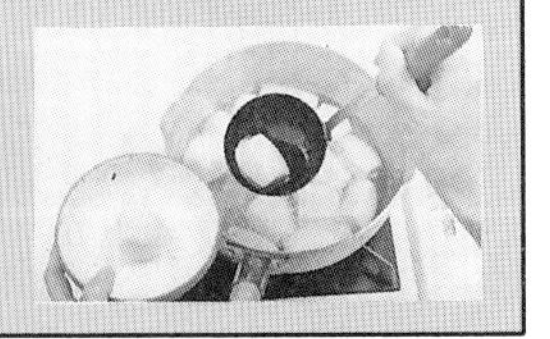

美味的淡味西式煮菜

A 馬鈴薯煮奶油玉米

材料 馬鈴薯六〇〇公克　牛乳三杯　奶油一大匙　玉米醬一五〇公克

作法 ❶馬鈴薯切成一口大小，洗淨，放入鍋中，倒入牛乳，加入奶油煮，煮滾後關小火煮十五分鐘。

❷玉米用過濾器過濾後加入鍋中，煮到煮汁濃稠為止。

265kcal
♥ 8.3g
♦ 8.0g
♣ 0.5g

B 夏季蔬菜煮番茄

材料 茄子、青椒、番茄（全熟）各二個　西洋芹、小黃瓜各一根　洋蔥一個　油二分之一大匙　湯塊二分之一個　砂糖一大匙　鹽一小匙弱

作法 ❶番茄去皮及籽、西洋芹去筋，和其他蔬菜一起切成一公分正方形。

❷鍋中熱油，以小火炒洋蔥三分鐘，軟化之後加入番茄以外的其他蔬菜拌炒。

❸加熱一杯水、湯塊及砂糖，煮滾後關小火煮十分鐘，加入番茄和鹽略煮。

★煮爛後吃起來更美味。

71kcal
♥ 2.2g
♦ 1.9g
♣ 1.5g

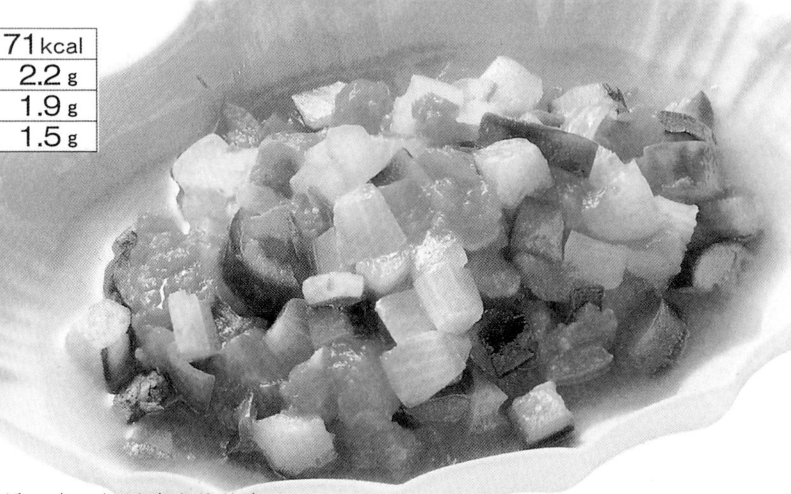

〔大鍋菜〕

大鍋菜能提供均衡的營養，而且可以吃自己喜歡吃的食物，即使不能吃，但是放入貝類或蕈類等具有甘甜味的材料，也能使煮汁更美味。

B 什錦鍋

(取 1 人份)不要取蝦、蕈類或蔥，蔬菜也要充分煮過再吃。

材料 白肉魚三〇〇公克　蝦八尾　文蛤八個　木綿豆腐一塊　白菜四片　胡蘿蔔、玉蕈各一〇〇公克　小油菜一五〇公克　蔥一根　高湯七杯　a〔醋一．五大匙　醬油五大匙〕白蘿蔔泥二〇〇公克

作法 ❶魚切成一口大小。蝦去除泥腸。豆腐切成骰子狀。

❷白菜和小油菜切成五公分長。胡蘿蔔切成五公釐圓片。玉蕈分為小株，蔥斜切成蔥花。

❸熱高湯，加入①、②與文蛤，煮滾後沾a的醋醬油及白蘿蔔泥吃。

148kcal
♥ 20g
♦ 4g
♣ 2.6g

日式高湯的作法

使淡味料理吃起來美味的關鍵在於高湯。無法吃西式料理時，可以親手做日式高湯。

材料（四杯份）水四杯強　高湯昆布十公分　柴魚片二杯

❶昆布切成二段，和分量的水一起加入鍋中加熱。

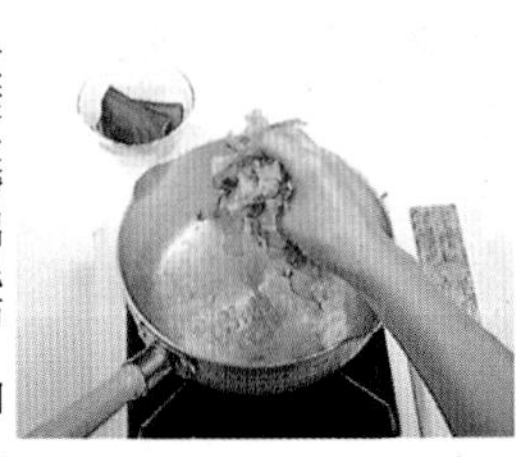

❷煮滾後撈出昆布，加入柴魚片。

❸立刻關火，擱置三分鐘，讓柴魚片沈下。

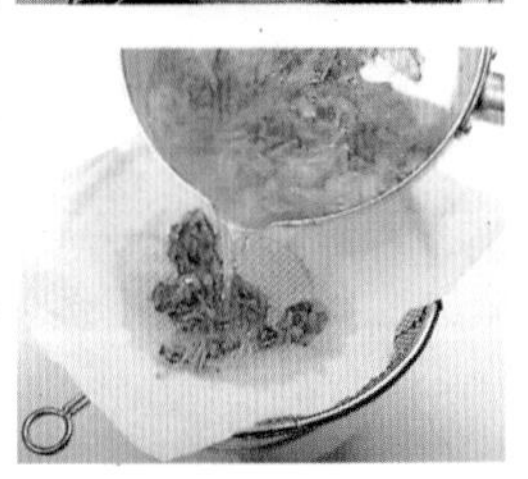

❹以紗布或過濾網靜靜地過濾。不要擠。

B

燉菜

材料 牛肩肉或腿肉（肉塊）四〇〇公克　雞塊二塊　胡蘿蔔、西洋芹各二根　蕪菁、小洋蔥各八個　高麗菜小一個　香草（西洋芹葉、荷蘭芹軸、麝香草等）　鹽一小匙

作法 ❶鍋中加入十五杯水、牛肉、雞肉加熱，煮滾後撈除澀液，加入香草和鹽，約煮一小時，煮到肉軟化為止。取出雞肉擱置待用。

❷西洋芹去筋，胡蘿蔔和洋蔥去皮，整個放入①中煮三十分鐘。

❸高麗菜縱切為四瓣，蕪菁去皮，整個加入鍋中再煮三十分鐘。

❹倒回雞肉加熱。牛肉和蔬菜切成一口大小，盛盤。煮汁以鹽調味後當作湯喝。

★肉和蔬菜也可以加入鹽來吃，但是家人吃時可配上芥末，但療養者必須配合病情，改變切的方法。此外，煮汁和蔬菜一起放入果汁機中攪拌，做成蔬菜湯，也是一種方法。如果煮汁有剩餘時，可用來煮粥或什錦飯。

(取1人份)肉和蔬菜均切成小塊，和煮汁一起盛盤，添上鹽。

233kcal
♥18.9g
♦12.1g
♣ 0.8g

〔保存食品〕

長期持續食物療法時，最重要的就是要節省工夫，減輕製作者的負擔。在此介紹的是手工製的保存食品。口味做得較淡些，在各種食品都可以使用。使用良質素材，所以營養價很高，而且不必擔心添加物或香辛料問題，比市售品更能安心使用。

〔肉味噌〕

依照二十四頁的要領，使用絞肉或肉塊。牛肉或雞肉也可以。雖然可以冷凍保存，但是最好在冷藏室中放一週。

材料 豬瘦肉絞肉二〇〇公克　紅味噌五十公克　砂糖一．五大匙　酒一大匙

作法 大碗中加入絞肉和調味料、四分之一杯水，充分調拌。以保鮮膜包住，放入微波爐加熱五～六分鐘，取出，充分調拌，使煮汁和肉溶合在一起。

★不使用微波爐時，在鍋中加入調味料加水、絞肉，充分攪拌後加熱，煮滾後關小火，一邊攪拌一邊煮。

❶大碗中加入材料。加入大量水，煮起來較軟。

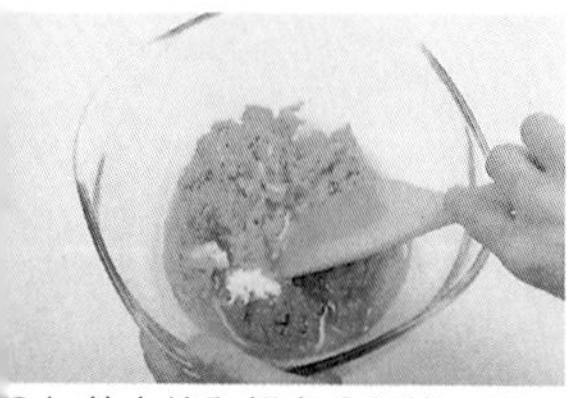

❷加熱之前全部充分調拌，讓肉吸收水分。

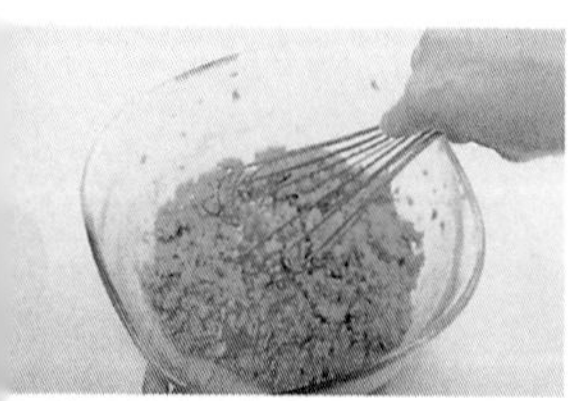

❸利用微波爐加熱時，肉和煮汁會分離，所以一定要事先充分攪拌。

使用肉味噌

B 高麗菜拌肉味噌

材料（一人份）　高麗菜八十公克　肉味噌二十公克

作法　高麗菜去心，橫切為五公釐寬，放入撒上水、微波爐專用的袋子中，以微波爐加熱一分三十秒。或是用滾水煮。冷卻後用肉味噌涼拌。

53kcal
♥ 5.2g
◆ 0.9g
♣ 0.5g

A 肉味噌炒蛋

材料（一人份）　蛋一個　肉味噌二〇公克　油二分之一小匙　生菜一片

作法　煎鍋中熱油，倒入打散的蛋汁，加入肉味噌混合，成半熟狀時盛盤，添上生菜。

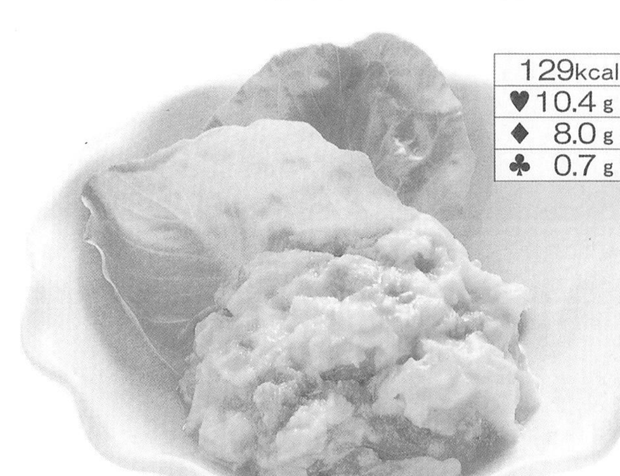

129kcal
♥ 10.4g
◆ 8.0g
♣ 0.7g

A 豆腐淋肉味噌

材料（一人份）絹濾豆腐二分之一塊　肉味噌三十公克　昆布五公分　太白粉少許

作法　❶豆腐、昆布及一杯水一起放入鍋中，煮滾後關小火煮二分鐘，盛盤。

❷肉味噌中加上二大匙①的煮汁，加熱，以太白粉水勾芡，淋在①上。可用木芽裝飾。

144kcal
♥ 13.7g
◆ 6.2g
♣ 0.8g

〔鮭魚肉〕

甜鹹鮭魚不要用烤的，以煮的方式做出口感滑順的鮭魚。放入冷藏室二～三天，也可以冷凍保存。

材料與作法　甜鹹鮭魚三塊（二〇〇公克）用大量滾水煮過，去皮及骨後掰碎。

煮過之後能去除多餘的鹽分，即使使用薄鹽吃起來也很美味。

使用鮭魚肉

B 鮭魚燙青菜

材料及作法（一人份）　菠菜八十公克用滾水煮過泡在冷水中，撈起擠乾水分，切成三公分長。加上十五公克鮭魚肉、一小匙高湯及二分之一小匙醬油混合。

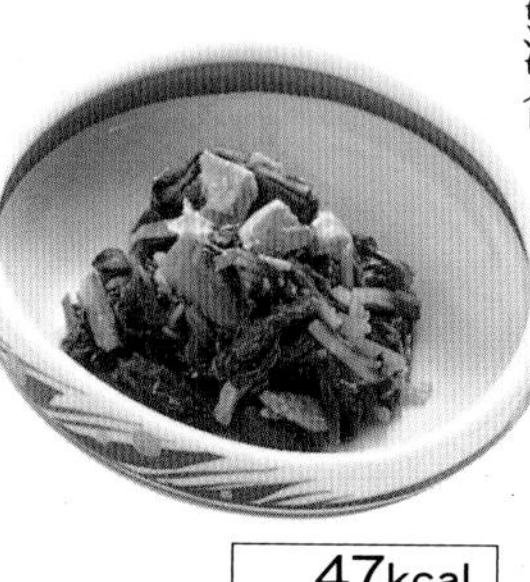

47kcal
♥ 6.0g
♦ 1.4g
♣ 0.7g

B 鮭魚花菜湯

材料及作法（一人份）　花菜八十公克分為小株煮過，以八十公克的湯煮五～六分鐘。加入二十公克鮭魚肉煮滾，倒入太白粉水勾芡。

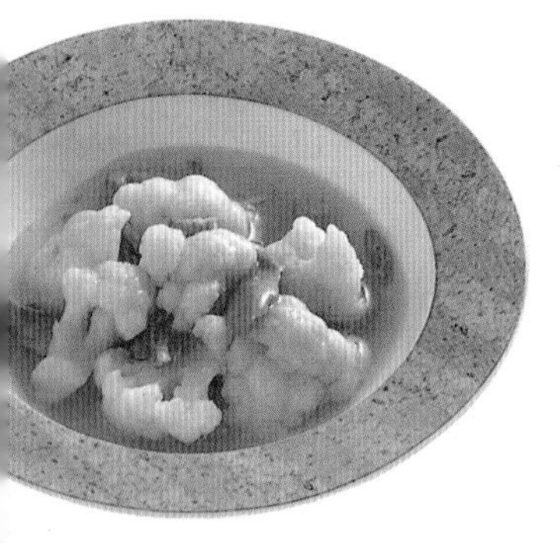

60kcal
♥ 6.8g
♦ 1.8g
♣ 0.8g

A 鮭魚粥

材料及作法（一人份）　全粥二五〇公克煮好後，拌入三十公克鮭魚肉。

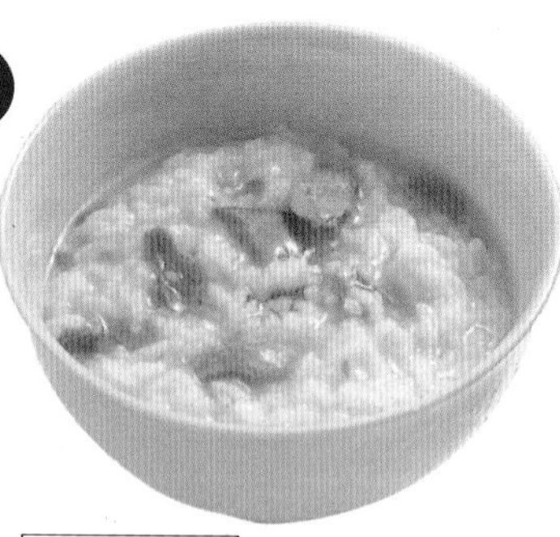

230kcal
♥ 9.7g
♦ 3.3g
♣ 0.5g

〔煮肝臟〕

肝臟是充滿營養的食品。只要淡味吃起來就非常美味，泡在煮汁中可冷藏一週。

材料及作法　豬肝（塊狀）二〇〇公克用水洗淨，加入少許鹽再洗一次。放入大量水中，加入少許蔥綠的部份、三片薑片、三分之二小匙鹽，煮二十~三十分鐘。以竹籤穿刺，不會出血即可。

使用煮肝臟

A 肝臟番茄沙拉

材料（一人份）煮肝臟五十公克　番茄二分之一個　生菜二片　淋汁〔醬油二分之一大匙　醋二分之一小匙　砂糖少許〕

作法 ❶肝臟切成薄片。番茄去皮及籽，切成薄片，和肝臟一起排入盤中，添上生菜。

❷調合淋汁，食用時淋在肝臟上。

★淋汁中也可以加入少許薑汁。

95kcal
♥11.8g
♦ 1.8g
♣ 1.4g

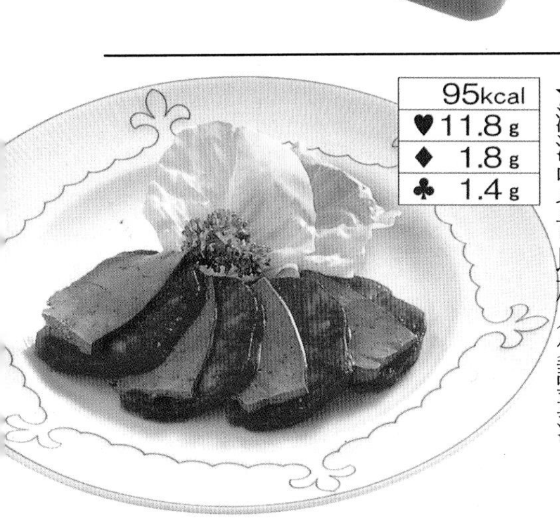

A 肝臟漢堡

材料（一人份）　煮肝臟、牛瘦肉絞肉各五十公克　a〔蛋、洋蔥屑各十公克　麵包粉一大匙　牛乳二分之一大匙　鹽少許〕油二分之一小匙　b〔番茄醬一小匙　英國辣醬油二分之一小匙　湯二大匙〕太白粉少許

作法 ❶肝臟剁碎，混合絞肉及a的材料，捏成圓形。放入油鍋中兩面煎成金黃色。

❷b加熱，以太白粉水勾芡，淋在漢堡上。

196kcal
♥23.4g
♦ 7.2g
♣ 1.1g

〔雞肉丸子〕

自己做的雞肉丸子和含有許多脂肪及澱粉的市售品不同。做成丸子為低脂肪、高蛋白食品，可以冷凍保存。

材料及作法　雞胸肉（去皮）二〇〇公克放入食物攪拌器中攪碎，加上三分之一個蛋，二小匙太白粉、二大匙酒、二小匙醬油、一小匙米酒及少許鹽混合，捏成十二個丸子煮過。

因為很軟，所以要用湯匙做成丸子形，放入滾水中煮，浮起即可撈起。

使用雞肉丸子

A 雞肉丸子湯

107kcal
♥14.9g
♦ 3.2g
♣ 1.7g

材料及作法（一人份）　雞肉丸子三個加入四分之三杯高湯煮，加入少許鹽和醬油調味。和煮過的少許菠菜葉尖及一個花麩一起盛入器皿中。

B 芝麻味噌煮雞肉丸子與蔬菜

193kcal
♥17.8g
♦ 5.6g
♣ 1.9g

材料（一人份）　雞肉丸子三個　蕪菁一個　胡蘿蔔、花椰菜各三十公克　高湯二分之一杯　a〔白芝麻、酒各一小匙　西京味噌一大匙　砂糖二分之一小匙〕

作法　蕪菁縱剖為六，胡蘿蔔切成五公釐厚圓，和雞肉丸子一起用高湯煮，煮滾後加入a煮十五分鐘，再加入煮過的花椰菜略煮。

〔蔬菜餃子〕

市售品中含有很多脂肪及澱粉。使用高級絞肉、加入胡蘿蔔自己做餃子，營養豐富。可以放入冷凍庫保存。

材料 豬瘦肉絞肉一五〇公克　鹽二分之一小匙　醬油一大匙　酒三大匙　太白粉一小匙　高麗菜二〇〇公克　胡蘿蔔一〇〇公克　餃子皮二十四張

作法 絞肉中加入調味料及切碎的蔬菜混合，以餃子皮包起即可。

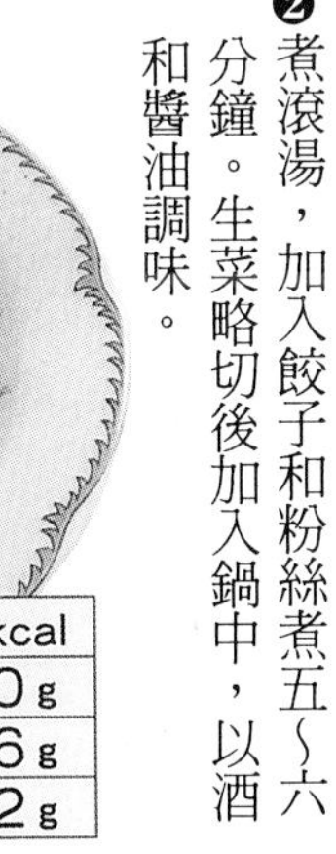

加入蔬菜量為絞肉的4倍。

使用蔬菜餃子

A 餃子湯

材料（一人份）　餃子五個　蒟蒻粉絲十公克　生菜二片　湯一杯　酒一小匙　醬油二分之一小匙

作法 ❶蒟蒻粉絲浸泡還原，切成四公分長。

❷煮滾湯，加入餃子和粉絲煮五～六分鐘。生菜略切後加入鍋中，以酒和醬油調味。

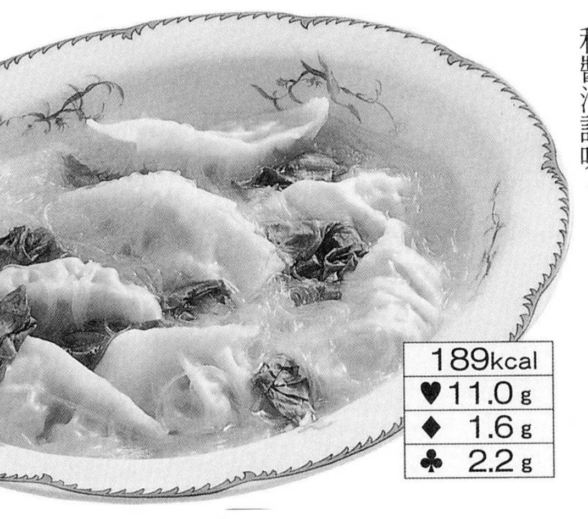

189kcal
♥11.0g
♦1.6g
♣2.2g

A 牛乳煮餃子

材料 餃子五個　胡蘿蔔二十公克　菠菜葉尖三十公克　牛乳一杯強　奶油十公克　太白粉一小匙　鹽少許

作法 ❶胡蘿蔔切成薄短條狀，菠菜煮過，切成五公分長。

❷加熱一杯牛乳，放入餃子和胡蘿蔔，煮滾後倒入用二小匙牛乳調溶的太白粉水，煮到胡蘿蔔軟化後加入奶油，以鹽調味，再加入菠菜略煮即可。

380kcal
♥18.2g
♦16.1g
♣2.1g

〔點心〕

使用蛋及乳製品

罹患潰瘍時為避免胃部空著，因此要吃一些點心。不要吃太甜的點心，使用乳製品或蔬菜等在三餐的飲食中較少攝取到的食品，才能取得營養的均衡。

A 水蜜桃乳酪派

材料（六人份） 水蜜桃（罐頭）六塊 鬆軟白乾酪（搗碎）四〇〇公克 蛋四個 砂糖八十公克 麵粉一大匙 檸檬汁二大匙 梅酒一小匙 奶油少許

作法 ❶將蛋打入大碗中，打散，加入砂糖攪拌成乳狀。

❷乳酪中加入麵粉，慢慢加入①，加入檸檬汁和梅酒調拌。

❸耐熱盤中塗上奶油，排入水蜜桃，倒入②，放在烤盤上，倒入熱水，高度為模型的一半，用一六〇度溫度烤三十分鐘，再用一五〇度的溫度烤二十分鐘。

A 南瓜布丁

材料（六人份） 南瓜四〇〇公克 牛乳一杯 蛋三個 砂糖六十公克 奶油少許

作法 ❶南瓜去籽，切成梳形，用保鮮膜包起，放入微波爐中加熱八分鐘。趁熱去皮搗碎。

❷牛乳加熱，加入砂糖煮，加入打散的蛋混合。

❸南瓜中慢慢加入②，調拌均勻，倒入塗上奶油的模型。放入一六〇度的烤箱中隔水烤三十分鐘。略冷後由模型中取出，分為六等份。

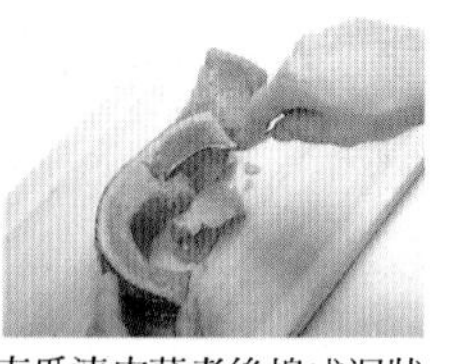

南瓜連皮蒸煮後搗成泥狀。

A 草莓口味牛奶凍

材料（六個份） 牛乳二杯 砂糖六十公克 明膠板八～十二公克 鮮奶油二分之一杯 草莓汁〔草莓二〇〇公克 砂糖四十公克 檸檬汁三大匙〕

作法 ❶明膠放入水中浸泡還原。

❷牛乳加熱，加入砂糖煮滾，關火加入①，以餘熱使其溶解。整個容器放入冰水中充分混合，直到濃稠為止，使其冷卻。

❸鮮奶油打至起泡，和②具有同樣的硬度時，與②混合攪拌。

❹倒入用水沾濕的模型中冷卻凝固。

❺草莓撒上砂糖，擱置一會兒，出水之後搗碎，加入檸檬汁。

❻將④由模型中取出，盛盤，淋上⑤

A 香蕉奶

材料（一人份） 香蕉一根 牛乳、原味酸乳酪各二分之一杯 蜂蜜一大匙

作法 香蕉去皮搗碎，和其他材料一起放入果汁機中攪拌即成。

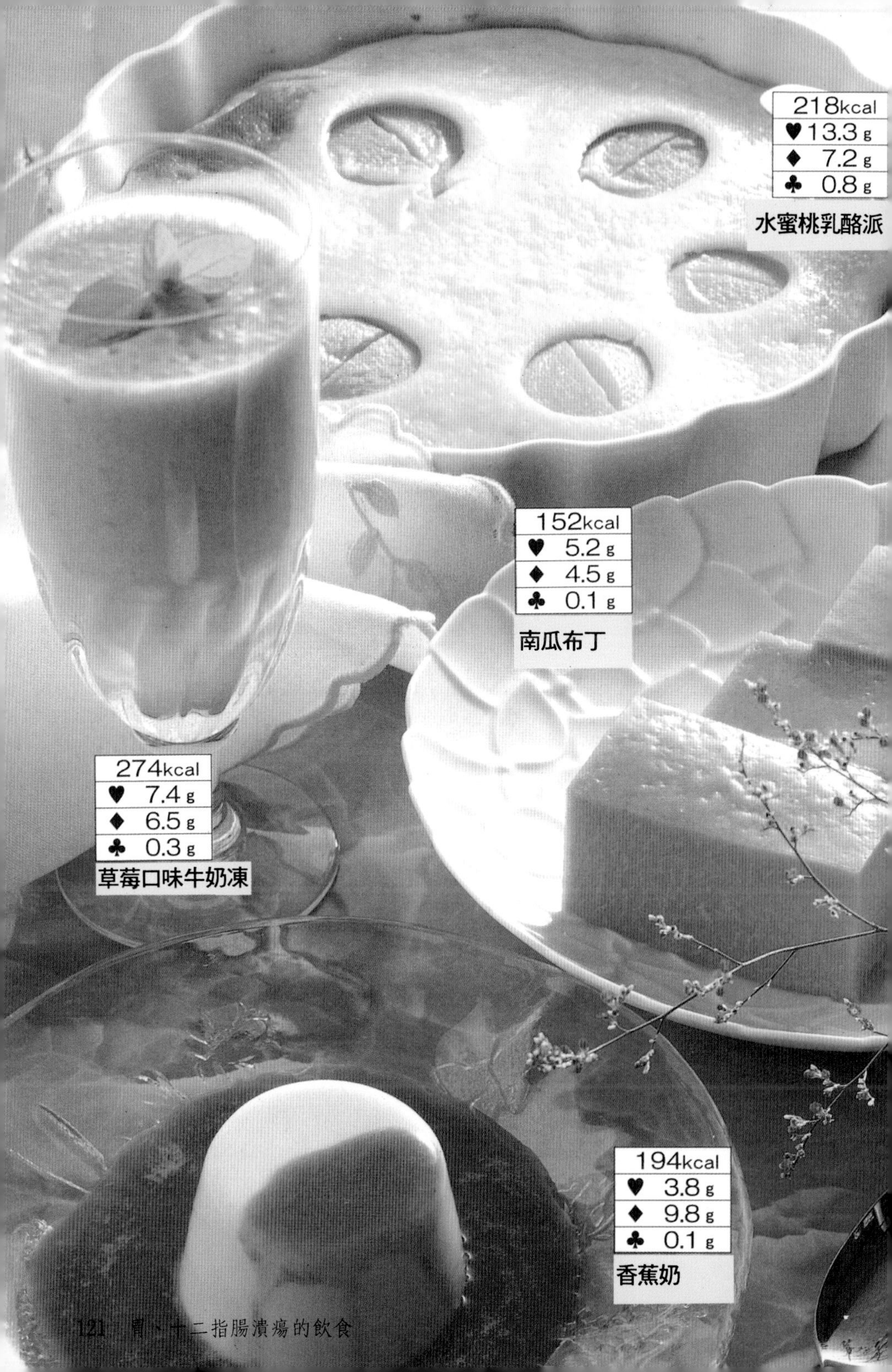
218kcal
♥13.3 g
♦ 7.2 g
♣ 0.8 g
水蜜桃乳酪派
152kcal
♥ 5.2 g
♦ 4.5 g
♣ 0.1 g
南瓜布丁
274kcal
♥ 7.4 g
♦ 6.5 g
♣ 0.3 g
草莓口味牛奶凍
194kcal
♥ 3.8 g
♦ 9.8 g
♣ 0.1 g
香蕉奶

使用蔬菜與水果

A 南瓜麵包

材料（十二人份） 南瓜三〇〇公克
a〔麵粉二〇〇公克 發粉二小匙〕
蛋三個 砂糖八〇公克 奶油一〇〇公克 奶油、麵粉各少許

作法 ❶南瓜去籽，以微波爐加熱六～七分鐘，挖出肉，以打蛋器打散。
❷奶油調拌成乳霜狀，加入砂糖調拌到發白為止，慢慢加入打散的蛋，放入南瓜調拌。再將a一邊過篩一邊加入其中，再繼續調拌。
❸模型中塗抹奶油，薄薄撒上一層，倒入②，放進一八〇度的烤箱中烤三十分鐘。

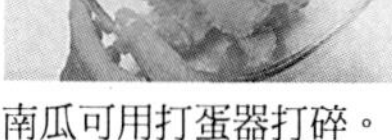
南瓜可用打蛋器打碎。

A 熱蘋果茶

材料（一人份） 蘋果一五〇公克
蜂蜜一大匙 檸檬汁一～二小匙

作法 煮滾一五〇mλ的水，加入擦碎後的蘋果。放入蜂蜜，煮滾後關火，加入檸檬汁。

A 胡蘿蔔凍

材料（六個份） 胡蘿蔔一〇〇公克
砂糖六十個 橘子汁（一〇〇％）二分之一杯 明膠板八公克 檸檬汁一大匙

作法 ❶明膠以大量水浸泡，擱置待用。
❷胡蘿蔔切成七公釐厚圓片，用一・五杯水煮十五分鐘，軟了之後留下六片裝飾用，其餘的加入砂糖，放入果汁機中攪拌。
❸趁熱將擰乾水分的①加入，用餘熱使其溶化。加水後為四六〇mλ，加入果汁和檸檬汁，倒入杯中冷卻凝固，添上用模型取出的裝飾用胡蘿蔔。

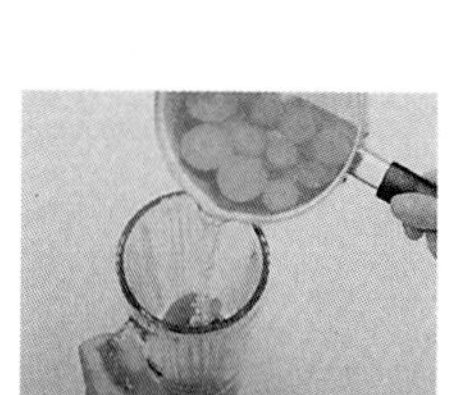
胡蘿蔔煮軟後放入果汁機中攪拌。

A 蠶豆酸乳酪凍

材料（六個份） 蠶豆一〇〇公克
砂糖八十公克 明膠板六公克 原味酸乳酪四〇〇公克

作法 ❶蠶豆煮軟後去除薄皮，留下六顆裝飾用，其餘的搗碎。
❷明膠放入水中浸泡還原。
❸二分之一杯水中加入砂糖煮，煮滾後關火，擰乾①的明膠加入其中，使其溶化。冷卻後加入①和酸乳酪混合，倒入杯中冷卻凝固。

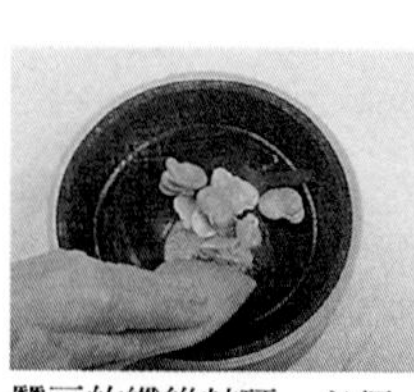
蠶豆的纖維較硬，必須先搗碎。

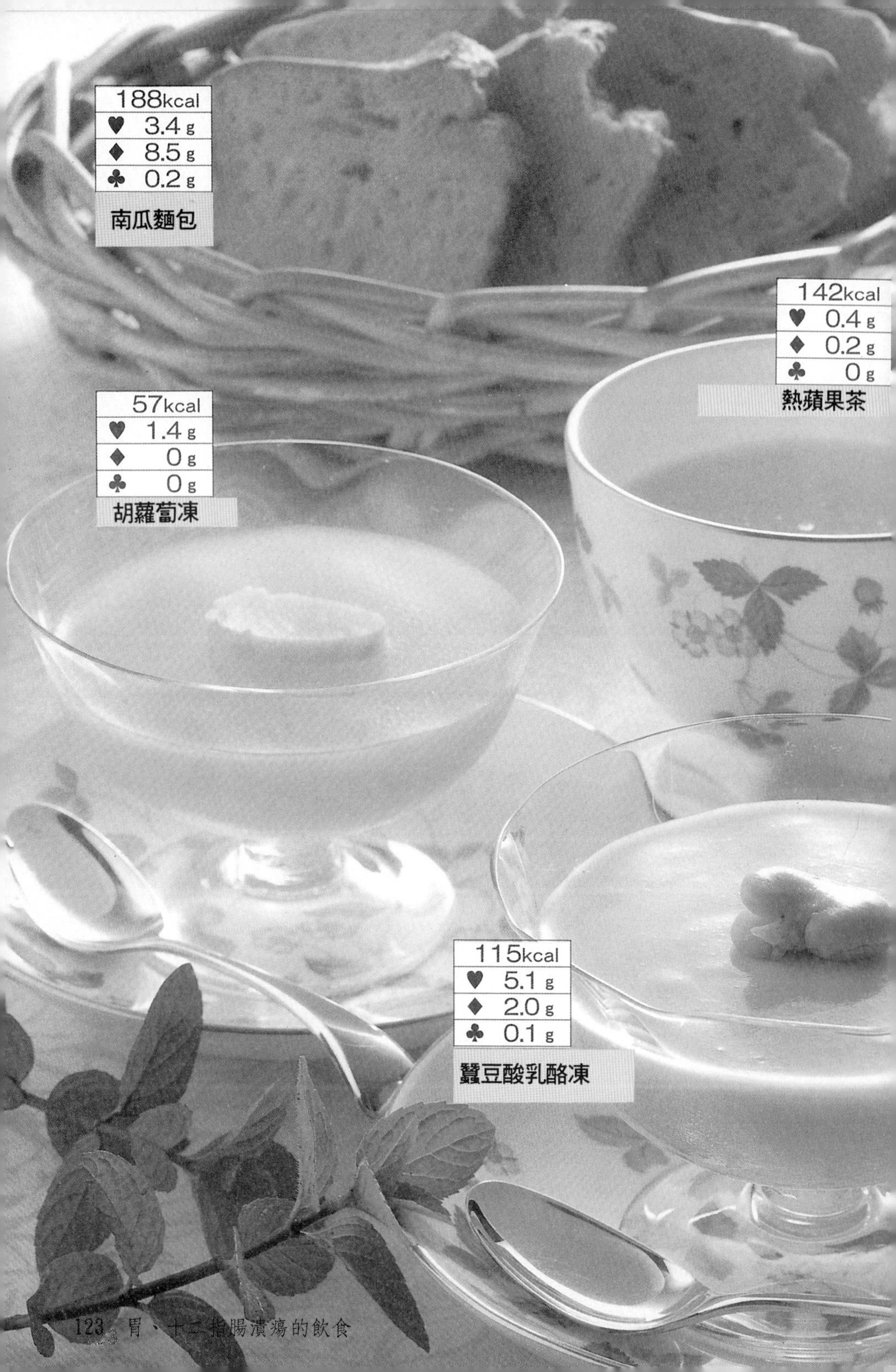
188kcal
♥ 3.4 g
♦ 8.5 g
♣ 0.2 g
南瓜麵包
142kcal
♥ 0.4 g
♦ 0.2 g
♣ 0 g
熱蘋果茶
57kcal
♥ 1.4 g
♦ 0 g
♣ 0 g
胡蘿蔔凍
115kcal
♥ 5.1 g
♦ 2.0 g
♣ 0.1 g
蠶豆酸乳酪凍

A 微波甘藷蛋糕

材料（八人份） 甘藷二〇〇公克 蛋一個 牛乳四分之三杯 麵包粉一〇〇公克 奶油少許

作法 ❶甘藷切成二公分厚的圓片，削去厚皮，泡在水中，由冷水中開始煮，煮軟後瀝乾水分搗碎。

❷蛋打散，以牛乳調溶，加入①及麵包粉混合。

❸將②倒入耐熱陶器或玻璃大碗中，以保鮮膜包住，放入微波爐加熱八～十分鐘，略冷後盛盤。

★也可以用微波爐蒸。煮過的甘藷變軟了，所以較容易搗碎。

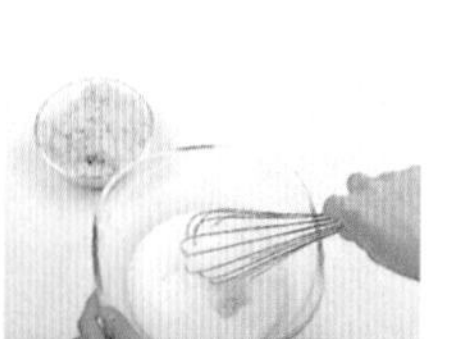

蛋和牛乳混合後，加入搗碎的甘藷調拌。

B 三明治卷

材料（一人份 吐司麵包三片 肝醬十公克 草莓醬一・五小匙 花椰菜二十公克 鬆軟白乾酪（搗碎）二〇公克 美乃滋一小匙

作法 ❶吐司麵包去邊，一片塗肝醬捲起，以保鮮膜包住。另一片塗草莓醬，同樣捲起，以保鮮膜包住。

❷花椰菜煮軟，半量放入研缽中搗碎，加入鬆軟白乾酪和美乃滋，塗在剩下一片麵包上，捲起，以保鮮膜包住。

❸形成固定後撕除保鮮膜、切塊，添上剩下的花椰菜。

花椰菜搗碎後和乳酪混合

B 水果薄餅

材料（十二張 四人份） 薄餅（麵粉六十公克 蛋一個 奶油一大匙 牛乳一杯 鹽三分之一小匙） 油少許 草莓、哈蜜瓜、水蜜桃（罐頭）各一〇〇公克 檸檬汁一大匙 水蜜桃汁二大匙

作法 ❶麵粉篩過，放入大碗中，加入打散的蛋及牛乳二大匙，用打蛋器調拌。加入剩下的牛乳、鹽、溶化的奶油再調拌。

❷煎鍋中熱油，倒除油，擦乾後將①倒入薄薄的一層，撒開後將兩面煎成美麗的顏色，折成四份，盛盤。

❸水果切成小塊，加上檸檬汁及罐頭水蜜桃汁，淋在②上。

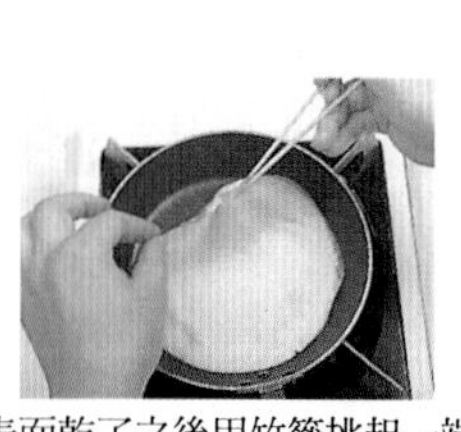

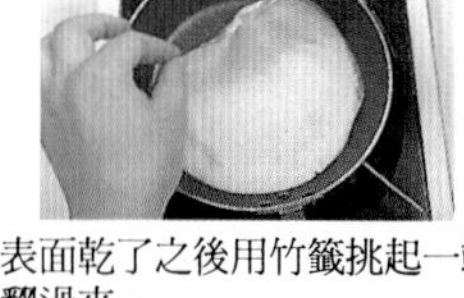

表面乾了之後用竹籤挑起一端翻過來。

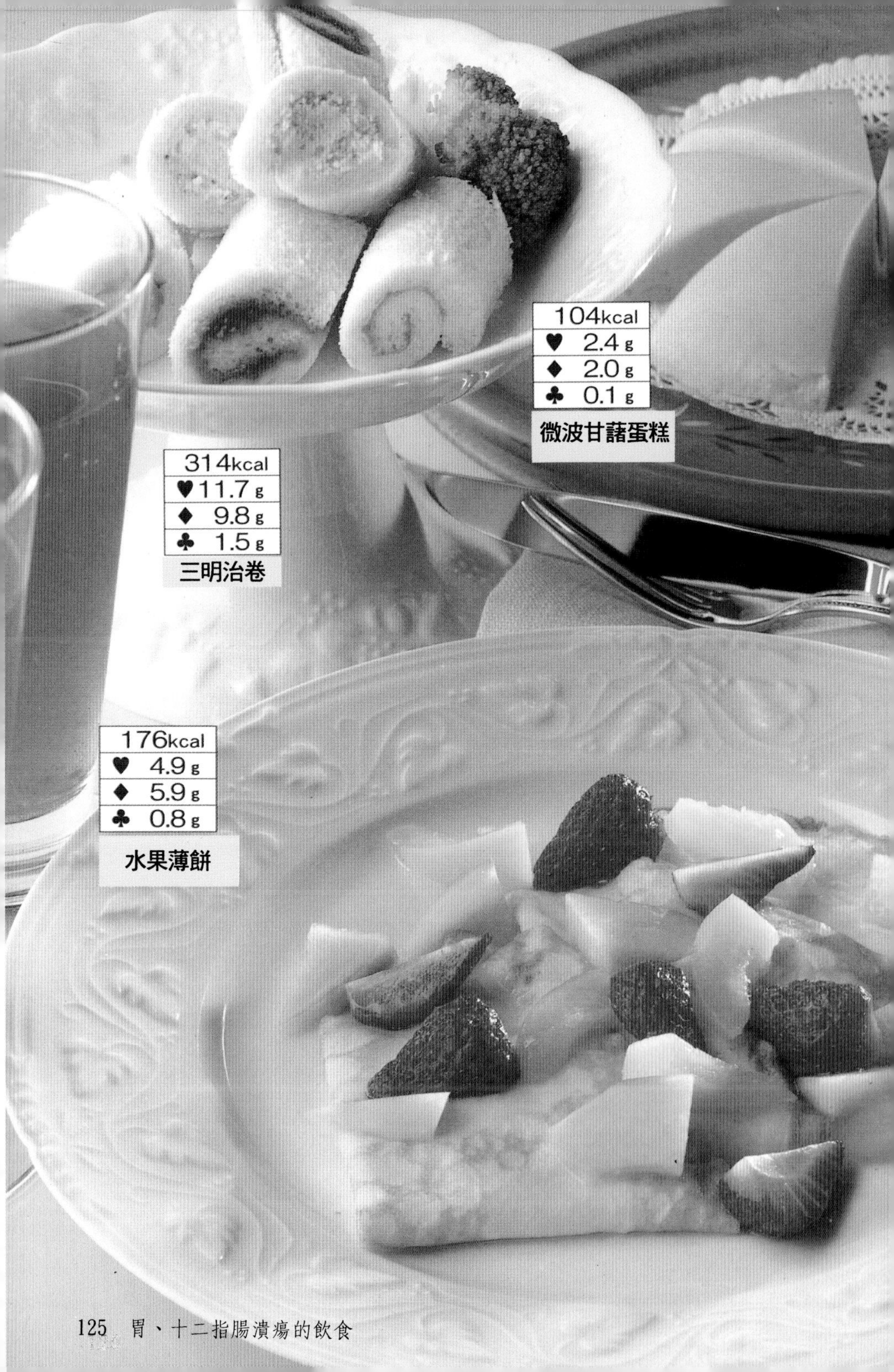
104kcal
♥ 2.4 g
♦ 2.0 g
♣ 0.1 g
微波甘藷蛋糕
314kcal
♥11.7 g
♦ 9.8 g
♣ 1.5 g
三明治卷
176kcal
♥ 4.9 g
♦ 5.9 g
♣ 0.8 g
水果薄餅

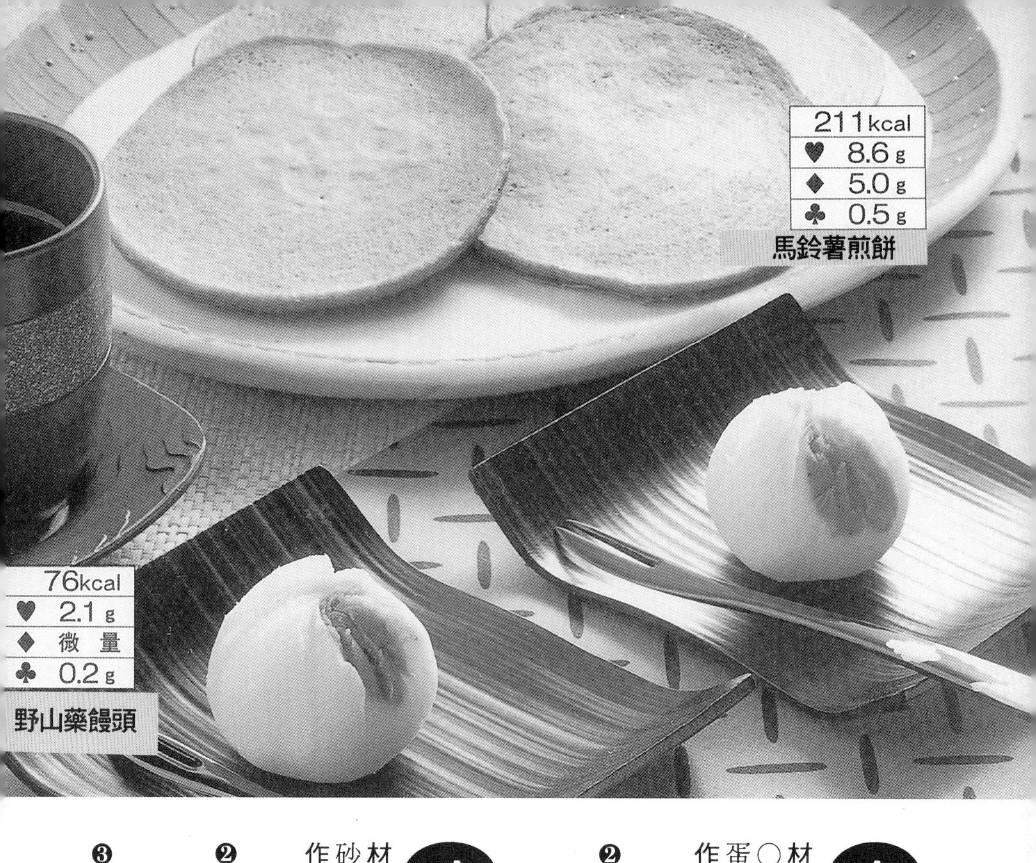

A 馬鈴薯煎餅

材料（八片 四人份） 馬鈴薯四〇〇公克 麵粉、黃豆粉各六十公克 蛋二個 鹽三分之一小匙強 油少許

作法 ❶馬鈴薯去皮、搗碎，略微擠乾水分，加入蛋、麵粉、黃豆粉、鹽混合。

❷煎鍋中熱油，倒掉油，擦掉多餘的油，將①薄攤成直徑六～七公分的圓形，兩面用小火煎。

A 野山藥饅頭

材料（四個份） 野山藥二〇〇公克 砂糖三十公克 鹽、抹茶各少許

作法 ❶野山藥去皮，泡在醋水（份量外）中，切成二公分厚，煮軟後趁熱搗碎。

❷立刻加入砂糖及鹽混合，取出一大匙份，混合用滾水調溶的抹茶，分為四等分。白色芋頭也分為四等份，捏成圓形。

❸白色芋頭及用抹茶染色的芋頭一起用保鮮膜包著，捏成饅頭狀。

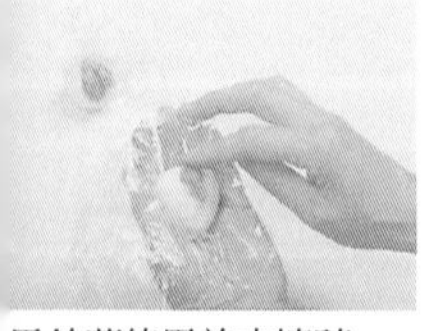
馬鈴薯使用前才擦碎

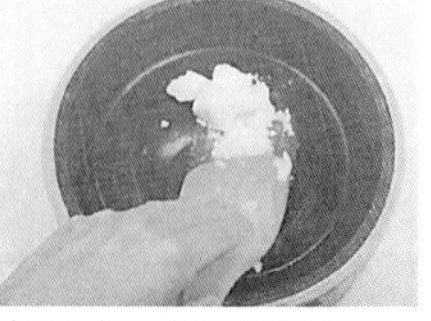
加入大量黃豆粉更美味

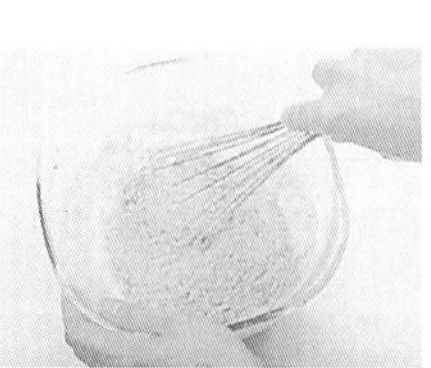
煮好的野山藥趁熱搗碎

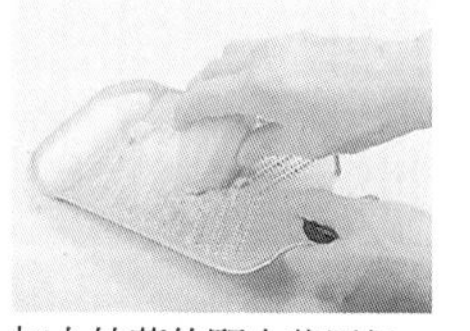
加上抹茶的野山藥用保鮮膜包住，擠成饅頭狀

何謂胃、十二指腸潰瘍

胃、十二指腸都是消化食物的臟器。
潰瘍是指胃或十二指腸內壁的粘膜受損所形成的傷口而造成的疾病，
依潰瘍形成的位置不同，其症狀及治療法也不同。
了解自己的症狀有助於提升治療效果，
所以一定要先了解胃、十二指腸到底具有何種構造，
胃、十二指腸潰瘍到底是何種疾病。

胃、十二指腸的構造

消化管從口到肛門，是貫穿身體的器官，胃是在腹部心窩稍左側的位置，是消化管中內腔最寬廣的部分。食物由口通過食道，通過胃的入口賁門進入胃中，朝向出口幽門移動，進入十二指腸。

十二指腸是長三十公分的消化管，成繩索狀彎曲，與空腸、回腸等小腸相連。最初與胃相連的部分膨脹為三角形，稱為十二指腸球部，十二指腸潰瘍幾乎都是發生在這個部分。

●胃

●胃壁模型圖

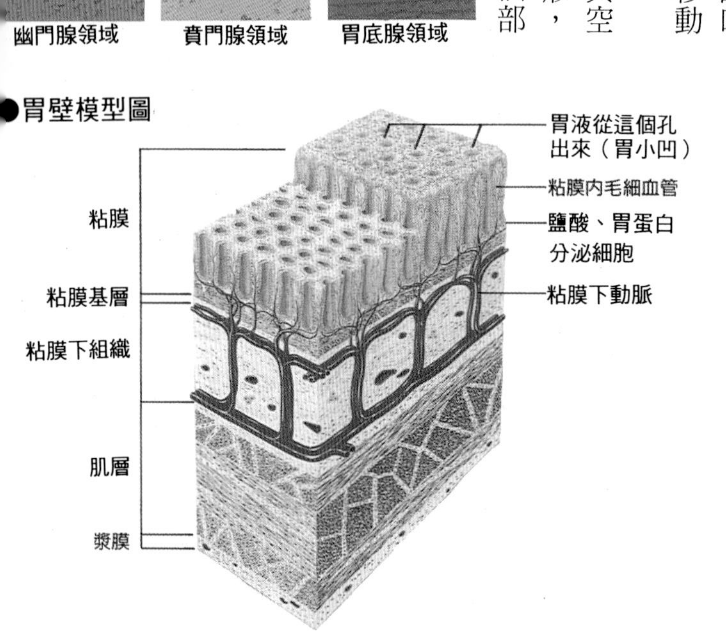

胃中分為三等份，包括穹隆部、胃體部、胃竇部。胃體部和胃竇部的交界彎曲的部分稱為胃角。

胃壁有粘膜覆蓋，粘膜表面有無數小孔，其中形成管狀腺，由這個腺分泌粘液和消化液。腺依部位不同，接近賁門的部位稱為賁門腺，在穹隆部、胃底部的則稱為胃底腺，在胃竇部的稱為幽門腺，有這三種不同的名稱。

胃壁的最內側為粘膜，而依序有粘膜基層、粘膜下組織、肌層、漿膜等五層。潰瘍是胃粘膜受損的疾病，必須深及粘膜基板時才稱為潰瘍。

十二指腸壁與胃具有同樣的構造，從粘膜到漿膜比胃更薄，因此，十二指腸潰瘍比胃潰瘍更容易引起出血、穿孔這種連漿膜也受損、出現孔的嚴重症狀。

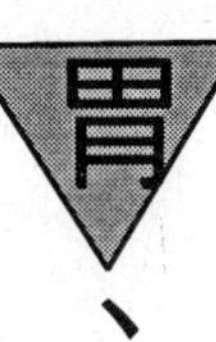

胃、十二指腸潰瘍的症狀

有時自覺症狀較少，有時也會出現容易與其他胃腸疾病混淆的症狀，代表性症狀有空腹時胃痛、吐血、便血、胃灼熱。

■粘膜的傷口深達粘膜基層時稱為潰瘍

胃、十二指腸潰瘍就是胃、十二指腸內側壁受損的**器質性疾病**（註①）之一。有些人稱其為消化性潰瘍，也就是說，為了消化食物而分泌的胃液，甚至連胃及十二指腸都消化了。

胃炎中的糜爛性胃炎，是因為暴飲暴食或胃酸過多等，引起自體消化而導致的糜爛，這種胃炎由自體消化而產生的障礙僅止於粘膜而已。但是潰瘍是指連粘膜基層都受破壞的情形，糜爛性胃炎就病理學的觀點而言，也含在潰瘍的範疇中，因此也進行與潰瘍相同的食物療法治療。此外，糜爛未超過粘膜基層時較容易治好，如果超過粘膜基層則很難治好，甚至繼續惡化，有可能成為穿通性潰瘍。

■潰瘍形成的部位具有規則性

通常潰瘍並非在任何地方都會形成的，具有一定的規則性。在哪些位置容易形成呢？或是容易形成潰瘍的原因為何呢？有各種不同的說法，一般承認的是**大井的二重規制法則**（註②），根據這個說法，認為胃潰瘍容易發生在胃底腺與幽門腺交界部的幽門腺領域，或是十二指腸潰瘍容易發生在幽門粘膜與十二指腸粘膜交接處的十二指腸腺區域，此外，胃部肌肉呈環狀處及縱狀處包圍的部分容出現潰瘍。簡單地說，胃潰瘍容易在胃角部，十二指腸潰瘍容易在十二指腸球部發生。

■有時候沒有自覺症狀

潰瘍是胃壁受侵蝕的疾病，當然會有疼痛或出血等症狀，但是有時不會有自覺症狀，尤其是即使潰瘍相同，但如果為急性潰瘍時，甚至可能沒有自覺症狀，先前曾敘述，潰瘍有既定的形成位置，但如果為急性潰瘍，只要是胃或十二指腸所分泌出來的鹽酸或是胃蛋白酶等消化液接觸的場所，都可能發生急性潰瘍。尤其是由壓力或解熱劑、鎮痛劑等所引起的藥劑性潰瘍，可能同時在幾處發生，形狀各有不同。

自覺症狀不只是疼痛，也可能出現吐血、便血、嘔吐等嚴重的症狀。但是，潰瘍較淺時，有時不會出現自覺症狀，只是胃部有苦重感，在不知不覺中就自然好了。

而難治性的慢性潰瘍，是潰瘍的形狀不整齊，可能是線形或

●消化性潰瘍的發生與二重規制法則

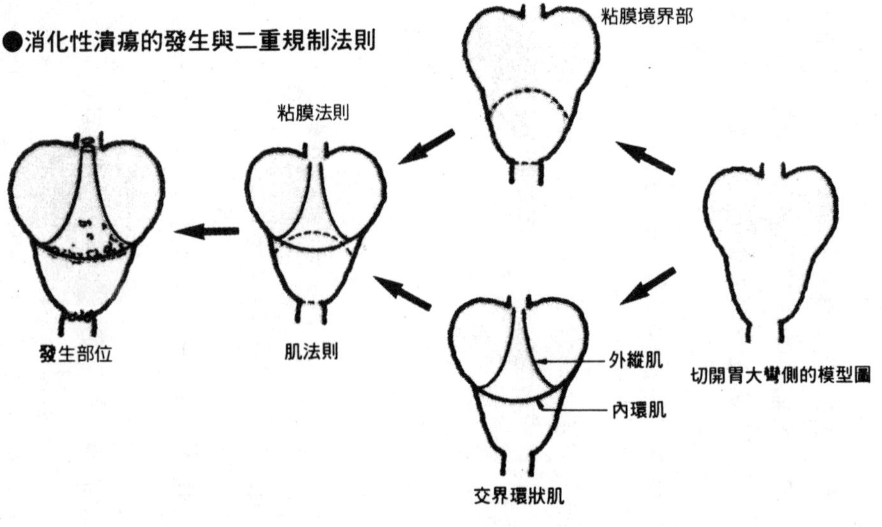

粘膜境界部
粘膜法則
切開胃大彎側的模型圖
外縱肌
內環肌
交界環狀肌
肌法則
發生部位

橢圓形，數目為一、二個，比較少，但是受侵襲的部分較深，甚至連胃壁最外層的漿膜都會被穿通。由於潰瘍較深，所以周圍的組織纖維化現象會出現，有時反而沒有自覺症狀。

以下說明主要的自覺症狀。

疼痛

■依潰瘍的位置不同，疼痛的位置也不同

自覺症狀中，最常見的是胃痛，通常心窩附近會感覺疼痛。但是，依潰瘍形成位置的不同，疼痛的位置也多少有些不同。胃的周圍如果潰瘍深達漿膜，引起腹膜炎時，則整個上腹部都會疼痛。此外，因為十二指腸潰瘍也會繞到背側，因此，如果潰瘍形成於後壁時，背部和右肩後方會疼痛，在前壁形成時，右上腹部會疼痛。

但是，在胃上方出現的疼痛，一般人可能認為是潰瘍，卻有可能是狹心症或心肌梗塞所引起的疼痛。

●胃、十二指腸潰瘍的進行

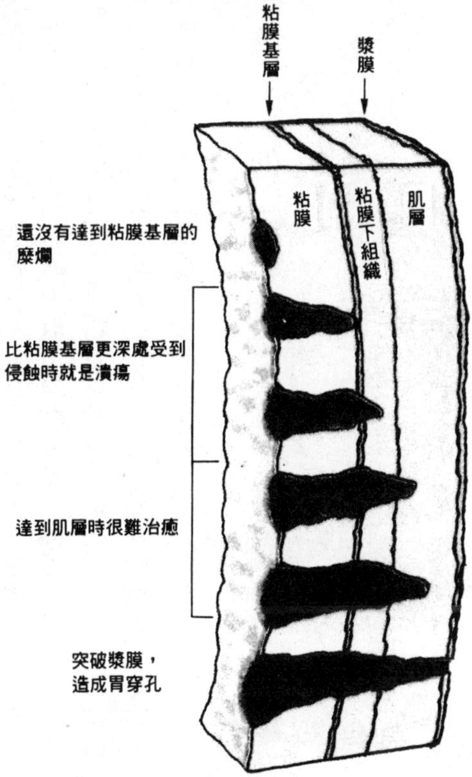

粘膜基層
漿膜
粘膜
粘膜下組織
肌層
還沒有達到粘膜基層的糜爛
比粘膜基層更深處受到侵蝕時就是潰瘍
達到肌層時很難治癒
突破漿膜，造成胃穿孔

■疼痛的強度和病情不一定一致

疼痛的程度各有不同，有時候不會覺得很痛。這是因為胃粘膜並沒有知覺神經，因此，如果潰瘍僅止於粘膜表面時，不會產生明顯的疼痛感。

疼痛是粘膜的損傷部位直接受到胃液

的鹽酸或胃蛋白酶的刺激，引起組織破壞時，游離出疼痛的物質或血管收縮物質而產生的。依狀況不同，具有很多不同的症狀，其中最常見的就是一種好像受到壓迫似地沈重、鈍痛感。

但是，疼痛程度和潰瘍的嚴重性不見得一致，所以不要因為疼痛較弱就掉以輕心。如果不會感覺疼痛的人，在不知不覺中病情不斷惡化，可能突然潰瘍會穿破胃或十二指腸壁，形成穿孔性潰瘍。穿孔時會併發腹膜炎，突然產生劇痛，很多人這時才發現疾病。

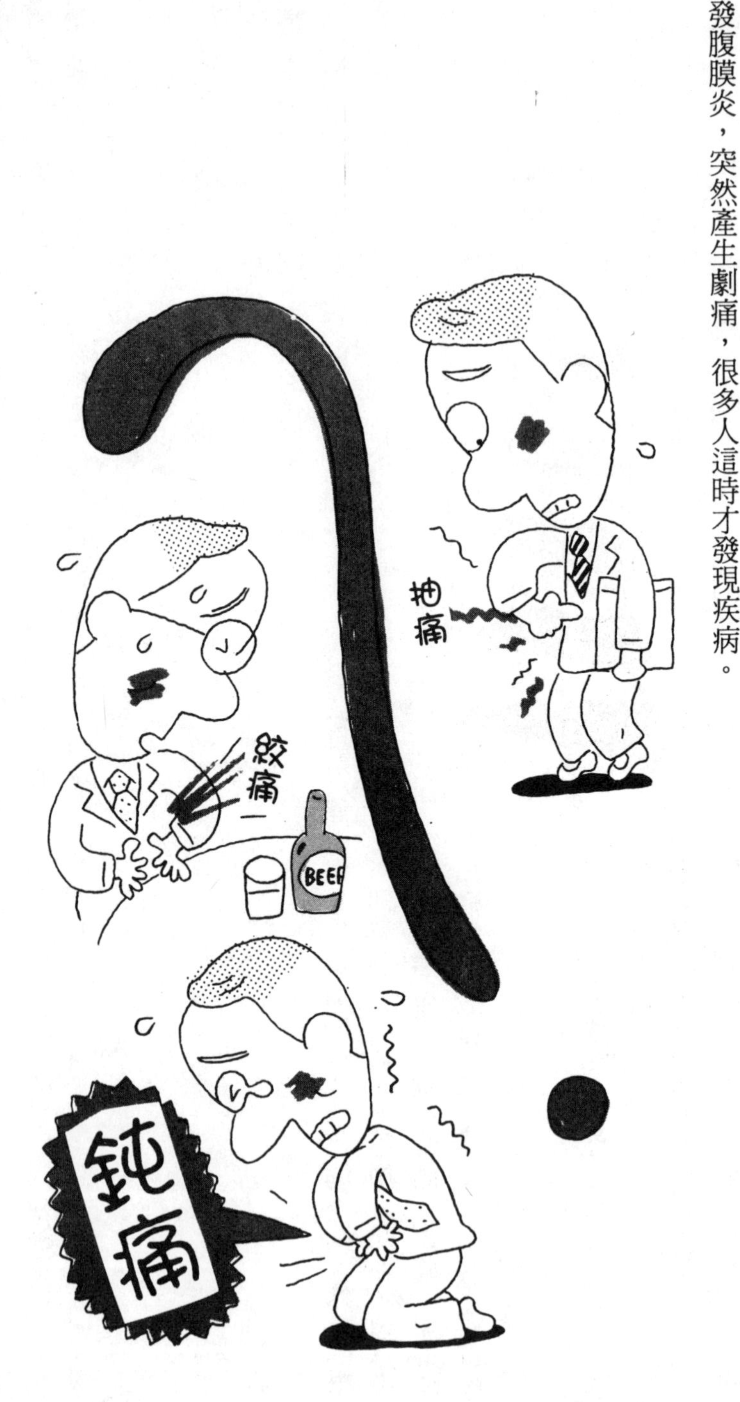

■特徵是空腹時或半夜會疼痛

經常聽人說潰瘍，尤其是十二指腸潰瘍會在空腹時發生疼痛，吃了一些東西後就不會感到疼痛了，因此，很多人認為是與食物攝取有關的疼痛，這是因為如果平常**食物沒有進入胃中時，胃液還是會分泌**（註③），胃液刺激潰瘍而引起的疼痛。一旦食物進入胃中時，胃液會消化食物，中和胃酸，所以疼痛的現象停止。

同樣的情形也會發生在半夜，人體在半夜受到副交感神經的支配，當副交感神經興奮時，會促進胃液的分泌。此外，精神壓力的影響使得自律神經的控制紊亂，造成副交感神經興奮時，在睡眠中會大量分泌胃液，即使沒有直接攝取食物，胃壁也會受到攻擊而產生疼痛。

■即使疼痛消失也不表示疾病治好

形成潰瘍的時日尚淺時，即使疼到在二～三天到一週內消失，這種情形經常出現。即使是潰瘍，一旦對疼痛產生習慣性，或是感受性鈍化時，有一種生物體防衛反應在潰瘍表面的上皮再生，形成薄膜，胃液不會直接碰到潰瘍，因此疼痛減輕。潰瘍越大，越深時，即使想用再生上皮覆蓋，也要花較長的時間，因此，疼痛會長期持續。

總之，不要因為疼痛停止，就認為潰瘍已經好了，放任不管或在中途停止治療時，可能會永遠無法治好或成為慢性潰瘍，即使自然治癒也容易再發，一定要注意。

出血

■潰瘍到達血管時會出血

潰瘍是胃壁形成的傷，多少會伴隨出血現象。但是，在胃壁粘膜下層有粗大的血管，所以潰瘍沒有達到該處時，只有毛細血管受到影響，出血量很少，也很少會出現吐血或便血等自覺症狀，因此，如果產生大量出血，則表示潰瘍已經損傷血管，可能因為大量出血而導致死亡。

胃潰瘍或十二指腸潰瘍都可能會出現出血現象，但是以十二指腸潰瘍出血的機率較高。因為十二指腸從粘膜到漿膜較薄，因此可能輕易損害漿膜，而且穿孔率很高。

■伴隨劇痛的出血是危險信號。必須趕緊前往醫院。

出血可能會以吐血或便血的情形出現，但胃潰瘍、十二指腸潰瘍便血的情形多於吐血，尤其十二指腸潰瘍大都是便血。

吐血就是由口中吐出血液，像肺結核等所引起的咯血，咳嗽時會出現泡沫、痰及鮮血，而吐血則會伴隨胃的苦重感和噁心感，嘔吐時會出現類似**咖啡色的黑褐色血為其特徵**（註④）。

便血會隨著糞便排泄出來，但是因為血液為黑色，因而糞便是黑色的，很軟，好像漿糊一樣粘，看起來好像煤焦油一樣，所以也稱為**焦油便**（註⑤）。

吐血時看起來好像是大量血液，但是其中夾雜大量胃液，因此出血量並不是很多，可是如果臉色蒼白，脈搏跳動快速而弱，血壓急速下降時，則是大量出血引起的休克狀態，因此要將頭部放低，趕緊叫救護車送往醫院。

此外，伴隨劇痛的出血是危險信號，通常吐血或便血會出現胃苦重或倦怠、頭昏眼花等症狀，不會產生強烈胃痛，但是穿孔時就會產生劇痛。一旦**穿孔時，胃和十二指腸內容流出**（註⑥），引起腹膜炎的可能性很高，處理太慢時會危及生命，必須要盡早送往醫院。

胸灼熱、噁心、嘔吐

■胸灼熱是胃液酸度較高的十二指腸潰瘍較常見的現象

胃、十二指腸潰瘍在潰瘍形成時日尚淺的活動期時，會出現症狀強烈的疼痛或吐血，但到了治癒期時症狀減輕，可是並沒有完全治好，所以胃會產生腹脹感或不快感、胸灼熱。

即使是健康的人，吃了油膩的食物或甜食、芋類時，也會出現胸灼熱。這是因為酸性的胃液逆流到食道所引起的症狀，很多人嘔酸水時會感到胸灼熱。潰瘍時由於胃液增加，胃液更容易逆流，尤其是**胃液酸度較高的十二指腸潰瘍較常出現這種症狀**（註⑦）。

胸灼熱的症狀在躺下來時感覺非常強烈，覺得痛苦時不要躺下，最好是站著或坐著較好，如果想躺下，右側朝下較輕鬆。

■十二指腸潰瘍治癒期所引起的噁心或嘔吐必須注意

治癒期的症狀最需要注意的，就是十二指腸潰瘍所引起的噁心或嘔吐現象。十二指腸潰瘍反覆再發時，幽門和十二指腸球部的疤痕扭曲，造成內腔狹窄，稱為幽門狹窄，如此一來，食物很難由胃移到十二指腸，胃中積存大量不消化的食物及胃液，因此引起胃不消化，或是噁心、嘔吐現象。

幽門狹窄的程度較強時，吃東西時會不舒服，因而容易導致**食慾減退**（註⑧），即使吃了東西，在飯後一小時會吐出來，因此，會導致營養不足，需要動手術。尤其從十幾歲開始持續出現的十二指腸潰瘍容易引起幽門狹窄，為避免反覆再發，一定要努力早期治療。

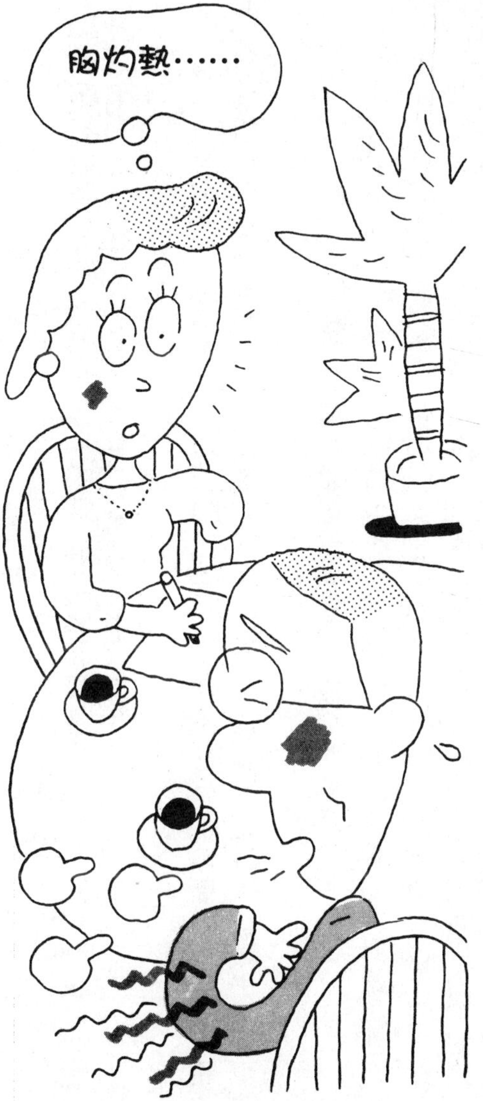

胃、十二指腸潰瘍的檢查與診斷

胃、十二指腸潰瘍的自覺症狀容易與其他疾病混淆，所以，光靠症狀無法做確實的診斷。如果進行精密的檢查，從潰瘍的有無到潰瘍的性質，都能判斷到相當精準的地步，因此，感到懷疑時，要盡早去看專門醫師。

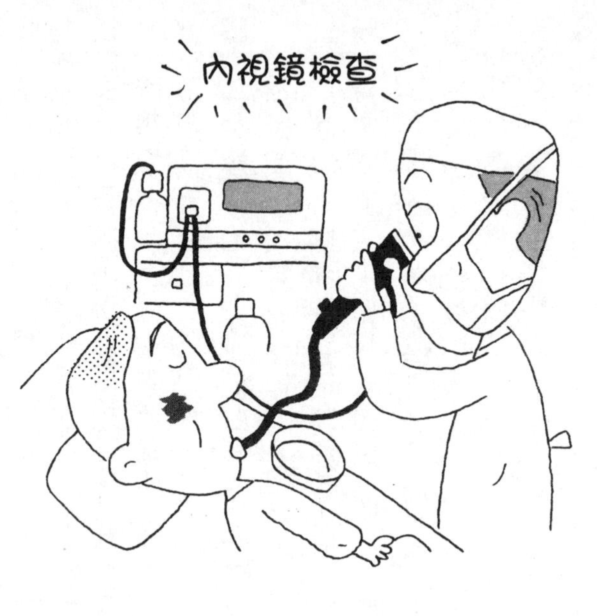

■X光與內視鏡檢查是不可或缺的檢查

與胃、十二指腸潰瘍會出現相同症狀的疾病是腹部疾病，包括胃炎、膽結石症、膽囊炎、胰臟炎、腸閉塞、尿路結石等，其中最容易混淆的就是胃炎，尤其胃癌的初期症狀也是如此，如果要診斷是否為潰瘍，不僅要經由問診和自覺症狀加以判斷，同時一定要經過消化器官專門醫師的檢查。

精密檢查不可或缺的是X光檢查與內視鏡檢查。X光檢查可發現潰瘍造成的胃壁的陷凹及粘膜集中襞的現象，利用X光雙重造影法等，就能夠精確判斷是否為癌。內視鏡檢查則是利用纖維內視鏡直接觀察胃內、拍照，清楚了解病變的實像。

最近，可利用將小型電視插入消化管中的電子內視鏡，將畫面顯現在電視螢幕上，進而加以診斷的方法。

進行內視鏡檢查時，必須採取可疑部位的組織，利用顯微鏡進行細胞檢查，就能確實與其他惡性病變（癌症等）區別。

經由以上檢查得知是潰瘍時，還要進行胃液和血液檢查，調查胃液的鹽酸和胃蛋白酶的分泌狀態，與胃液分泌有關的**胃分泌素**（註⑨）的血中濃度。這些檢查可以當成由分泌機能判斷病態的資料，對於進行確實治療而言是重要的線索。

胃癌與胃潰瘍

有人說罹患胃潰瘍後容易罹患胃癌，但相反地，有人說罹患胃潰瘍後不容易得胃癌，有各種不同的說法。但是胃癌與胃潰瘍是完全不同的疾病。雖然關於癌發生的構造目前不明，但是這些說法我們都不能加以否定，因為目前沒有正確解答。

但是，雖說罹患十二指腸潰瘍的確不易演變成癌症，但是反覆胃潰瘍和胃炎時，的確會促進癌化。尤其是胃潰瘍與癌可能同時形成，因此必須注意。

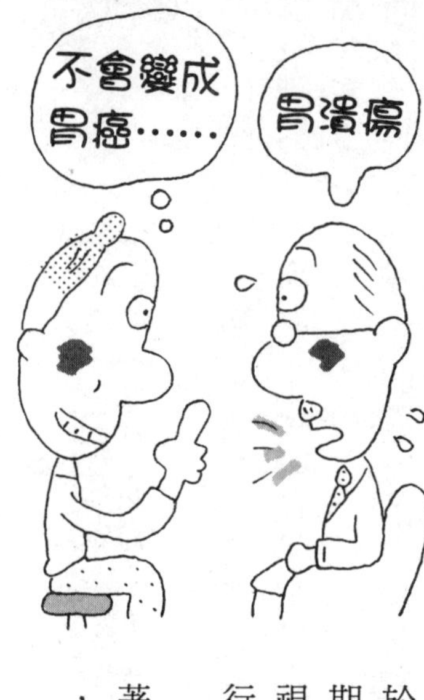

胃癌最初出現在胃壁的粘膜，早期時癌細胞的浸潤僅止於粘膜層，在這個階段如果進行手術，一定能治好，不過早期胃癌的自覺症狀和胃潰瘍完全相同，很難區別。不過做內視鏡檢查後，即使微小的癌也能發現。早期癌使用內視鏡進行電氣手術，或是利用雷射的方式治療，都可以治好。

所以，診斷胃潰瘍時一定要進行內視鏡檢查。當然，趁著身體還健康時就接受內視鏡檢查，更有助於早期發現癌症，一定要抱持這種積極的態度。

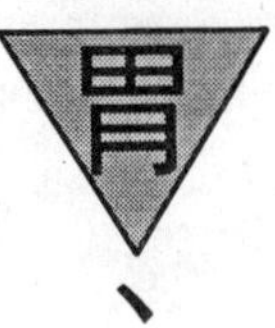

胃、十二指腸潰瘍的原因

據說胃、十二指腸潰瘍容易再發的原因與壓力、飲食等生活有密切關係。所以必須了解潰瘍形成的構造，對於形成的要因客觀處理，努力加以去除。

■由於粘膜攻擊因子和防禦因子的平衡失調而引起潰瘍

胃潰瘍和十二指腸潰瘍都是胃液中的鹽酸對於粘膜進行自體消化，使得內壁受侵蝕而產生的疾病，如果在健康狀態下，不會引起自體消化。這是因為胃粘膜有粘液覆蓋，能夠保護胃壁，此外，粘膜本身具有抵抗力，粘膜下有豐富的血液流通，有助於製造粘液及維持粘膜的抵抗力。

而**胃液的分泌受自律神經控制**（註⑩），食物進入時促進分泌；食物離開，胃空了之後就會抑制分泌。

以上保護胃粘膜的各種成分和機構，稱為粘膜的防禦因子，而像胃液等會對粘膜造成自體消化的因子，稱為攻擊因子，正常人體內防禦因子和攻擊因子的平衡正常，因此不會引起自體消化，如圖所示，健康的胃即使攻擊因子較大，但是防禦因子也會配合增大，因此不會使粘膜受損。但是，如果是暫時的暴飲暴食或大量飲酒，為了保護粘膜免於攻擊因子的攻擊，必

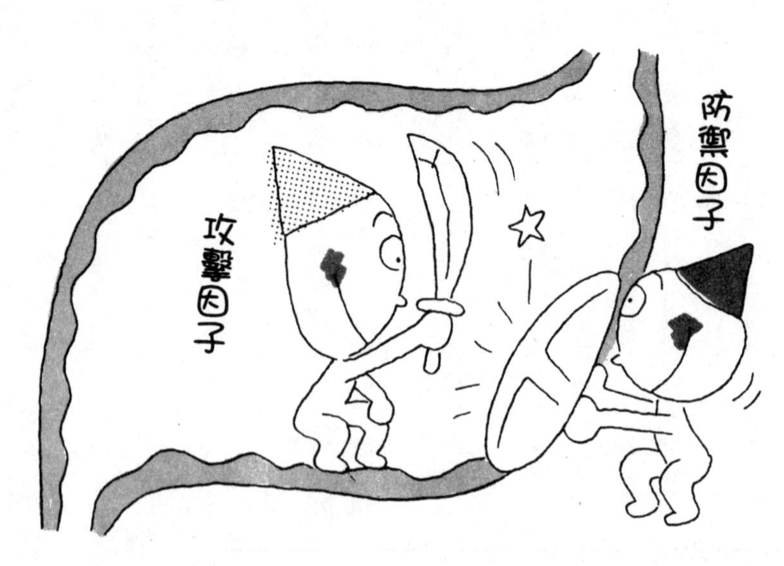

●胃粘膜的防禦因子與攻擊因子的調節機序

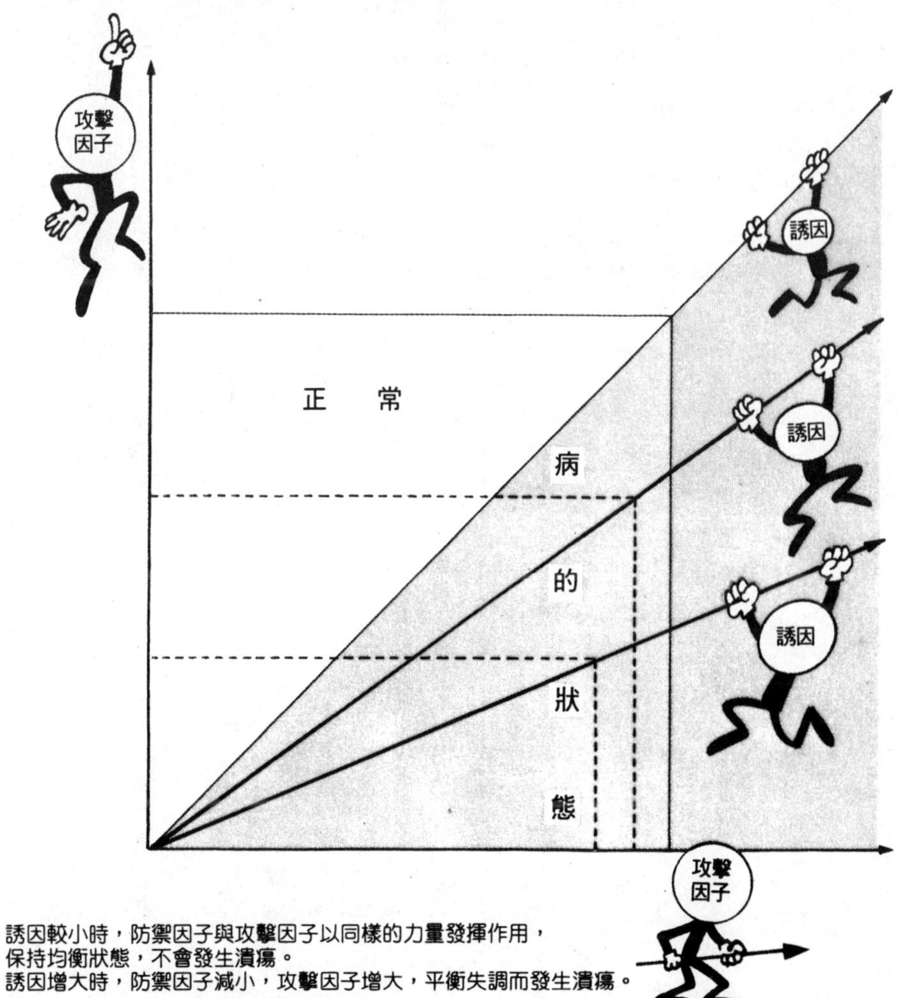

誘因較小時，防禦因子與攻擊因子以同樣的力量發揮作用，
保持均衡狀態，不會發生潰瘍。
誘因增大時，防禦因子減小，攻擊因子增大，平衡失調而發生潰瘍。

須增加粘膜的分泌，因此，即使粘腹的表面糜爛，形成胃炎，也不會造成潰瘍。所以潰瘍發生的根本要因就是這個平衡構造紊亂所造成的。

■引起攻擊因子與防禦因子平衡失調的就是自律神經和荷爾蒙的紊亂

引起攻擊因子和防禦因子平衡失調的，就是調節構造的根源自律神經控制紊亂，同時荷爾蒙紊亂而引起的，造成自律神經控制紊亂的就是壓力。

促進胃液分泌的自律神經之一的迷走神經，會受到壓力的刺激，所以即使在空腹時，也會促進胃液的分泌。此外，**壓力造成的刺激會減弱粘膜的抵抗力，使血液循環不良，因此會抑制保護粘膜的粘液的分泌**（註⑪）。尤其血液循環不良，成為降低粘膜防禦力的最大要因，所以壓力是最具代表性的誘因。

壓力一方面增大攻擊因子，一方面縮小防禦因子，導致攻擊因子與防禦因子的平衡失調，這種狀態經常發生就會造成胃或十二指腸潰瘍。

■精神壓力特別容易成為十二指腸潰瘍的誘因

壓力是指生活環境中廣義的刺激。例如，高溫多濕或異常寒冷、氣壓的變化等氣象條件、缺氧或一氧化碳、藥劑（註⑫）等化學刺激，也會形成壓力。此外，悲傷或疼痛等精神因子也會成為壓力。這些因子對生物體造成影響而產生的疾病，稱為「泛適應症候群」，而胃、十二指腸潰瘍為其代表，尤其是十二指腸潰瘍，大都是與精神壓力有關的壓力型潰瘍。國內的工作場所壓力很大，因此工作旺盛的年齡層，三十多歲的年輕人較常罹患十二指腸潰瘍，其理由就在於此。

當然，並不是說加諸壓力時所有人都會罹患潰瘍。除了壓力之外，如何處理壓力的精神要因及體質和惡劣的生活習慣等，具有這些成為粘膜攻擊因子的身體要因時，就會成為潰瘍。

精神要因包括頑固、認真、對工作熱心、責任感較強，擁有過剩期待，屬於努力過剩適應型性格，或壓抑自我主張，採取被動行動，不敢說不的人，或是與其責怪他人，還不如將過錯歸咎於自己的自我抑制性格強烈的人，較容易出現精神要因。一言以蔽之，就是對壓力過度緊張，無法消除壓力的性格。

身體的要因則包括不規則的飲食生活、抽煙、喝酒等習慣，喜歡吃刺激物或太熱的食物等。曾經發生父親因十二指腸潰瘍而住院動手術，而就讀中學的孩子，卻因十二指腸潰瘍的出血而住院的例子，因此，多少包含體質要因和遺傳因子。

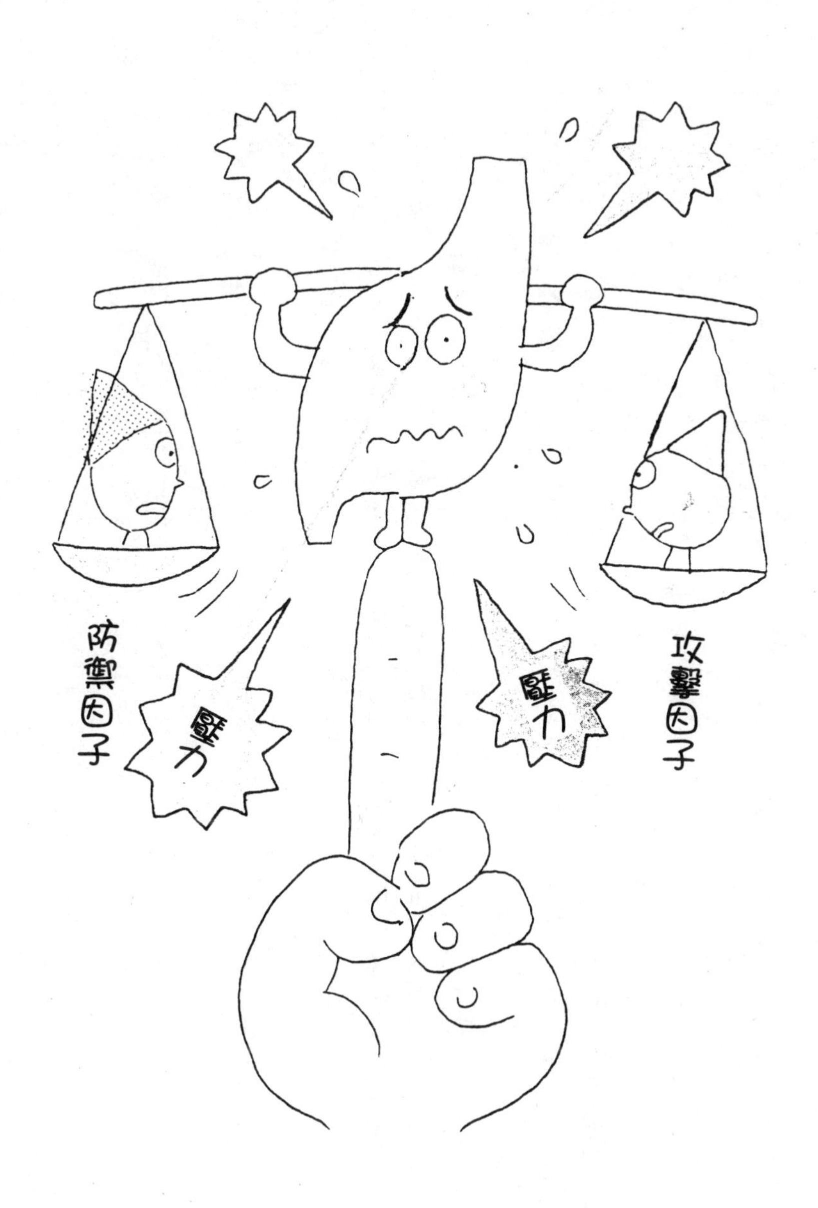

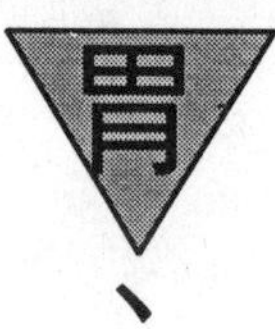

胃、十二指腸潰瘍的治療

昔日的潰瘍必須動手術，現在則以藥物療法為主。但是，光靠這樣無法完全治癒，除了藥物之外，還要加上壓力對策及食物療法，這三大支柱是治療潰瘍的基本。

■不依賴藥物，必須改善生活型態

最近由於藥物療法進步，因此治療者及被治療者都過度依賴藥物的力量，所以忽略了其他治療。但是，藥物雖然能夠治療潰瘍傷口，卻無法去除潰瘍的原因。潰瘍的原因，包括造成各種壓力的生活習慣、想法、行動模式等，廣義而言就是生活型態。如果不改善生活型態，一旦停止藥物後，即使疾病再發也不足為奇。

改善生活型態的重點，第一就是要排除壓力，如果辦不到，一定要巧妙地消除壓力，保持身心的安定。另外一點就是要避免刺激胃粘膜的食物，使胃安靜。但是這些治療並非一朝一夕就能產生效果的，為了彌補這些缺點，可以併用具有速效性，有時甚至具有可以避免動手術之效果的藥物。

因此，治療潰瘍以壓力對策、飲食生活的改善及服用藥物為三大支柱。搭配方法因人而異，各有不同，但欠缺其中任何一項都無法提升治療效果。

三大支柱之一的食物療法在另章中詳細探討，以下敘述壓力對策和藥物。

壓力對策

■急性期必須靠住院及休假與壓力絕緣

最有效的對策，就是排除壓力的元凶。但是，工作或工作場所及學校等人際關係複雜，不可能輕易排除。但特別需要靜養的**急性期**（註⑬）時，必須要住院或取得休假，暫時與壓力絕緣。當然，在家庭中能夠靜養時，也可以實施在宅靜養的方法，但急性期時不光是精神的安靜，也需要肉體的安靜，因此盡可能住院最好。

對於猛烈的上班族及工作者而言，住院的效果很大，可以從工作場所的人際關係或工作的辛苦中解放出來，精神得到安靜，甚至因此自覺症狀消失、潰瘍縮小的例子也很多。

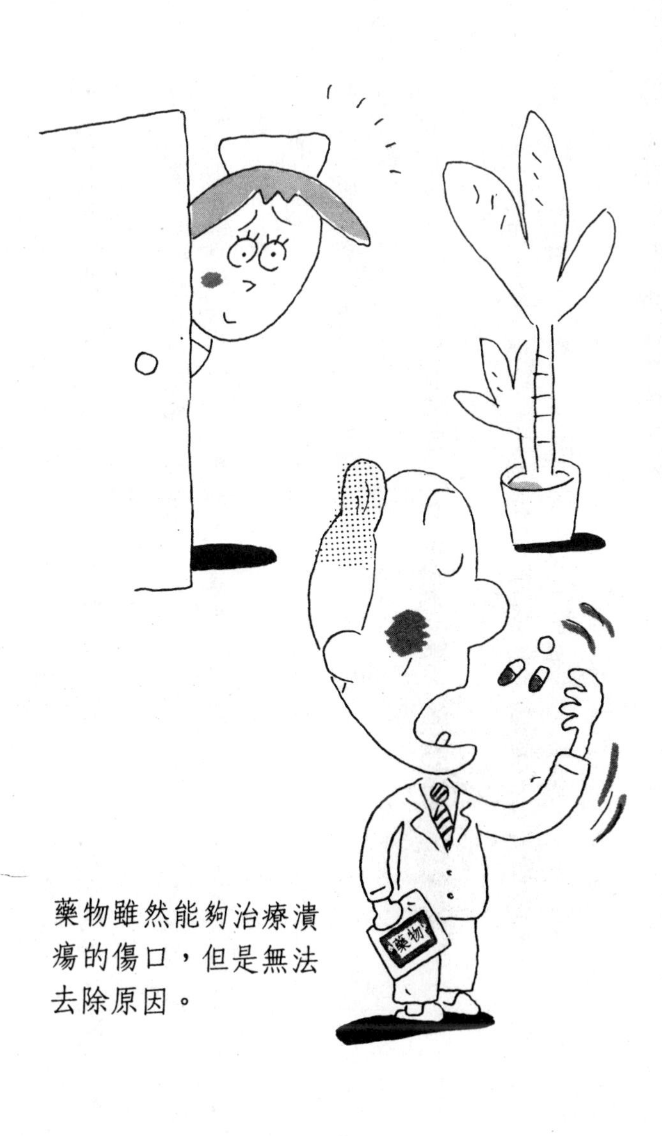

藥物雖然能夠治療潰瘍的傷口，但是無法去除原因。

一旦住院後，覺得好像脫離整個社會，有些人會產生失敗感，但是這時就當成是取得人生的休假一樣，擁有一種重新**調適的姿態**（註⑭）。從工作和競爭中後退一步，擁有思考人生的時間，等到回到工作場所後，對於工作一定會產生積極的效果，也能重新開闢新的天地。

但是，因生活環境的不同，有時**住院反而會使壓力增加**（註⑮），並非所有人都適合住院。醫師也必須考慮這一點，進行綜合判斷，確立住院或在宅治療的治療方針，患者本人也要坦白告知情況，選擇適合自己的治療方法。

在宅治療時，如果狀況好時，可以持續治療工作而同時看門診，這時如果罹患潰瘍，至少要休息二週，最好能取得一個月的休假，暫時離開工作場所。

■家人的體貼也是重要要素

不論住院或在宅治療，家人的體貼是不可或缺的重要要素。家人也要努力了解為何患者有壓力，盡量讓患者過輕鬆的生活。

男性的情形，不論是住院或在自宅中，也許公司的同事經常來訪，或是打電話問候，無法好好地休息。為避免這種情形，住院前必須將工作場所的工作交待清楚，家人們對於與工作有關的訪客也必須加以限制，保護患者免於壓力。

■進入治癒期後，運動也可以有效消除壓力

新出現的潰瘍大約二個月，較久的人大約六個月就能治癒。過了急性期後疼痛減輕，因此容易掉以輕心，但是這時身心還是要靜養，充分取得營養，努力創造身體的恢復力。

雖說是靜養，但潰瘍並不只是躺在床上靜養而已，過了急性期後，做輕鬆的運動有助於消除壓力。當然，過於疲勞或是以和他人競賽的心情運動時，反而會造成精神的疲勞，這種運動會造成反效果。喜歡的運動，在殘留舒適疲勞的程度下進行，由這個意義而言，瑜伽、太極拳等比較好。

此外，趁著生病的機會發現新的興趣，有助於今後的生活與健康。也能夠成為能隨機應變、適應環境

的性格與想法的訓練。

藥物療法

■基本上要併用制酸劑與保護胃粘膜的藥物

治療胃、十二指腸潰瘍所使用的藥物，包括具有抑制攻擊因子——胃液中的胃酸或胃蛋白　分泌與作用的功能，或是具有加強防禦因子——胃或十二指腸粘膜的抵抗力作用的效果。

前者藥物包括中和胃液酸度的制酸劑，抑制胃液分泌的組織胺H_2遮斷劑或抗膽鹼劑。現在最常使用的就是**組織胺H_2接收體拮抗劑**（註⑯），通稱H_2遮斷劑。遮斷劑就是遮斷分泌胃酸的細胞功能的藥物，能夠強力抑制鹽酸的分泌。

自從這種藥物登場以來，潰瘍需要動手術的例子銳減。此外，H_2遮斷劑也沒有以往潰瘍治療劑主角**抗膽鹼劑的副作用**（註⑰），也是一大優點。

從一九九一年開始，臨床上許可一種新藥劑的使用。這種藥劑能夠阻止細胞膜部分鹽酸的合成，具有抑制胃酸合成的作用。

另一方面，用來強化粘膜抵抗力的藥是，可分為促進血液循環及促進粘液分泌二種。自古以來使用的生藥或民間藥，幾乎都是促進血液循環的粘膜保護藥。

這些藥物必須配合症狀搭配組合而使用，不過一般而言，十二指腸潰瘍胃酸特別高，所以以胃液分泌抑制劑為主，而胃潰瘍則以粘膜保護藥發揮較大的作用。

■即使沒有自覺症狀，也需要藥物

潰瘍的治療藥是以前述的藥物為主，即使使用同樣的藥物，依潰瘍形成的部位不同，或症狀程度不同，質和量也因人而各有不同，效果也不同。所以一定要遵守醫師指示的量和次數服用。

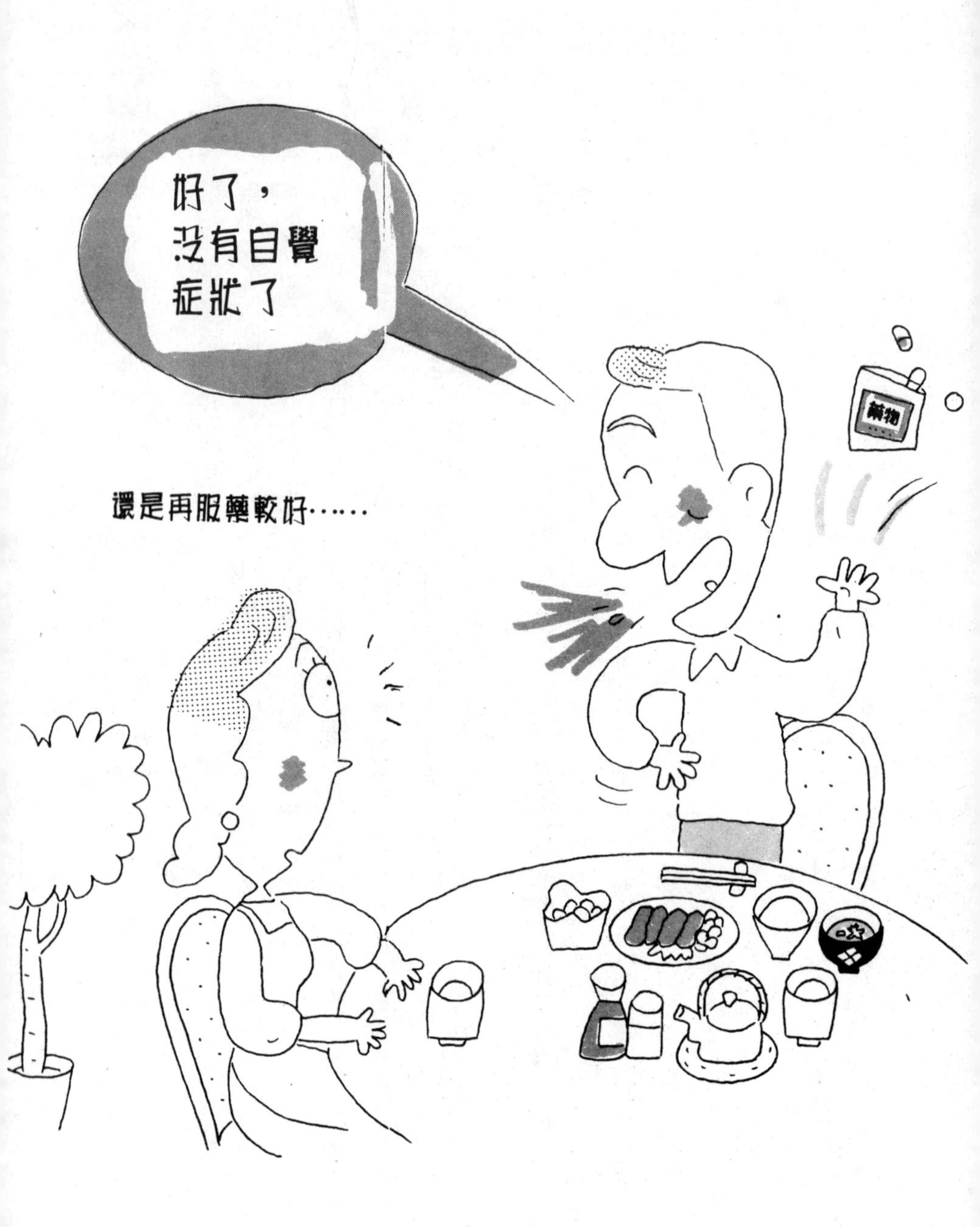
好了，
沒有自覺
症狀了
還是再服藥較好……
藥物

潰瘍進入治癒期時，發炎症狀停止，自覺症狀減輕，因此有很多人認為已經好了，而停止服用藥物。但是即使在治癒期，傷口才剛好，一點點刺激可能又使疾病恢復原狀，所以要巧妙度過這種微妙的時期，藥物是不可或缺的。等到粘膜終於覆蓋傷口之後，到了這個時期就不容易再受傷了。因此，必須有耐心地持續服用藥物，直到這個時期，這是防止再發的重點。

手術

■反覆發作或出現幽門狹窄及穿孔時必須動手術

先前敘述的治療法，只能期待自然治癒力，而且以不使傷口惡化為第一要件，也就是屬於消極的治療法之內科療法。但是光是這樣還不夠，因此積極的治療法是外科療法，也就是要動手術。

需要動手術的症狀，第一就是因反覆發作，因而無法進行社會生活的狀態，此外，長期持續出血而造成貧血等全身症狀，或是光靠藥物療法、食物療法很難復原時，或是引起穿孔、腹膜炎而危及生命時，必須動手術。尤其是最近，藥物療法可以抑制的症狀中，也有可能會突然大量出血，或穿孔，因而也有進行緊急手術的例子。

即使治好潰瘍，但是反覆再發的結果，傷痕扭曲變大，造成幽門的出口狹窄，引起幽門狹窄，反覆嘔吐時，也需要動手術。此外，如果無法否認具有胃癌的可能性時，也必須動手術。

手術方法大都是切除一部分的胃，也有留下胃和十二指腸，只切斷迷走神經的方法。迷走神經是控制胃液的分泌和蠕動運動的自律神經之一，一旦切除後會使胃液的分泌降低，抑制胃的運動或緊張。

胃、十二指腸潰瘍容易治好，但是相反地，容易復發也是其缺點。為了防止復發，一定要高明地使用藥物，同時控制壓力。

防止復發的對策

■由壓力或體質引起的潰瘍，一年內七、八成會復發

除了暫時的暴飲暴食或服藥所引起的輕微急性潰瘍外，潰瘍的一大特徵就是容易復發。此外，共通點是在較早的時期就會復發，在**半年內復發的比例高達三～四成，一年內有七～八成的人會復發**（註⑱）。同時，復發的人即使治癒，還是會復發，也就是出現再發的情形，而且與前一次相比，到治癒為止的時間較長，反覆發作後變成難治化，或是出現穿孔及幽門狹窄的症狀，出現許多必須動手術的病情。

即使潰瘍的傷口治好了，但是如果再回到承受壓力的生活環境上，或是具有無法巧妙消除壓力的性格，及體質上壓力容易對胃腸造成影響者，是不可能輕易改變的。

問題是一旦復發的人，復發的可能性非常高。根據某項調查顯示，復發的人再再發的機率在七年內達九八％，也就是說幾乎都會出現再再發的結果，更糟的是反覆發作時，症狀會更為嚴重，到治療為止需要較長的期間。和前一次相比，再發時需要較長的治療期，最初可能只是疼痛，但後來可能成為穿通性或穿孔、幽門狹窄等，一旦復發後不易治療。因此，為避免陷入復發和治療的惡性循環中，初次發生時就要好好治療，對於以後的預防生活也必須多注意。

■治癒後也要定期接受診察，取得與醫師之間的溝通

預防復發的重點，首先是定期接受醫師診察。

第一年二週檢查一次，第二年四週檢查一次，治療後經過一段時間，看門診的週期會拉長，但是必須

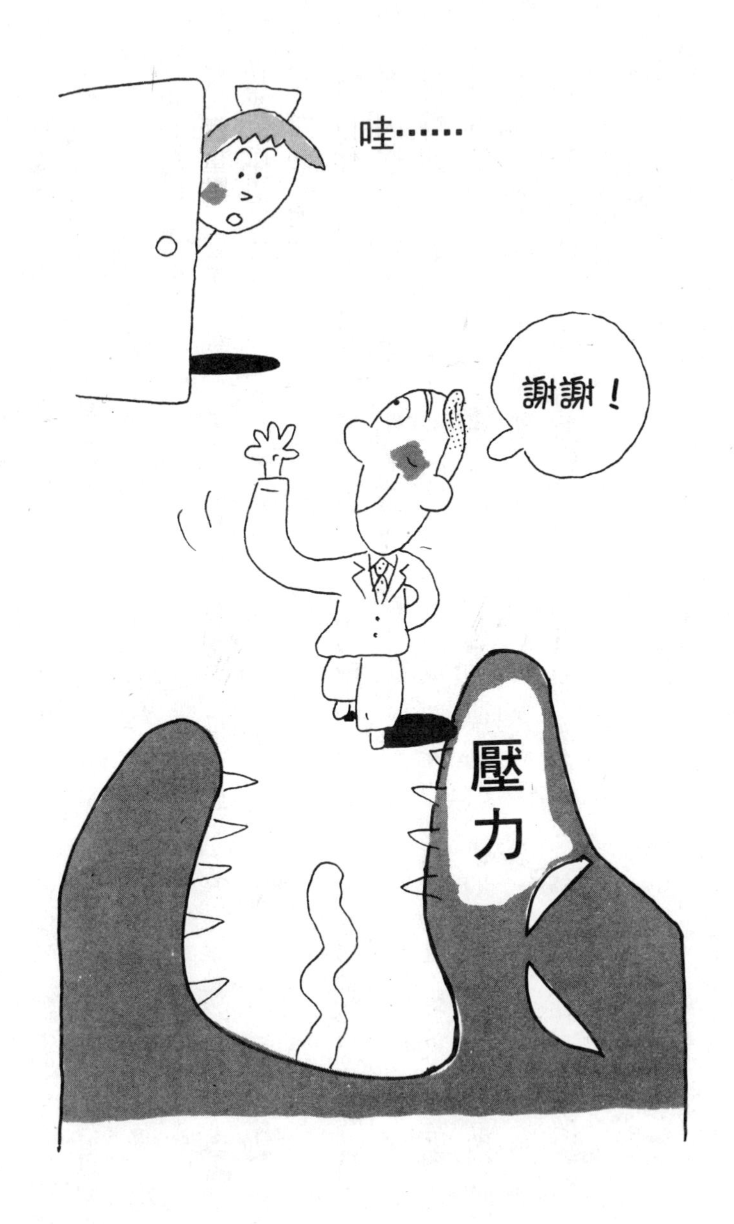
哇……
謝謝！
壓力

經常保持與醫師的溝通，遇到特殊情形時醫師也能照顧你，產生這種安心感及信賴感，以及了解自己還在治療中的意識會產生極大的效果。

因此，要遵守食物療法，在工作方面不要勉強，這種自我限制也能發揮作用。

治癒後五年內持續看門診（註⑲）**的人**，根據資料顯示，即使過了十年也不會復發，為了完全防止復發，需要耐性。對於忙碌的上班族而言，也許認為很煩人，但是為了定期檢查和診斷健康，這些都很重要，必須擁有重新評估自己生活的時間，安排健康檢查的時間表，必須有耐心地接受檢查。

■容易復發的時期可利用藥物預防

防止復發的第二個重點，就是在覺得容易復發的時期服用藥物加以預防。容易復發的時期就上班族而言大都是人事異動或工作忙碌時，年輕人升學或就職季節等**壓力增強的時期**（註⑳）。檢查過去在什麼時候出現潰瘍，在這些時期就必須要小心。

對於壓力，必須以休假或透過興趣等轉換心情，努力消除壓力，但是有的人性格較認真，容易罹患潰瘍，無法消除壓力，因此可以適量使用鎮定劑，以發揮效果。

此外，**春秋時胃酸的分泌量增多**（註㉑），因此要控制汽水或刺激性飲食的攝取量，盡量不要熬夜，而且要服用抑制胃酸分泌的藥物。**市售的胃腸藥**（註㉒）中含有制酸劑及胃酸分泌抑制劑，因此，暴飲暴食或疲勞時要減少胃粘膜的攻擊因子，服用這些藥物有效。

此外，如果半夜還在活動時，會提高胃酸的分泌，如果真的無法睡覺時，必須喝牛乳或吃點酸乳酪等食物，然後服用胃腸藥才能安心。

兒童的潰瘍、老人的潰瘍

據說，胃、十二指腸潰瘍是工作旺盛的上班族職業病，不過，最近兒童和老人的潰瘍也增加了。以下敘述其特徵及處理方法。

●兒童潰瘍是對於壓力的警告信號

成人病有低年齡化的傾向，而胃、十二指腸潰瘍也有低年齡化的傾向，不只是國中、高中生，甚至連小學生和幼兒都會罹患這種疾病。兒童潰瘍與大人一樣，幾乎都是壓力引起的。但是不像大人一樣，胃酸太高或胃、十二指腸粘膜較弱，純粹是壓力所引起的傷害，因此，特徵是和大人的急性潰瘍相同，能夠迅速治癒。

但相反地，症狀劇烈，可能出現便血、吐血、嘔吐等現象。而且大都會出現腹痛症狀。但是有的人並沒有腹痛及其他症狀，只是因為急性貧血，臉色突然不好而引起頭昏眼花，或是出現極端的食慾不振現象。

治療法與大人的相同，最重要的是要消除疾病的原因壓力，首先要充分分析**何者為誘因**（註㉓）。如果不去除壓力，可能會反覆發作，成為慢性潰瘍，甚至需要動手術，形成嚴重的症狀，這一點和大人相同。

當加諸壓力時，可能會出現氣喘、下痢、拒絕上學及憂鬱病等現象，但是罹患潰瘍的孩子，則是壓力容易對**胃和十二指腸造成影響的傾向**（註㉔）。對策方面要接受專家的心理治療，多交朋友、開發興趣，或是讓他照顧寵物，對寵物擁有情愛及責任。但是，基本上這是個性的問題，所以周圍的人要仔細觀察孩子的行動，在早期時就給予精神援助。

●老人潰瘍的原因大都是藥物所引起的

老人很難以年齡定義，總之，隨著年齡增加，幽門腺領域和胃底腺領域的交界腺會逐漸上升，因此，按照潰瘍容易發生在交界腺的大井之二重規制說，高齡者罹患高位後壁潰瘍，也就是說在胃上部後方的粘膜形成潰瘍的人較常見。

但是，當交界腺上升時，分泌胃液的胃底腺領域縮小，因此萎縮性胃炎的範圍擴大，由於胃液的分泌減退，因此應該不容易罹患潰瘍，所以有人說可能是伴隨老化而動脈硬化，導致胃的血液循環不良、粘膜防禦構造衰退而罹患潰瘍。但是，胃粘膜的血管據說不易硬化，而且伴隨動脈硬化的成人病患者，也不見得會出現潰瘍症狀。

但根據統計，老人的確容易罹患胃、十二指腸潰瘍。原因之一可能是風濕或神經痛的止痛藥導致粘膜障礙及防禦因子的功能降低。事實上，很多老人服用這些藥物，而且每天大量服用的例子並不少。

降壓劑或心臟病等藥物也會對胃粘膜造成損害。再加上年齡增長，即使沒有動脈硬化的現象，可是粘液分泌減退及萎縮性胃炎的擴張、組織再生力的減退等，導致粘膜的防禦構造減退，因此**服用這些藥物會直接給予胃粘膜表面化學性的損傷**（註㉕）而造成潰瘍。

●兒童、老人潰瘍的治療

老人與年輕人相比，全身的預備力較弱，因此如果不在早期改善全身的狀態，可能會導致死亡。

所以，如果出現焦煤便或胃痛等症狀時，必須經由內視鏡正確掌握疾病的狀態。

兒童雖然有預備力，但是不具有對於疾病的知識，而且

老人胃、十二指腸潰瘍患者較多……？

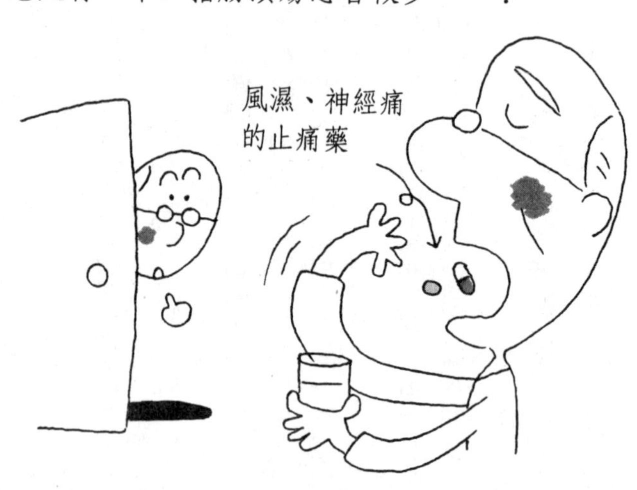

症狀並不多，有時甚至在出現嚴重的貧血或頭昏眼花、心悸等現象時才察覺。有時甚至嚴重到必須要輸血，因此，必須盡早接受醫師的檢查。粘膜障礙較強，潰瘍或出血等嚴重的症狀未出現時，則與一般的消化性潰瘍同樣，利用藥物療法和食物療法進行治療。只要去除壓力的原因，能夠迅速治癒，大約六週內能形成瘢痕。

（勝）

〔註：〕

①胃的疾病很多，大致分為機能性疾病和器質性疾病。器質性疾病就是臟器本身有毛病，除了胃潰瘍以外，像胃炎、胃癌等都是。而機能性胃的疾病，像胃鬆弛、胃酸過多症、無酸症、胃神經症、吞氣症等都是。

②大井的二重規制法則，是指「潰瘍是相異的二個粘膜交界處附近發生」的粘膜法則，以及「潰瘍是胃運動扭曲劇烈處所發生的」，也就是肌法則，這二種法則納入雙重的規制中，命中率達九十％以上。

③胃液的分泌依季節不同而有差異，秋天是食慾的秋天，所以胃液分泌旺盛，春天也會發生同樣的情形，因此，春秋與夏冬相比，容易發生潰瘍，也是容易復發的季節。

④胃出血時，由於胃中所含的鹽酸是血液的色素（血紅蛋白）氧化，因此積存在胃內，一旦出血後會變成黑色，但是被鹽酸稀釋之後，或是大量迅速出血時，紅色較多，有時會成為鮮血色，因此，出現鮮血時當然要趕緊處理，尤其是動脈出血與靜脈出血不同，不會自然停止，必須要趕緊止血。總之，一旦出血後，就要趕緊送往醫院。

⑤吃了鐵質較多的食品會排黑色便，如果是硬的黑褐色便則與潰瘍無關。

⑥胃壁穿孔或穿通。如果孔被胰臟或肝臟、膽囊等臟器堵住，就不會引起泛發性腹膜炎。但是孔附近會引起強烈發炎症狀（偏限性腹膜炎），還是要趕緊處理。

⑦相反地，胃的酸度較低的低酸症也會引起胸灼熱。這是因為食道與胃相連處的賁門部的機能減退，防止逆流的瓣鬆弛，因此引起逆流性食道炎。是高齡者和肥胖者較常見的症狀。

⑧胃、十二指腸潰瘍在胃液較多、胃酸酸度較高時容易引起，通常食慾減退時幾乎不會發生。因此，當食慾減退時疑

似幽門狹窄。

⑨胃分泌素是食物進入胃中的刺激，使得幽門部粘膜分泌出消化管荷爾蒙，就是胃分泌素，會在胃底腺發揮作用，使胃液分泌。

⑩調節胃液分泌的，是藉由自律神經，由腦、胃、十二指腸互相調節。首先，看到美味的食物或聞到美味的刺激時，大腦皮質將刺激傳到丘腦下部，再傳到自律神之一的迷走神經而刺激胃。迷走神經的刺激加上同時食物進入胃中的刺激，使得幽門部分泌消化管荷爾蒙胃分泌素，這個刺激使得胃底腺分泌胃液。

其次，在胃內的消化結束，食物移到十二指腸時，由十二指腸粘膜分泌出腸抑胃素荷爾蒙，藉此抑制胃液的分泌，由十二指腸分泌重碳酸離子，進行中和作用。

⑪壓力的刺激由大腦皮質傳到腦下垂體，分泌副腎皮質刺激荷爾蒙，促進副腎皮質荷爾蒙的分泌，而這個副腎皮質荷爾蒙大量分泌時，會減弱胃或十二指腸粘膜的抵抗力。另一方面，內臟神經會興奮，因此胃的肌肉收縮、血管痙攣，因此胃粘膜的血液循環變得不順暢。

⑫感冒藥、頭痛藥、神經痛、風濕的藥物、抗生素、膠原病和氣喘治療用的類固醇荷爾蒙劑，空腹時服用會使胃壁強烈受損。一般而言，市售藥不像醫生開的藥物，會事先考慮這個問題，因此損害更大。如果是健康人，只是粘膜表面糜爛而造成胃炎而已；如果是過去有潰瘍經驗的人，這些藥物的刺激可能會輕易引起穿孔，因此必須注意。

⑬急性期潰瘍形成的時日尚淺，潰瘍周圍引起發炎症狀，也是疼痛和不快感等自覺症狀強烈的時期。一般而言，潰瘍發生後持續一～二週，較長時二～三週。治療可使發炎症狀消失，傷口表面覆蓋一層薄薄的粘膜，進入治癒期，因此幾乎沒有自覺症狀。

⑭為了對應壓力，首先必須了解對於自己而言壓力是什麼。因此，自己所處的生活環境，以及自己在環境中的姿態等，都必須要認清。進行這項作業時，就能正面面對壓力，產生斬斷壓力根源的勇氣。而且還要有「人生需要休息時

間」的想法「即使自己一個人休息，也不會造成公司的損失，代理人一定可以做好工作」、「如果工作會讓自己生病，則工作就失去價值了」，必須努力轉換自己的想法。以往的理論只是一種逃避的理論，現在一定要捨棄完美主義，加上一些偷懶者的要素，讓自己好好休息一下是很重要的。

⑮因為住院而造成經濟的負擔，或是主婦因為住院而無法照顧家人或家事，則住院反而成為一種壓力。如果是後者的情形，可以請家人負擔家事，太過於勉強時可請人代勞，讓患者能安心靜養。

⑯胃酸是組織胺成分，對胃壁細胞造成刺激而分泌的。受到這個刺激的場所，稱為H_2接收體，H_2遮斷器則是遮斷接收體功能的物質，能抑制胃酸分泌。

⑰抗膽鹼劑會遮斷自律神經，抑制胃液的分泌，減弱消化管的運動。因此會出現口乾、臉發燙、看東西出現重影等副作用。所以，罹患青光眼或前烈腺肥大時，症狀可能會惡化，必須注意。

⑱二年以內不會復發時，據說大部分的人後來不會復發了。但是，這只是指藥物或環境的變化等導致的潰瘍，如果是本人的體質或壓力等導致的潰瘍，還是有復發的可能性。

⑲因潰瘍而住院的患者，出院後第一年一週一次，第二年二週一次，第三年一個月一次，第五年開始每半年檢查一次，持續服藥二年，結果十年都沒有復發。

⑳嚴格說起來，在忙碌的漩渦中過度緊張反而還不要緊，事情告一段而放鬆時，反而容易出現潰瘍。

㉑國人在生理上春、秋季時胃酸分泌旺盛，復發的時期也以春秋較多，原因不明。不過，夏天因為胃酸分泌減少，所以食慾減退。此外，不光是季節，一天之中也有胃酸分泌較高的日週的生物規律。

㉒嚴格說起來，胃藥和腸藥是不同的。腸藥是促進消化的藥劑，含有與胃無關的成分。而胃藥則是中和胃酸，或是抑制胃液分泌，保護胃粘膜的成分。市售藥幾乎都通稱為胃腸藥。如果明記為胃藥或腸藥時就必須注意了。當然不要選擇市售藥，必須由醫師開立適合自己的症狀的藥物，才能更有效果。

此外，最近市面上出現一些由中外醫生所開的胃潰瘍治療藥。

㉓到了小學低年級為止的幼兒，因為頭部受傷或蕁麻疹等所引起的發癢現象等暫時的肉體壓力，或是精神的壓力，如

和小朋友吵架，或是被親人責罵等，而暫時形成壓力。如果是精神成長較快的時期可以自己解決問題，較不容易產生壓力，所以再發的可能性較低。

但是，小學高年級時，孩子壓力的原因可能包括考試、交友關係、家人關係等，和大人一樣，面對許多無法輕易解決的問題，因此復發的可能性較高。

一般而言，幼兒的壓力大都是與父母有關而產生的。所以，父母必須冷靜地觀察孩子的姿態，想想如果自己是孩子時會怎麼做，也許就會了解自己的孩子所承受的壓力了。

㉔父親罹患潰瘍，孩子也容易罹患潰瘍，根據推測是遺傳的體質。但是雖說是體質，不見得就會罹患潰瘍，包括環境的改善在內，要發揮自立心，培養孩子成為能抵抗壓力的孩子，父母必須努力。

㉕原本胃弱的人，各種藥會附著於胃粘膜，在這些部分引起化學刺激及粘膜的障礙。服藥一定要避開空腹時，最好是飯後用大量水送服，感冒藥、解熱劑、牙齒或神經痛等的止痛藥，絕對不可以胡亂服用。

本章從胃、十二指腸的潰瘍療法中，敘述沒有出血等特別症狀時的潰瘍治療要點。
基本上，必須攝取不會對胃或十二指腸的粘膜造成刺激的飲食，同時，要致力於受傷粘膜的再生，加強粘膜的防禦力。
重點為攝取均衡的營養。

胃、十二指腸潰瘍的食物療法

食物療法的指針

■不要意識胃的存在而吃東西

第一個重點，就是不要刺激因潰瘍而受傷的粘膜，如果飲食限制過多，無法攝取到營養，反而會形成一種壓力。所以，過於嚴格的限制，無法長久持續，潰瘍容易再發，所以，食物療法必須盡可能長久持續。即使醫生說已經完全治好了，最好還要持續六個月，最理想的做法是持續一年。為了長期持續，因此要把握基本事項，在食品的選擇上不必過於執著，要隨機應變。

潰瘍的食物療法中，最重要的基本要件，就是不要意識胃的存在而用餐。胃或十二指腸表面並沒有知覺神經，但是吃了太多甜食時會覺得「胃不消化」，或是吃了冰涼的東西時覺得「胃有刺痛感」，經常會出現這種感覺。這些會意識到胃的存在的食物，會刺激粘膜，提高胃的蠕動活動，或是促進胃液的分泌，增大胃的負擔。

會讓我們意識到胃的存在的食物，除了刺激物之外，還包括**冰的食物或燙的食物**（註㉖），太硬的食物或油膩的食物等，吃什麼東西會對胃造成負擔，因當時症狀的不同而異。本書一六五頁中介紹對胃溫和的食物及應該避免的食物，可以此為參考標準，配合自己的症狀選擇食物。

■應該極力避免的酒、香辛料、碳酸飲料、咖啡因、煙

選擇食物不必過於執著，但是明顯對胃不好的食物要避免。代表性的是刺激物，尤其是酒、煙、碳酸飲料。酒被胃粘膜吸收後會損害粘膜，促進胃酸的分泌，使潰瘍惡化，同時煙會使血液循環不良，減弱胃粘膜的抵抗力。此外，碳酸飲料會促進胃酸分泌，成為刺激胃粘膜的原因。煙和酒對於喜歡接觸的人而言，全面禁止會造成一種壓力，但攝取時的攻擊力比壓力更厲害，因此，一定要徹底戒煙戒酒。

香辛料和咖啡因也是提高胃液分泌的刺激物。使用少量香辛料去除肉的氣味則沒有問題，像咖哩、韓國泡菜，以及當成藥味使用的胡椒、芥末、蒜、山葵等，運用這些香辛料的料理都必須要避免。咖啡因存在於咖啡、綠茶、紅茶中。尤其咖啡具有強力促進胃液分泌的作用，必須嚴禁攝取。綠茶也要盡可能避免。紅茶可稀釋後加入大量牛乳，避開空腹時，其他時間都可以飲用。

萃取精是肉和魚的單位成分，就像吃西餐時最初端出的湯一樣，含有萃取精的食物必須避免空腹時大量飲用。如果是煮肉的肉湯必須撈除澀液，減少煮汁，加入許多菜碼一起吃。

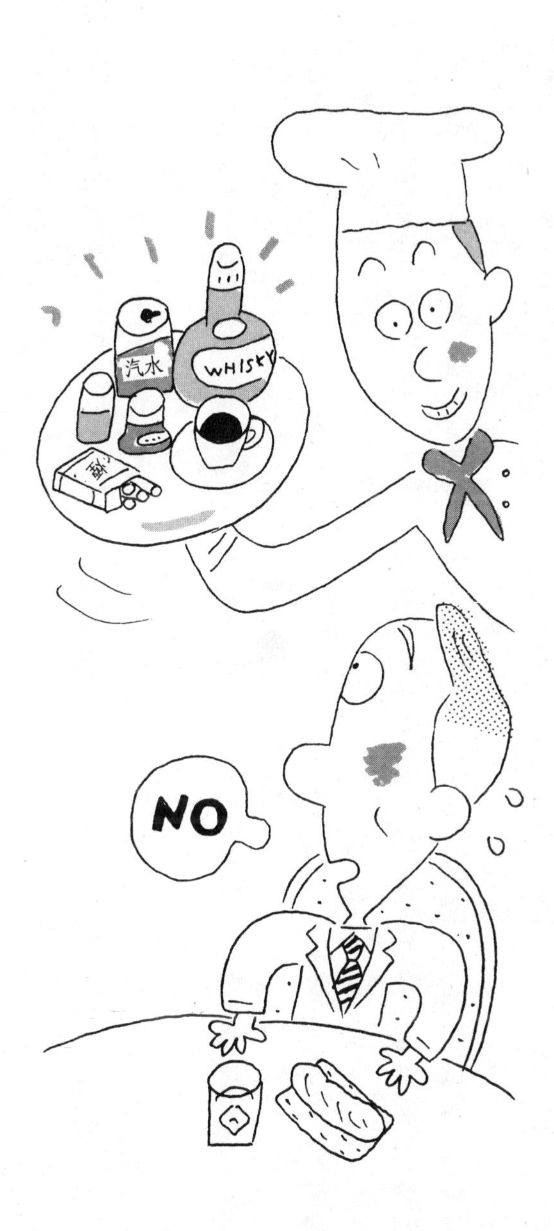

■努力攝取營養價較高的飲食

不只是潰瘍，具有消化器官系統疾病的人，吃東西時容易較消極，但是基本上應該藉由食物創造與疾病搏鬥的體力，尤其是潰瘍時，更需要使受損的胃粘膜再生，創造粘膜的抵抗力，因此一定要充分攝取營養。

首先必須優先攝取的是蛋白質。人類的身體是由蛋白質所構成的，胃的粘膜，粘液及各種荷爾蒙全都是以蛋白質為主要成分。所以，罹患潰瘍的人必須比**普通人攝取更多蛋白質**（註㉗）。

含有蛋白質的食品，包括肉、魚、大豆製品、蛋、乳製品等，選擇蛋白質含有量較多的食品，不會對胃造成負擔，又能確保必要的蛋白質。

維他命、礦物質類能提高蛋白質的吸收，是粘膜再生及血液主要成分的必要營養素。伴隨出血的潰瘍容易導致貧血，而鐵劑會提高胃液的分泌，所以平常最好避免服用。所以，要藉由食物補充鐵質，積極攝取含鐵質較多的肝臟、魚及黃綠色蔬菜。

醣類是創造恢復力不可或缺的熱量源，尤其穀類中含有維他命B群、食物纖維、植物性蛋白質等均衡營養，利用少量胃液能消化，而且在胃內的停留時間也較短，對胃而言是最安心的食品。但是，同樣是醣類，攝取大量砂糖時，其甘甜味會促進胃液分泌，而且在胃內停留的時間較長，所以要控制攝取量。

脂肪也是要控制攝取量的營養素之一，不論是植物性或動物性脂肪，都會促進胃液的分泌，而且在胃內的停留時間非常長。但是，少量能提高熱量，而且含有身體所需要的必須脂肪酸，所以可以少量攝取比較容易消化的**乳脂肪**（註㉘），乳瑪琳、美乃滋等乳化脂肪。

■容易消化的調理法工夫

穀類雖然容易消化，但是如果煮得太硬時，也不容易消化，因此調理法會改變**消化的好壞**（註㉙）。而有些食品則是本身不易消化，所以要在調理法上下工夫，使其成為容易消化的食物。花點工夫，將各種適

●胃內容物的通過速度比較

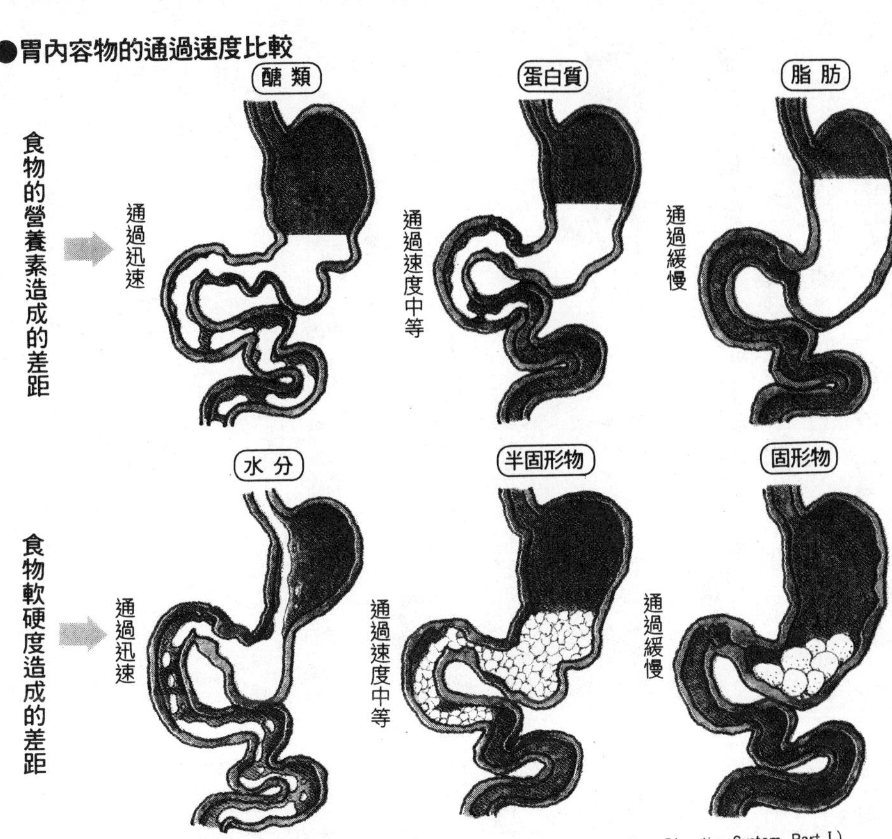

根據法蘭克・II・尼克（The CIBA Collection of Medical Illustrations Digestive System, Part I）

合的食品擺上餐桌，而且吃不膩，這是長期持續的潰瘍患者之食物療法的重點。

容易消化的具體調理法，在前述的內容中已經介紹過了，此處列舉其要點。

●去除皮和筋

●朝著切斷纖維的方向切

●將食品切細（剁碎、搗碎、擦碎等）

●去除多餘的脂肪

●去除多餘的精華成分

●控制油脂量

●使用新鮮的素菜，口味較淡些

●煮軟

■過規律正常的飲食生活

胃和腸是以一定的規律而活動，因此，生活不規律時胃腸的規律失調，會使胃酸的分泌及蠕動運動變調。此外，錯失用餐時間時，罹患潰瘍的人胃粘膜的抵抗力較弱，結果胃液會造成粘膜的自體消化，成為症狀惡化的原因。而極端空腹後容易吃得過多也是一大問題，即使調理容易消化的料理，一次吃太多時會促進胃的蠕動，增加胃液的分泌，造成胃的負擔。一次吃七～八分飽。盡可能每天維持一定的用餐時間，規律正常地吃。

保持一次用餐的量較少，但一天用餐四～五次的少量多餐的原則，三次的飲食能攝取到必要的營養時，就不必再增加飲食的次數，但是為了妥善控制胃液，因此，在上午和下午的二餐之間，最好吃一些乳製品和水果。

■用餐時要慢慢享受

不要暴飲暴食，吃得太快也會對胃造成負擔。吃太快時咀嚼次數減少。咀嚼的行為除了充分研碎食物之外，也能藉由口中的消化液唾液的混合，使食物在胃內容易被消化。當胃的消化力減退時，必須充分咀嚼，以減輕胃的負擔。

此外，吃太快時，腦的食慾中樞傳達滿腹感的速度，趕不上吃東西的速度，因此尚未感到滿腹感時就已經吃太多了。早、午餐因為趕時間而未充分咀嚼，容易吃得太快，應該要早起，在用餐上多花一點時間，至少要以三十分鐘用餐。**飯後也要取得時間**（註㉚）進行飯後休息。

疼痛或出血時，以及手術後的食物療法重點

■絕食期間為一～二日，要努力補充營養

出血時或手術過後，出血部和手術縫合部（切除不良部分後縫合的位置）必須絕對靜養，所以要絕食。手術後及出血時通常是住院治療，因醫生的不同狀況也有不同，一般而言**絕食期間為一～二日**（註㉛）。

以前出血時或手術後將近二週都必須絕食，不過現在胃粘膜的防禦力提高，為了建立患部的修復力，

應盡可能縮短絕食期。

絕食後的飲食，以前是以低熱量的碳水化合物為主，但現在則以高熱量、高蛋白的飲食積極補充營養。但此時的消化力減退，因此大都以**流質食品、軟食、普通食**（註㉜）開始，逐漸增加為固體物較多的飲食，量最初為少量多餐，逐漸增加一次量。

逐漸補充飲食的質與量非常重要，不過，流質食品或軟食的期間，在不勉強的情況下應該盡量縮短，早日恢復為普通食，才能加速復原。

進行門診治療的人，或是出院後進行食物療法的人，出現疼痛症狀或症狀惡化時，要先攝取流質食品或軟食，再回到恢復食，這時，流質食品或軟食的期間太長時，會造成營養狀況不良、胃粘膜的防禦力減退，因此症狀去除後要盡早恢復為普通食。

■手術後重質不重量，攝取營養價較高的飲食

進行胃手術出院後，除了一般的治療食之外，不必考慮胃部縮小的問題。消化力減退，需要花六個月的時間才能復原，在這個時期胃的大小不會恢復。因此，一次的食量減少，而應增加用餐的次數。出院後暫時在三餐之間加入補食，一天吃五～六次。

飲食的肉容是重質不重量，選擇少量營養價較高的飲食。尤其是蛋白質和維他命、礦物質類，必須比手術前攝取更多。但是，必須減少醣類的攝取量，不足的部分可藉由同為熱量源，但只要少量就能得到較高熱量的油脂類補充。較能有效避免手術後容易引起的各種問題。

為了避免手術後引起的綜合症候群，包括吃了東西後引起心悸、噁心、發汗、倦怠感、腹部的不快感等現象，這是因為沒有充分消化的食物迅速送入小腸，或是攝取甜食或穀物等含醣類較多的食品時，血液中的血糖值暫時上升，因為反彈而形成低血糖狀態，因而引起各種綜合症候群。

為了防止這些症狀，必須攝取高蛋白、高維他命的飲食，而且不要一次大量攝取水分和醣類，同時要

充分咀嚼，慢慢地，飯後留有安靜休息的時間。

〔註〕：

㉖料理的溫度是美味的要素之一。太過冰涼的食物無法產生食慾。冰的飲料或食物先含在口中，體會冰涼的滋味後再吞下去較好。

㉗蛋白質會被胃酸和胃蛋白酶原所構成的胃蛋白酶消化掉，因此是比較容易引起胃液分泌的食品。所以不要過分攝取。通常成人一天蛋白質攝取量為七十克，潰瘍患者可攝取稍多一些，攝取七十五～八十克較好。

㉘乳脂肪中，牛乳特別容易中和胃酸，保護胃粘膜，所以是潰瘍患者可以攝取的食品。牛乳還有方便攝取的優點，一天喝三～四瓶也無妨，先含在口中，好像咀嚼似地吞下，容易消化。喝牛乳會下痢的人，可以利用酸乳酪或脫脂奶，乳糖不耐症的人則可以攝取加工乳。

㉙所謂容易消化，是指在胃內的停留時間較短，容易和消化液混合的意思。參看一六一頁圖法蘭克・H・尼克的胃消化活動圖，就可以了解就營養素而言，醣類和蛋白質容易消化，脂肪不容易消化。但是，蛋白質食品像魚和肉加熱過度會引起變化，很難接受消化酸素的作用，在胃內停留的時間增長。

㉚蒟蒻或海草、蕈類沒有脂肪，但是也不容易消化，這是因為人類不具有消化這些物質的酵素。胃具有將食品磨碎為一㎜以下的作用，而這些食品纖維較多，因此會對胃造成負擔。

㉛俗話說「吃過之後睡覺會變成牛」，但是就食養生的觀念而言，應該要變成牛。即使不躺下來，但飯後盡量不要移動身體。一旦移動身體時，流入胃的血液量減少，消化力減弱。此外，躺下來時，胃容易將食物移往十二指腸。右側朝下躺較好，如果左側朝下時，食物會逆流，容易引起胃灼熱。

㉛出血時，透過內視鏡對出血部位進行止血治療。如果在很明顯的出血停止的階段，要中止絕食。此外，雖說是絕食，但口渴時也要補充水分，可以藉由冷開水或是淡粗茶、紅茶等而補充水分，必要的營養可以以點滴的方式送入血液中。

㉜流質食品是指不需要咀嚼，可以直接吞下的食物。包括米湯、蔬菜湯、麵包粥、燕麥片、軟粥等，為了加速傷口的修復，還是要以蛋白質為主。蛋白質源以牛乳最適合，也可以使用少量蛋黃。軟食則是在粥中添加容易消化的菜碼所構成的飲食。粥為三分粥到五分粥、七分粥、全粥，慢慢減少水分。而菜則選擇豆腐或脂肪較少的魚肉、蛋，以容易消化的方式調理。蔬菜要搗碎或煮軟。普通食則是恢復期的飲食。主食為軟飯或麵類、麵包等。而菜則要遵從潰瘍食物療法的基本。

建議的食品、應該控制的食品表

先前敘述過，與其執著於哪個食品好、哪個食品不好，還不如配合個人的症狀，選擇不會讓你意識到胃的存在的食物，這一點最重要。此外，依調理法不同，可能會對胃造成負擔，因此，參考下表，如果屬於應該控制攝取量的食品，也可以花點工夫，利用容易消化的調理法，巧妙加以利用。（勝）

應該控制的食品

到了恢復期，要盡可能控制的食品。★號的食品，是到恢復期時在易消化的調理法上下工夫，可少量攝取的食品

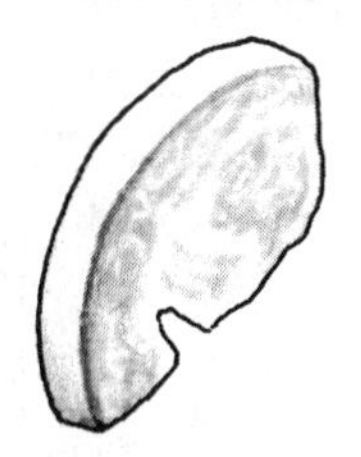
脂肪較多的魚、肉

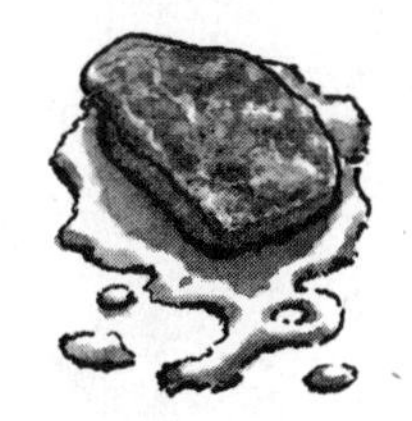
肉類精華

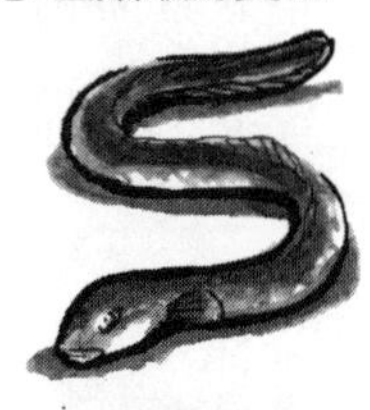
小骨較多的魚（鰻魚、海鰻鱺等）

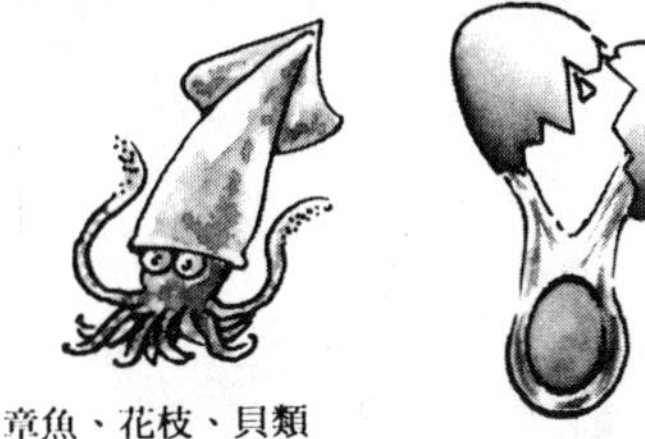
章魚、花枝、貝類（牡蠣可以吃）★

生蛋、生肉、生魚片★

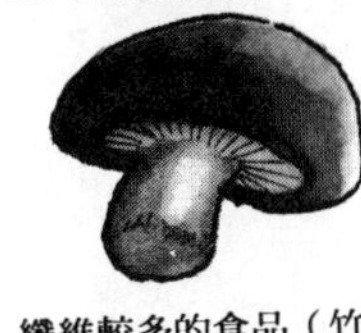
纖維較多的食品（竹筍、蕈類、醃漬菜、蒟蒻、水果乾）★

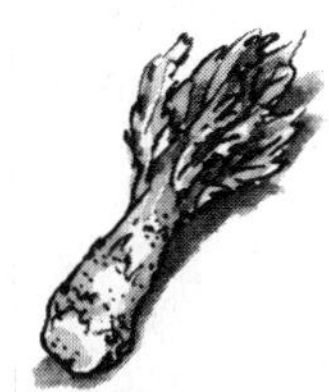
澀液較強的山菜

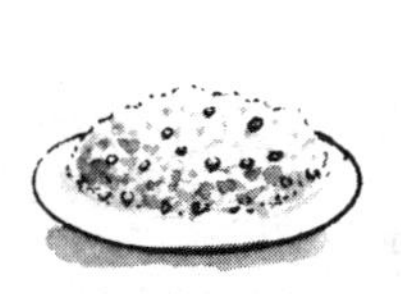
較硬的穀物（小紅豆、糯米飯、炒飯）

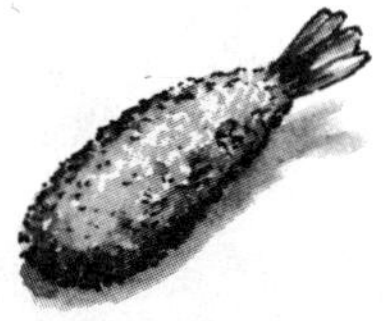
吸油量較多的油炸食品（炸雞、炸蝦）

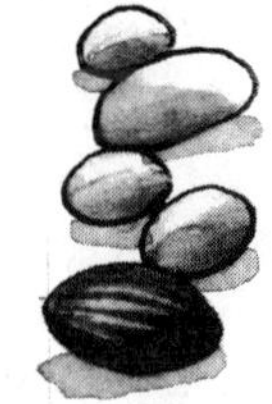
堅果類★

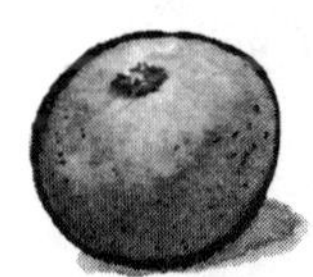
酸味較強的水果（夏橙、檸檬）

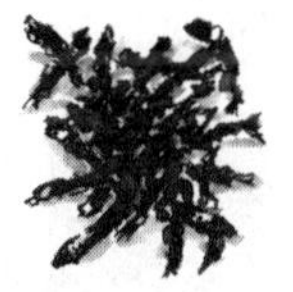
鹹的菜（佃煮、醃魚、醃肉、醃漬菜）

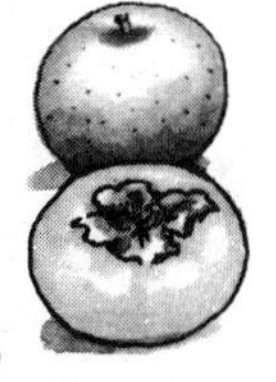
梨、柿子

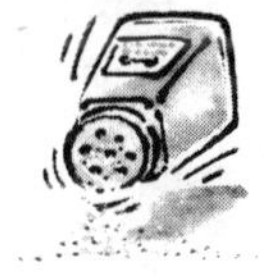
香辛料（芥末、山葵、辣椒、胡椒、咖哩粉等）

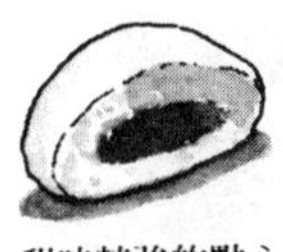
甜味較強的點心（帶餡甜點、巧克力）

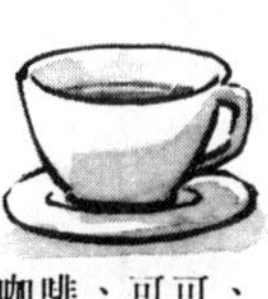
咖啡、可可、濃綠茶

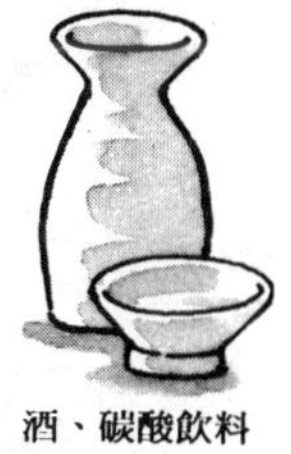
酒、碳酸飲料

建議的食品

即使在急性期也可以吃，但是蔬菜必須採用易消化的調理法。

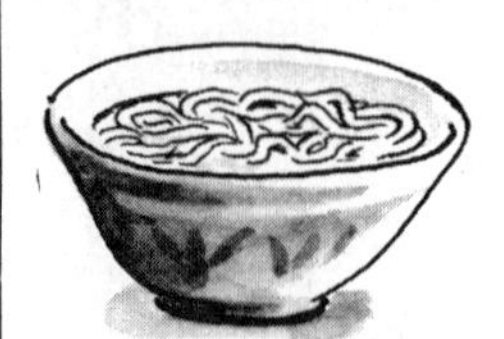

煮軟的飯、麵、麵包、燕麥片、麩

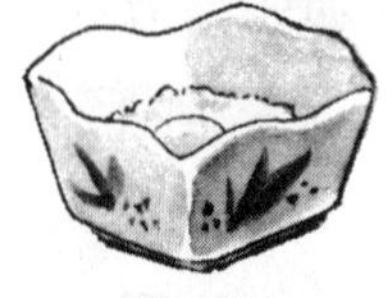

蛋（半熟）

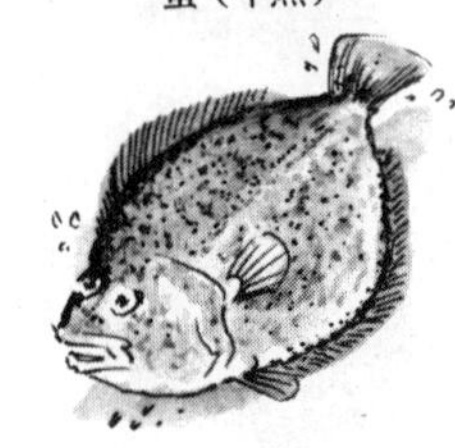

白肉魚（比目魚、鱈魚、鰈魚、鰷魚）牡蠣、鬍魚

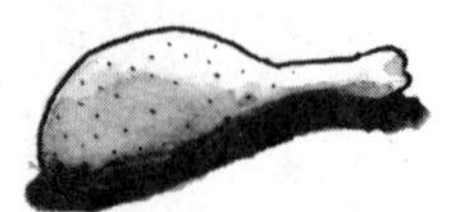

雞胸肉、雞肉、雞里脊肉、小牛肉、肝臟、瘦肉絞肉

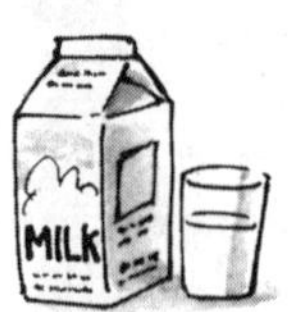

牛乳、脫脂奶、酸乳酪、鬆軟白乾酪

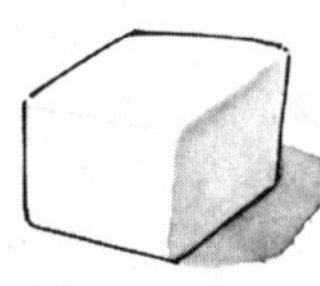

豆腐、豆腐皮、凍豆腐、白味噌、納豆

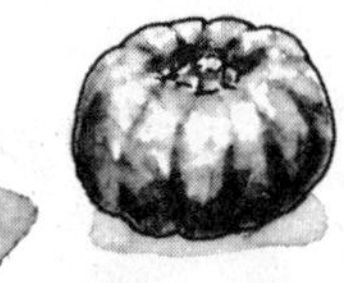

胡蘿蔔、南瓜、番茄、菠菜、綠蘆筍、花椰菜

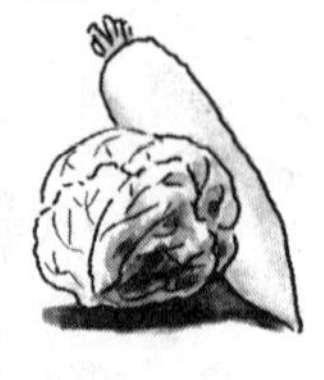

高麗菜、白菜、白蘿蔔、蕪菁、花菜

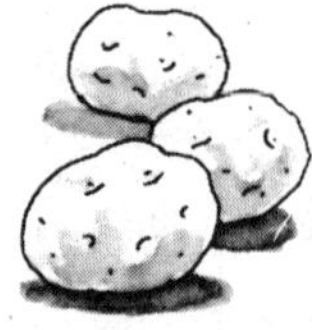

馬鈴薯、小芋頭、野山藥

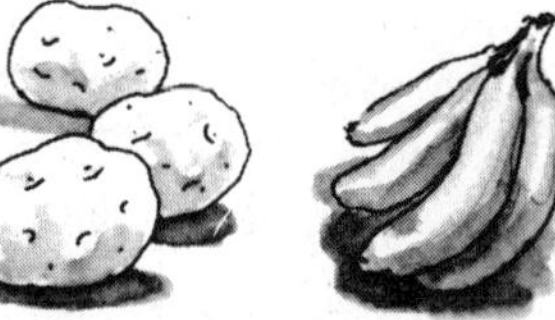

香蕉、哈蜜瓜、桃子、蘋果

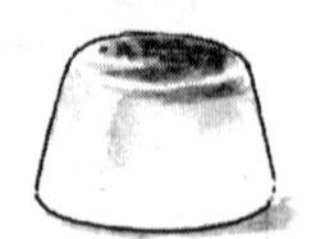

布丁、果凍、慕斯、奶油凍

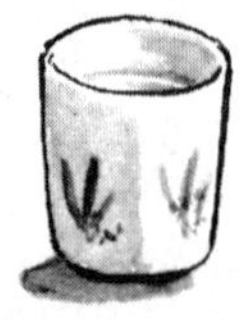

淡紅茶、烤茶、麥茶

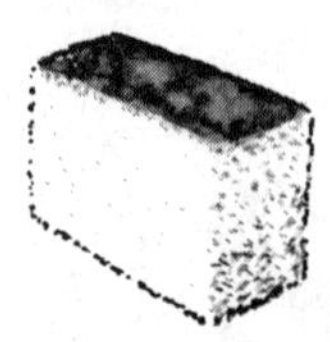

餅乾、長條形蛋糕

盡可能控制的食品

在急性期、治癒期時要避免攝取，但到恢復期使用易消化的調理法，控制攝取量即可。

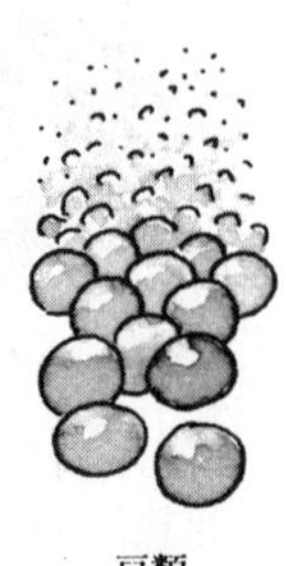

豆類

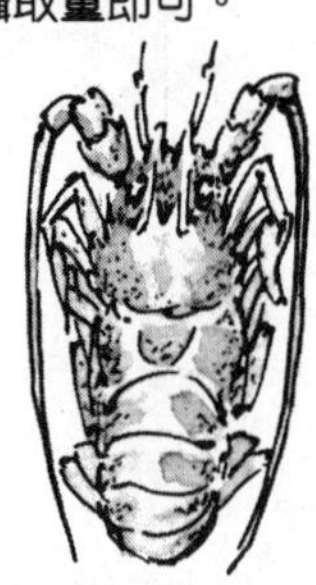

蝦、蟹

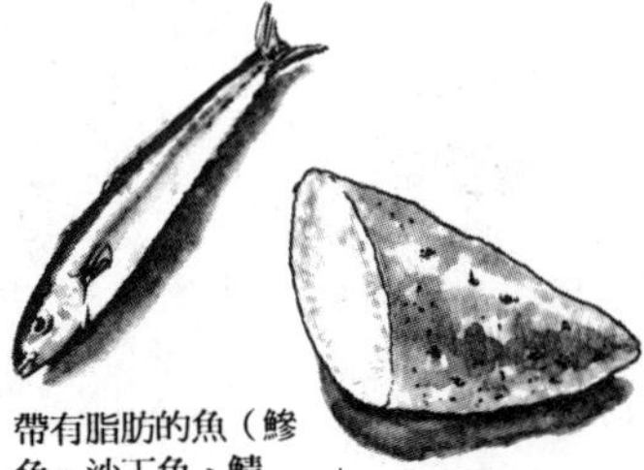

帶有脂肪的魚（鯵魚、沙丁魚、鯖魚、秋刀魚）等

甘藷

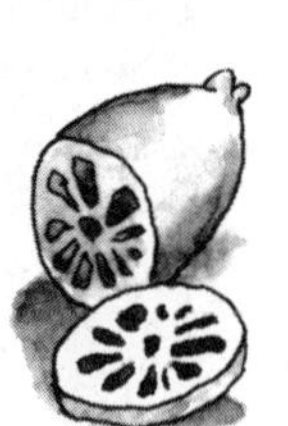

根菜（牛蒡、蓮藕）

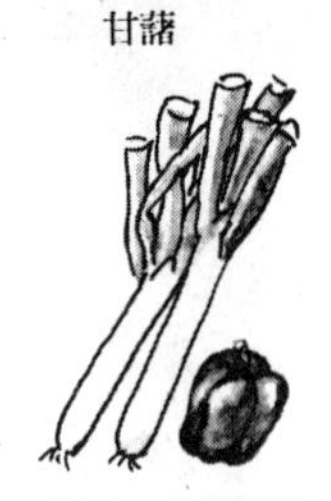

西洋芹、青椒、蔥、萵苣、小黃瓜

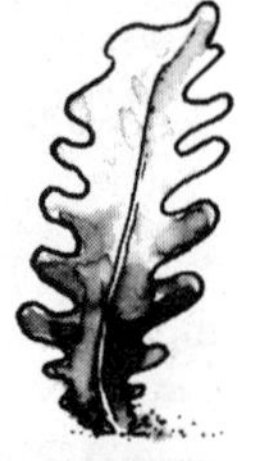

海草（海帶芽、昆布、羊栖菜）

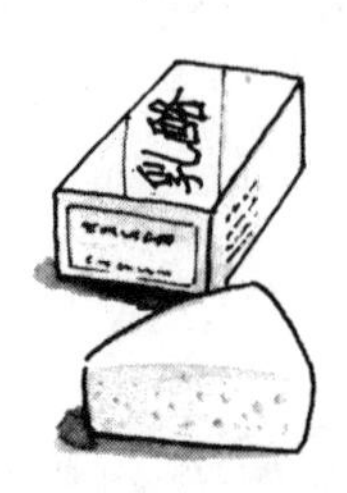

乳酪、奶油

從治癒期到恢復期爲止的潰瘍食一週菜單

由軟食慢慢變為普通食的一週菜單例。

因為手術或出血接受住院治療，剛出院的時期可以使用這些菜單。如果不是出血性潰瘍，接受門診治療的人，一旦出現疼痛症狀，想要恢復軟食時，這些菜單也有幫助。

菜單的材料及營養價全都是一人份。

營養價的目標值一天的熱量為一八〇〇～一九〇〇大卡、蛋白質七〇～八〇公克、脂肪五〇～六〇公克　醣類二五〇公克　鹽分十公克以內。

除了手術或出血後的治癒期以外的人，醣類的攝取量為三〇〇～三三〇公克，熱量可增加為二〇〇〇大卡左右。

菜單製作／東京女子醫科大學醫院營養師　臼井昭子

第一天——軟食　　營養價　1718kcal　♥72g　♦50g　♣7.5g

	料理名	材　料	份　量	作法備註
早餐	法式吐司麵包	吐司麵包(切成 6 片)	1 片(60g)	●吐司麵包去邊，泡在牛乳、蛋、砂糖調合的汁中，以奶油，小火兩面煎。
		牛乳	1/2 杯	
		蛋	1 個	
		砂糖	1 大匙弱	
		奶油	1 小匙強	
	花菜沙拉	花菜	1 棵(50g)	●花菜煮軟
		美乃滋	2 小匙	
	番茄汁	番茄汁	3/4 杯	
10點	水果拌酸乳酪	蘋果	1/4 個(50g)	●蘋果去皮，切成薄片，以砂糖煮軟。
		香蕉	1/2 根(50g)	
		加糖酸乳酪	30g	
		砂糖	1 小匙	
	威化餅乾	威化餅乾	2 片(15g)	●威化餅乾選擇香草口味的。
午餐	肉豆腐	絹濾豆腐	1/4 塊(100g)	●肉豆腐是將絞肉和高湯、砂糖、醬油、酒炒煮、加入豆腐入味，加入太白粉水勾芡。
		豬瘦肉絞肉	30g	
		高湯	1 大匙	
		砂糖	2 小匙弱	
		醬油、酒	各 1/2 大匙	
		太白粉	2/3 小匙	
	煮小芋頭	小芋頭	2 個(50g)	
		高湯	適量	
		砂糖	1⅔小匙	
		醬油	1 小匙	
	燙菠菜	菠菜葉尖	50 g	●將菠菜葉尖燙軟，以高湯調拌的醬油涼拌。
		高湯、醬油	各 1/2 小匙	
	全粥	米	40g	●米用 5 倍量的水煮，煮好之後的量為 200g。
3點	長條形蛋糕	(市售品)	1 小塊(40g)	●草莓奶使用去蒂的草莓，和牛奶、砂糖一起放入果汁機中攪拌。
	草莓奶	草莓	100g	
		牛奶	1/2 杯	
		砂糖	1 大匙強	
晚餐	煮金黃魚	金黃魚	1 塊(70g)	●金黃魚不要煮太久，吃的時候要留下皮。
		酒	1 大匙	
		砂糖	3/4 大匙	
		醬油	1 大匙	
	白蘿蔔拌雞肉末	白蘿蔔	70g	
		雞胸絞肉	20g	
		高湯	適量	●白蘿蔔去除厚皮，以高湯煮軟。雞絞肉用一大匙高湯和醬油、砂糖，以太白粉勾芡，淋在白蘿蔔上。
		醬油	1/2 大匙	
		砂糖	1/2 大匙	
		太白粉	⅔小匙	
	燙花椰菜	花椰菜	40g	
		高湯、醬油	各 1/2 小匙	
	全粥	米	40g	

第二天——軟食　　營養價　1673kcal　♥70g　♦50g　♣8.9g

	料理名	材　料	份　量	作法備註
早餐	霙煮蛋	蛋	1個	●霙煮是將高湯和米酒、醬油混合，煮滾後打入蛋，煮成半熟狀，加入白蘿蔔泥的作法。
		白蘿蔔	30g	
		高湯	3大匙	
		米酒	1小匙弱	
		醬油	2小匙	
	罐頭蘆筍沙拉	水煮蘆筍罐頭	40g	
		美乃滋	2小匙	
	麩味噌湯	庄內麩	1個(2g)	
		油菜花	20g	
		高湯	3/4 杯	
		味噌	2小匙	
	全粥配梅子醬	米	40g	●梅子醬是將去除鹽搗碎的梅乾中加入砂糖調拌而成的。
		梅子醬(市售品)	10g	
10點	牛奶凍	牛乳	1/3杯	●牛奶凍是牛乳和砂糖，玉米澱粉一起混合，調拌後煮至濃稠，加入泡過的明膠，冷卻凝固而成。
		玉米澱粉	1/2大匙	
		明膠粉	2/3小匙	
		砂糖	1大匙強	
	蘋果汁	(100%果汁)	3/4 杯	
午餐	酒蒸白肉魚	白肉魚(赤魚鯛)	1塊(70g)	●白肉魚撒上鹽和酒，放入器皿中，撒上煮過的胡蘿蔔、豌豆片和蔥花一起蒸。
		胡蘿蔔、蔥	各10g	
		豌豆片	5g	
		酒	1大匙	
		鹽	少許	
	煮長芋	長芋	60g	●長芋去除厚皮，切成一口大小，以高湯和調味料煮，放入絞肉再煮，以太白粉水勾芡。
		雞胸絞肉	20g	
		高湯	2大匙	
		砂糖	1/2大匙	
		醬油	2小匙	
		鹽	少許	
		太白粉	2/3小匙	
	芝麻拌菠菜	菠菜葉尖	50g	
		芝麻	1小匙	
		砂糖	1/2大匙	
		醬油	1/2小匙	
	全粥	米	40g	
3點	乳酪蛋糕	(市售品)	小1/2個(50g)	●牛乳不要太燙，溫熱時飲用。
	牛乳		1/2杯	
晚餐	豬肉燒賣	豬瘦肉絞肉	40g	●燒賣的作法是將絞肉和切碎的洋蔥、鹽、太白粉混合，以燒賣皮包起來，蒸熟後沾醬油吃。
		洋蔥	30g	
		鹽	少許	
		太白粉	1/2大匙	
		燒賣皮	6～7張(30g)	
		醬油	1/2小匙	
	白菜煮牛乳	白菜	50g	●將白菜略切，放入牛乳中煮，以奶油和鹽調味，再加入太白粉水勾芡。
		奶油	1小匙強	
		牛乳	1/3杯	
		鹽	少許	
		太白粉	1小匙	
	豆腐雞蛋湯	絹濾豆腐	1/8塊(50g)	●將雞湯煮滾後調味，再放入切成骰子狀的豆腐，煮滾後倒入蛋汁，撒上蔥花。
		蛋	1/2份	
		雞湯	1杯	
		鹽	少許	
		太白粉	1小匙	
		細蔥	10g	
	全粥	米	50g	

第三天——軟食～恢復期的普通食 營養價 1847kcal ♥74g ♦50g ♣9.5g

	料理名	材 料	份 量	作法備註
早餐	高湯蛋卷	蛋	1個	●高湯蛋卷做成四人份，切開，添上白蘿蔔泥。
		高湯	1/2 大匙	
		砂糖	1/2 大匙	
		鹽、醬油	各少許	
		油	1小匙弱	
		白蘿蔔泥	30g	
	煮雞肝	雞肝	25g	●雞肝去除脂肪和筋，切成一口大小，先煮過，取出，加入調味料和酒，煮到汁收乾為主。
		砂糖	1小匙	
		酒、醬油	各1小匙	
	番茄煮馬鈴薯洋蔥味噌湯	番茄	50g	
		馬鈴薯	30g	
		洋蔥	20g	
		高湯	3/4 杯	
		味噌	2小匙	
	全粥	米	50g	
10點	加糖脫脂酸乳酪		1個(100g)	
午餐	照燒白肉魚	白肉魚(銀鱈魚)	1塊(70g)	●照燒是先將材料放入調味汁中醃過，使其入味，再用小火煎，但是不可以煎焦。
		米酒	1小匙弱	
		醬油	1小匙弱	
		砂糖	1小匙	
	高麗菜卷	高麗菜	1片(80g)	●高麗菜使用柔軟的中葉，洋蔥切碎後和絞肉及調味料混合，以高麗菜包起，煮到軟了為止，煮汁用太白粉水勾芡，淋在菜卷上。
		豬瘦肉絞肉	30g	
		洋蔥	30g	
		鹽、醬油	各少許	
		太白粉	1小匙	
		湯	1杯	
		醬油	少許	
	甜煮甘藷	甘藷	30g	
		砂糖	1小匙	
		鹽	少許	
	全粥	米	50g	
	蘋果蜜餞	蘋果	1/2個(100g)	●蘋果去皮切成薄片，加滿水及砂糖一起煮。
		砂糖	1大匙強	
3點	牛乳		1/2杯	
	杯糕	(市售品)	小1個(50g)	
晚餐	牡蠣雜燴	牡蠣	50g	●軟飯中加入3～4成水，以普通方式煮。
		菠菜	30g	
		軟飯	140g	
		高湯	3/4 杯	
		酒	少許	
		鹽	少許	
		醬油	1/2小匙	
	雞胸肉油菜花煮梅乾	雞胸肉	40g	●煮梅干是將雞胸肉斜切成薄片，油菜花煮軟，加入油炒雞胸肉和油菜花，加入少量酒和水，以及去籽的梅乾，煮滾後以醬油調味，以太白粉水勾芡。
		油菜花	30g	
		梅乾	1個(10g)	
		油	1 ¼小匙	
		酒	1/2小匙	
		醬油	1/2小匙	
		太白粉	2/3小匙	
	鮄魚拌白蘿蔔泥	乾鮄魚(甜鹹)	1尾(30g)	
		白蘿蔔泥	30g	
		柚子擠汁	少許	
	煮蕪菁葉	蕪菁葉・蕪菁	30g	
		高湯	2大匙	
		醬油	1/2小匙	

第四天——恢復期的普通食 營養價 1799kcal ♥75g ♦50g ♣8.7g

	料理名	材 料	份 量	作法備註
早餐	鰹魚片	鰹魚	40g	●鰹魚平常多做一些，當成常備菜非常方便。
		薑片	少許	
		砂糖、醬油	各1小匙	
		酒	1/2大匙	
	甜煮南瓜	南瓜	70g	●南瓜削除部分皮再煮
		高湯	適量	
		砂糖	1小匙弱	
		醬油	1小匙	
	綠蘆筍沙拉	綠蘆筍	30g	●蘆筍去除葉鞘和根部硬的部份，煮軟。
		美乃滋	1/2大匙	
	白蘿蔔味噌湯	白蘿蔔	50g	
		高湯	3/4杯	
		味噌	2小匙	
	軟飯		170g	
午餐	月見烏龍麵	煮烏龍麵	200g	●菠菜煮軟一些，莖的部份也可以吃。蔥切成薄片，用汁略煮，蛋也放入煮汁中煮成三分～半熟。
		蛋	1個	
		菠菜	20g	
		蔥	10g	
		高湯	1.5杯	
		米酒	3/4小匙	
		醬油	1/2大匙	
		鹽	少許	
	生麩新鮮豆腐皮煮蔬菜	生麩	40g	●煮物如果沒有生麩或新鮮豆腐皮，可將乾燥品泡軟後再使用。
		新鮮豆腐皮	10g	
		胡蘿蔔	15g	
		豌豆片	10g	
		高湯	適量	
		酒、砂糖	各1/2大匙	
		醬油	1小匙	
	蘋果		70g	●蘋果去皮，可以直接吃，但是要充分咀嚼。
3點	麵包布丁淋可可醬	吐司麵包(去邊)	15g	●麵包切丁，放入模型中，加入牛乳、蛋、砂糖混合液中一起蒸。可可醬則是將牛乳和砂糖溫熱之後，調溶可可，用玉米澱粉水勾芡，淋在從模型中倒出的布丁上。
		牛乳	1/3杯	
		蛋	大1/4個份(15g)	
		砂糖	1大匙強	
		可可醬		
		牛乳	2大匙	
		砂糖、玉米澱粉	各1小匙	
		可可	1/3小匙	
	紅茶	(淡紅茶)	適量	
晚餐	豆腐漢堡	木綿豆腐	70g	●漢堡的豆腐先煮過，去除水分，擠乾，洋蔥擦碎與豆腐混合，最後加入青紫蘇屑，放入油中煎過，沾白蘿蔔泥醬油吃。
		豬瘦肉絞肉	30g	
		洋蔥	30g	
		吐司麵包(去邊)	15g	
		鹽	少許	
		青紫蘇葉	一片	
		油	1¼小匙	
		白蘿蔔泥	30g	
		醬油	1/2小匙	
	焗菠菜	菠菜	70g	●焗菠菜的作法，是將菠菜煮過，切成3cm長，放入奶油鍋中炒過。麵粉以等量奶油炒，加入牛乳，做成白色調味汁，淋在菠菜和煮蛋上，放入烤箱烤。
		蛋	1/2個	
		牛乳	1/2杯	
		奶油	1¼小匙	
		麵粉、奶油	各3g	
		乳酪粉	1小匙	
	軟飯配梅乾	軟飯	170g	
		梅乾	1/2個(5g)	

第五天——恢復期的普通食 營養價 1902kcal ♥73g ♦65g ♣8.2g

	料理名	材 料	份 量	作法備註
早餐	乳酪吐司麵包	吐司麵包(切成8片)	2片(90g)	●麵包一面塗奶油，夾火腿和乳酪烤過。
		奶油	1 ¼小匙	
		去骨火腿	1片(20g)	
		薄片乳酪	1片(20g)	
	馬鈴薯沙拉	馬鈴薯	1/2個(50g)	●小黃瓜切成薄片，加鹽揉搓，洋蔥整個切成薄片，泡入水中搓洗，去除辣味。
		小黃瓜	20g	
		洋蔥	10g	
		美乃滋	2小匙	
		鹽	少許	
	香蕉奶	香蕉	1/2根(50g)	
		牛乳	3/4 杯	
		砂糖	1/2大匙	
		檸檬汁	少許	
午餐	蟹肉蛋	蛋	1個	●蟹肉蛋是將打散的蛋和蟹肉、薄片蔥及調味料混合，放入油鍋中煎成半熟狀圓形。
		蟹肉(罐頭)	20g	
		蔥	10g	
		酒	1/2小匙	
		醬油	1/4小匙	
		鹽	少許	
		油	1 ¼小匙	
	田樂米茄	米茄	1/5個(60g)	●茄子切成圓片，放入油中兩面煎過。味噌和砂糖煮成濃稠，塗在茄子上。
		油	1 ¼小匙	
		味噌	1/2大匙	
		砂糖	3/4 大匙	
	醃漬蕪菁	蕪菁	1個(40g)	●蕪菁橫切成薄片，用鹽揉搓，泡在甜醋中。
		醋	1/2小匙	
		鹽	少許	
		砂糖	1小匙	
	軟飯		170g	
3點	玉米湯	奶油玉米	40g	●體調不良時，玉米必須先搗碎再煮成湯。蘇打餅乾可捏碎放入湯中，或是單獨吃。
		牛乳	1/2杯	
		肉湯	1/4杯	
		麵粉、奶油	各2g	
		鹽	少許	
		蘇打餅乾	20g	
晚餐	生魚片拼盤	鰹魚	40g	
		鯛魚	30g	
		白蘿蔔	30g	
		醬油	1/2大匙	
	小油菜煮車麩	小油菜	30g	●先煮小油菜，車麩泡在水中浸泡還原。胡蘿蔔切成薄片，放入高湯中煮軟之後，調味。 ●加入小油菜和麩再煮。
		車麩	1片(70g)	
		胡蘿蔔	20g	
		高湯	適量	
		酒、醬油	各1小匙	
		砂糖	1/2大匙	
		鹽	少許	
	燙菠菜	菠菜	50g	
		高湯、醬油	各1小匙	
	野山藥汁	野山藥	30g	●野山藥汁是將野山藥擦碎，加入蛋和高湯，醬油調拌而成。
		蛋	大1/4個份(15g)	
		高湯	2大匙	
		醬油	1小匙	
	軟飯		170g	

第六天——普通食　營養價　1852kcal　♥76g　♦46g　♣9.4g

	料理名	材　料	份　量	作法備註
早餐	納豆	納豆	30g	●蔥切碎後泡在水中，撈起，和納豆充分調拌後再吃。
		蔥	10g	
		醬油	1 小匙	
	馬鈴薯炒煮洋蔥	馬鈴薯	50g	●炒煮菜是將將馬鈴薯切絲，洋蔥切成薄片，用大火迅速拌炒。
		洋蔥	30g	
		油	1 ¼小匙	
		高湯	1 大匙	
		砂糖	1/2 匙	
		醬油	1 小匙	
	小魚乾拌白蘿蔔泥	小魚乾	10g	
		白蘿蔔	50g	
		醬油	1/2 小匙	
	蜆湯	蜆(連殼)	75g	
		味噌	2 小匙	
	飯		200g	
午餐	煎箬鰨魚	箬鰨魚	1 尾(60g)	●箬鰨魚撒上鹽和胡椒，沾麵粉，用油和奶油煎，配合個人喜好，可以擠上少量檸檬汁一起吃。
		鹽、胡椒	各少許	
		麵粉	1 大匙弱	
		油	1 ¼小匙	
		奶油	3/4 小匙	
	甜煮南瓜	南瓜	40g	
		砂糖	1 小匙	
		鹽	少許	
	萵苣番茄沙拉	萵苣	20g	
		番茄	50g	
		油	1 ¼小匙	
		醋	1 小匙	
		鹽、胡椒	各少許	
	蘋果汁	(100%純汁)	3/4 杯	
		吐司麵包(切成 8 片)	2 片(90g)	
		奶油	1 ¼小匙	
	肝醬吐司	肝醬	20g	
3點	杏仁豆腐	牛乳	1/3 杯	●牛乳和明膠混合凝固後切丁。砂糖用一倍量的水煮溶後冷卻，做成糖漿。
		明膠粉	1 小匙	
		橘子罐頭	30g	
		水蜜桃罐頭	50g	
		砂糖	1 大匙強	
晚餐	涮涮鍋	薄片牛瘦肉	70g	●肉燙到變色就可以吃了。蔬菜充分煮軟後再吃。
		豆腐	50g	
		白菜	50g	
		茼蒿	30g	
		蒟蒻粉絲	5g	
		蘸汁：芝麻	1 小匙	
		蘸汁：醬油	1/2 大匙	
		蘸汁：米酒	1 小匙弱	
		蘸汁：高湯	1/2 大匙	
	燙四季豆	四季豆	30g	
		高湯、醬油	各 1 小匙	
	飯		200g	
	哈蜜瓜		100g	

第七天——普通食　　營養價　1855kcal　♥88g　♦52g　♣8. 5g

	料理名	材　料	份　量	作法備註
早餐	煎蛋卷	蛋	1 個	●煎蛋卷是將蛋和肝醬、調味料混合之後再煎。
		肝醬	10g	
		鹽、胡椒	各少許	
		油	1 小匙弱	
	牛奶蔬菜湯	馬鈴薯	50g	●牛奶湯是將切成小塊的蔬菜用奶油炒過，加入水煮軟，最後加入牛奶，再用鹽調味。
		洋蔥、高麗菜	各 30g	
		胡蘿蔔	10g	
		奶油	1 小匙強	
		牛奶	3/4 杯	
		鹽	少許	
	吐司麵包	吐司麵包(切成 8 片)	2 片(90g)	
		奶油	1 小匙強	
		果醬	1 大匙弱	
午餐	鹽燒梭魚	梭魚	1 尾(70g)	●除了梭魚之外，也可以鹽燒三線雞魚或白姑魚等白肉魚。
		鹽	少許	
		白蘿蔔	30g	
	雞絞肉白菜卷	白菜	70g	●白菜卷是在絞肉中加入洋蔥碎屑、酒、鹽調拌，再用煮軟的白菜捲起，煮熟後調味，以太白粉水勾芡。
		雞胸肉絞肉	30g	
		洋蔥	20g	
		酒	1/2 大匙	
		鹽、醬油	各少許	
		高湯	1 杯	
		太白粉	1 小匙	
	蔬菜沙拉	花椰菜	40g	
		花菜	30g	
		美乃滋	1 大匙強	
	飯		200g	
3點	木瓜拌酸乳酪	木瓜	50g	●木瓜去皮和籽，切成小塊，撒上檸檬汁，拌酸乳酪。
		原味酸乳酪	100g	
		檸檬汁	少許	
晚餐	鐵火蓋飯	飯	200g	●鐵火蓋飯必須控制山葵的攝取量，運用芝麻和海苔的味道來吃。
		鮪魚(紅肉)	60g	
		山葵	少許	
		芝麻	1 小匙	
		醬油	1/2 大匙	
		海苔	少許	
	燙菠菜	菠菜	50g	
		高湯	1 小匙	
		醬油	1 小匙	
	豬肉湯	豬瘦肉絞肉	20g	●豬肉湯是將絞肉乾炒後加入一杯水，煮滾後加入小芋頭和胡蘿蔔，一邊撈除澀液一邊煮，用味噌調味，加入豆腐和煮過的豌豆片。
		木綿豆腐	50g	
		小芋頭	50g	
		胡蘿蔔	10g	
		豌豆片	5g	
		味噌	1/2 大匙強	

胃、十二指腸潰瘍Q＆A

Q **罹患胃潰瘍，正在治療中。聽說是胃酸過多症，但治療結束後，如果體質未改變，復發的可能性是否很高？如果這樣，是否一生都得持續潰瘍的食物療法？**

A 因胃潰瘍的原因不同，復發的可能性也不同。例如，因為感冒藥或暴飲暴食，壓力等清楚的原因，則只要這些原因，環境不會對胃造成影響時，就不會再發。首先，必須了解自己潰瘍的原因為何，自行進行分析，最重要的就是避免這些環境或是加以超越。

在日常生活中，因為刺激而分泌大量胃液，對於消化而言是必要的。但是，像胃酸過多症這種因為刺激而容易使胃酸過度分泌的體質，必須注意不要攝取刺激性食品。

Q **曾經因為十二指腸潰瘍而住院。聽說潰瘍會遺傳，如果會遺傳，到底機率如何呢？有沒有預防法？**

A 罹患十二指腸潰瘍的人，胃粘膜的腺交界處靠近幽門，因此胃底腺領域較寬廣為其特徵。也就是說，胃酸的分泌範圍廣泛。如果由父母處承襲了這種體質的特徵的人，不見得全部都會罹患十二指腸潰瘍。即使有這種體質，但是如果沒有適合的條件，也不會得潰瘍。但是，由於性格和嗜好品類似，所以父母罹患潰瘍時，在同樣的狀況下，也許子女也會罹患十二指腸潰瘍。因此，不必擔心遺傳要素而探討機率的問題。

雖然曾有因十二指腸潰瘍而住院的經驗，若是出現與當時同樣的狀況時，當然有再發的危險性。預防法是包括當時住院的工作環境、飲食生活及整個生活狀況，全都要考量，避免身處於這種狀況中。

Q 潰瘍手術是否有危險性呢？聽說因醫院不同，手術方法也不同，到底有什麼不同呢？請告知手術的後遺症。

A 目前進行消化性潰瘍手術沒有危險，但是潰瘍有各種狀態。像潰瘍的部位及一旦穿孔而併發腹膜炎時，或是普通的消化性潰瘍等，症狀各有不同。當然，因醫師專攻的範圍不同，處理方式也有些差距。

手術的方法，如果是十二指腸潰瘍，可能會進行迷走神經切除術等不切除胃的方法，或是切除胃的方法。如果切除胃，也包括了與小腸的吻合法等各種種類，潰瘍的切除範圍、方法等也不同。

後遺症是小腸吻合法可能會引起盲管症候群或飯後的胃切除症候群，此外，也可能引起吻合部潰瘍，所以手術後一定要和醫生好好商量以進行管理。

Q 聽說煙對潰瘍不好，但是無法戒煙。如果少抽幾支會使情況好轉嗎？

A 大家都知道煙中含有尼古丁。尼古丁會引起胃的血管痙攣，造成對於粘膜表面的氧供給及保護粘膜的粘液產生受阻，因此，本身分泌的胃酸反而會使胃粘膜受損。此外，胰臟分泌的胰液中之重碳酸離子的分泌減退，因此在十二指腸內無法中和胃液，不僅使十二指腸的治癒時間延遲，同時也是成為再發的原因。每次吸煙時重複這種狀態，所以就算少抽幾支，只是增惡和再發的頻度減少，和不抽煙者之間的差距非常明顯。

Q 因為潰瘍而正在服藥中，醫生說完全不能喝酒，但是胃已經不痛了，為了消除壓力而想喝一杯啤酒，這樣也不行嗎？請告知何時可以喝酒。

A 酒的種類很多，像啤酒、白蘭地、燒酒、水酒、及單份、雙份等濃度的差距。濃酒會直接損害胃粘膜。淡酒會使粘膜通紅。即使是淡酒，也會使粘膜因酒精而受損。這些刺激也會使胃酸（鹽酸分泌）。不只是酒精引起的，再加上本身的胃酸，會使潰瘍增惡。此外，依潰瘍治療劑種類的不同，有時抽煙或喝酒會使效果立刻消失。經由內視鏡檢查，發現治癒的白色瘢痕（S_2）之前，如果抽煙、喝酒，則再發的比例很高，所以最好避免。

Q 很喜歡喝咖啡，聽說咖啡、紅茶、日本茶中含有很多咖啡因，據說不要喝。一天喝一杯也不行嗎？可不可以只戒除紅茶與綠茶呢？

A 對於喜歡喝咖啡的人而言，要他完全不喝也許反而會更想喝。咖啡因會刺激胃粘膜，促進胃酸的分泌，是應該避免的原因之一。尤其剛動過手術、出血剛過後不久的時期，或是胃痛的時期要嚴禁喝咖啡。不過，開始治療後經過一～二個月進入恢復期後，一天喝一～二杯也無妨。喝較淡的咖啡，避免空腹時飲用，最好飯後喝，如果在咖啡或紅茶中加入牛乳，做成咖啡奶或奶茶，不要用鮮奶油而用牛乳，對胃而言是比較溫和的飲料，當然要控制砂糖的攝取量。日本茶可以喝淡綠茶，不過，比綠茶的咖啡因更少的烤茶或粗茶較好，烏龍茶、柿茶等也不錯。

另外一個條件，就是要喝習慣喝的東西，雖說咖啡、紅茶、綠茶的咖啡因含有量沒有差距，但是對國人而言，對胃的刺激度較低的，依序是綠茶、紅茶、咖啡、所以綠茶對國人而言是喝慣的飲料，對歐美人而言，咖啡對胃造成的刺激可能較小。如果平常喝慣咖啡的國人，喝咖啡可能也不會有什麼影響。總之，如果喝了之後胃不舒服時，就不要喝了。

Q 兒童罹患十二指腸潰瘍，很喜歡碳酸飲料，不過聽說對胃不好，果汁聽說也不好。討厭喝牛乳，不知道該喝什麼？

A 碳酸飲料的二氧化碳會刺激胃粘膜，促進胃酸的分泌。十二指腸潰瘍比胃潰瘍的胃酸更高，因此碳酸飲料是絕對要避免的飲料。當然牛乳是最好的。但是如果不喜歡喝時，可以喝前面所介紹的蘋果茶。果汁類必須避免柑橘類，選擇蘋果、桃子、葡萄、哈蜜瓜等酸味較少的水果，就不用擔心了？

不喜歡喝牛乳，可以將水果和牛乳一起放入果汁機中，做成水果奶來喝，較容易喝。市售品的甜度較高，盡可能在家中自己親手做較好。如果使用市售品，最好能喝番茄汁或蔬菜汁、果菜汁等。

Q 如果選擇容易消化的食物，吃了之後擔心有便秘的傾向。聽說纖維能預防癌，控制纖維量令人感到很擔心。攝取潰瘍食時，該如何攝取纖維呢？

A 食物纖維的確會對胃造成負擔，必須控制攝取量。但正如問題所述，纖維能夠預防便秘、預防大腸癌等各種癌症，長期缺乏也不好。但是罹患潰瘍的病患，只在潰瘍剛過後，出血、手術後的急性期或治癒期時，需控制纖維攝取，只不過幾個月的期間而已，在這些時期即使缺乏纖維，也不可能立刻罹患癌症。

能夠吃普通的飯之後，將纖維較多的食物切碎或擦碎、煮軟，調理成容易消化的方式，少吃一些。牛蒡或蓮藕等根菜類，昆布或蕈類等，也要花點工夫，使用容易消化的調理法，充分咀嚼後再吃就沒有問題了。

說到食物纖維，一般人想到的是纖維素，半纖維素、木素等，也就是蔬菜的皮或筋。不過，這些蔬菜細胞壁的構造物質不溶於水，但是像洋菜或野山藥中所含的甘露聚糖，蔬菜或水果中所含的果膠，海草中所含的藻酸等，都是細胞的貯臟物質或分泌物質，屬於能溶於水的纖維，而動物性食品中像明膠等製品化的甲殼質或膠原纖維等都是。比起不溶於水的纖維而言，水溶性纖維或動物性纖維具有體貼胃腸的作用，潰瘍患者可攝取這一類纖維。

為了消除便秘，不只是纖維，補充雙叉乳桿菌使腸內的細菌達成平衡也很重要。雙叉乳桿菌會被胃酸消滅大半，而罹患潰瘍的人胃酸較高，因此一定要每天補給，可以喝酸乳酪補充。（勝）

大展出版社有限公司 圖書目錄

地址：台北市北投區(石牌)
致遠一路二段12巷1號
電話：(02)28236031
28236033
郵撥：0166955～1
傳真：(02)28272069

・法律專欄連載・電腦編號 58

台大法學院 法律學系／策劃
法律服務社／編著

1. 別讓您的權利睡著了 1　200元
2. 別讓您的權利睡著了 2　200元

・秘傳占卜系列・電腦編號 14

1. 手相術	淺野八郎著	180元
2. 人相術	淺野八郎著	150元
3. 西洋占星術	淺野八郎著	180元
4. 中國神奇占卜	淺野八郎著	150元
5. 夢判斷	淺野八郎著	150元
6. 前世、來世占卜	淺野八郎著	150元
7. 法國式血型學	淺野八郎著	150元
8. 靈感、符咒學	淺野八郎著	150元
9. 紙牌占卜學	淺野八郎著	150元
10. ESP超能力占卜	淺野八郎著	150元
11. 猶太數的秘術	淺野八郎著	150元
12. 新心理測驗	淺野八郎著	160元
13. 塔羅牌預言秘法	淺野八郎著	200元

・趣味心理講座・電腦編號 15

1. 性格測驗① 探索男與女	淺野八郎著	140元
2. 性格測驗② 透視人心奧秘	淺野八郎著	140元
3. 性格測驗③ 發現陌生的自己	淺野八郎著	140元
4. 性格測驗④ 發現你的真面目	淺野八郎著	140元
5. 性格測驗⑤ 讓你們吃驚	淺野八郎著	140元
6. 性格測驗⑥ 洞穿心理盲點	淺野八郎著	140元
7. 性格測驗⑦ 探索對方心理	淺野八郎著	140元
8. 性格測驗⑧ 由吃認識自己	淺野八郎著	160元
9. 性格測驗⑨ 戀愛知多少	淺野八郎著	160元
10. 性格測驗⑩ 由裝扮瞭解人心	淺野八郎著	160元

11. 性格測驗⑪ 敲開內心玄機　淺野八郎著　140元
12. 性格測驗⑫ 透視你的未來　淺野八郎著　160元
13. 血型與你的一生　淺野八郎著　160元
14. 趣味推理遊戲　淺野八郎著　160元
15. 行為語言解析　淺野八郎著　160元

·婦幼天地· 電腦編號 16

1. 八萬人減肥成果　黃靜香譯　180元
2. 三分鐘減肥體操　楊鴻儒譯　150元
3. 窈窕淑女美髮秘訣　柯素娥譯　130元
4. 使妳更迷人　成　玉譯　130元
5. 女性的更年期　官舒妍編譯　160元
6. 胎內育兒法　李玉瓊編譯　150元
7. 早產兒袋鼠式護理　唐岱蘭譯　200元
8. 初次懷孕與生產　婦幼天地編譯組　180元
9. 初次育兒12個月　婦幼天地編譯組　180元
10. 斷乳食與幼兒食　婦幼天地編譯組　180元
11. 培養幼兒能力與性向　婦幼天地編譯組　180元
12. 培養幼兒創造力的玩具與遊戲　婦幼天地編譯組　180元
13. 幼兒的症狀與疾病　婦幼天地編譯組　180元
14. 腿部苗條健美法　婦幼天地編譯組　180元
15. 女性腰痛別忽視　婦幼天地編譯組　150元
16. 舒展身心體操術　李玉瓊編譯　130元
17. 三分鐘臉部體操　趙薇妮著　160元
18. 生動的笑容表情術　趙薇妮著　160元
19. 心曠神怡減肥法　川津祐介著　130元
20. 內衣使妳更美麗　陳玄茹譯　130元
21. 瑜伽美姿美容　黃靜香編著　180元
22. 高雅女性裝扮學　陳珮玲譯　180元
23. 蠶糞肌膚美顏法　坂梨秀子著　160元
24. 認識妳的身體　李玉瓊譯　160元
25. 產後恢復苗條體態　居理安・芙萊喬著　200元
26. 正確護髮美容法　山崎伊久江著　180元
27. 安琪拉美姿養生學　安琪拉蘭斯博瑞著　180元
28. 女體性醫學剖析　增田豐著　220元
29. 懷孕與生產剖析　岡部綾子著　180元
30. 斷奶後的健康育兒　東城百合子著　220元
31. 引出孩子幹勁的責罵藝術　多湖輝著　170元
32. 培養孩子獨立的藝術　多湖輝著　170元
33. 子宮肌瘤與卵巢囊腫　陳秀琳編著　180元
34. 下半身減肥法　納他夏・史達賓著　180元
35. 女性自然美容法　吳雅菁編著　180元
36. 再也不發胖　池園悅太郎著　170元

37. 生男生女控制術　中垣勝裕著　220 元
38. 使妳的肌膚更亮麗　楊　皓編著　170 元
39. 臉部輪廓變美　芝崎義夫著　180 元
40. 斑點、皺紋自己治療　高須克彌著　180 元
41. 面皰自己治療　伊藤雄康著　180 元
42. 隨心所欲瘦身冥想法　原久子著　180 元
43. 胎兒革命　鈴木丈織著　180 元
44. NS 磁氣平衡法塑造窈窕奇蹟　古屋和江著　180 元
45. 享瘦從腳開始　山田陽子著　180 元
46. 小改變瘦 4 公斤　宮本裕子著　180 元
47. 軟管減肥瘦身　高橋輝男著　180 元
48. 海藻精神秘美容法　劉名揚編著　180 元
49. 肌膚保養與脫毛　鈴木真理著　180 元
50. 10 天減肥 3 公斤　彤雲編輯組　180 元
51. 穿出自己的品味　西村玲子著　280 元

·青春天地· 電腦編號 17

1. A 血型與星座　柯素娥編譯　160 元
2. B 血型與星座　柯素娥編譯　160 元
3. O 血型與星座　柯素娥編譯　160 元
4. AB 血型與星座　柯素娥編譯　120 元
5. 青春期性教室　呂貴嵐編譯　130 元
6. 事半功倍讀書法　王毅希編譯　150 元
7. 難解數學破題　宋釗宜編譯　130 元
9. 小論文寫作秘訣　林顯茂編譯　120 元
11. 中學生野外遊戲　熊谷康編著　120 元
12. 恐怖極短篇　柯素娥編譯　130 元
13. 恐怖夜話　小毛驢編譯　130 元
14. 恐怖幽默短篇　小毛驢編譯　120 元
15. 黑色幽默短篇　小毛驢編譯　120 元
16. 靈異怪談　小毛驢編譯　130 元
17. 錯覺遊戲　小毛驢編著　130 元
18. 整人遊戲　小毛驢編著　150 元
19. 有趣的超常識　柯素娥編譯　130 元
20. 哦！原來如此　林慶旺編譯　130 元
21. 趣味競賽 100 種　劉名揚編譯　120 元
22. 數學謎題入門　宋釗宜編譯　150 元
23. 數學謎題解析　宋釗宜編譯　150 元
24. 透視男女心理　林慶旺編譯　120 元
25. 少女情懷的自白　李桂蘭編譯　120 元
26. 由兄弟姊妹看命運　李玉瓊編譯　130 元
27. 趣味的科學魔術　林慶旺編譯　150 元
28. 趣味的心理實驗室　李燕玲編譯　150 元

29. 愛與性心理測驗	小毛驢編譯	130元
30. 刑案推理解謎	小毛驢編譯	130元
31. 偵探常識推理	小毛驢編譯	130元
32. 偵探常識解謎	小毛驢編譯	130元
33. 偵探推理遊戲	小毛驢編譯	130元
34. 趣味的超魔術	廖玉山編著	150元
35. 趣味的珍奇發明	柯素娥編著	150元
36. 登山用具與技巧	陳瑞菊編著	150元
37. 性的漫談	蘇燕謀編著	180元
38. 無的漫談	蘇燕謀編著	180元
39. 黑色漫談	蘇燕謀編著	180元
40. 白色漫談	蘇燕謀編著	180元

・健 康 天 地・電腦編號 18

1. 壓力的預防與治療	柯素娥編譯	130元
2. 超科學氣的魔力	柯素娥編譯	130元
3. 尿療法治病的神奇	中尾良一著	130元
4. 鐵證如山的尿療法奇蹟	廖玉山譯	120元
5. 一日斷食健康法	葉慈容編譯	150元
6. 胃部強健法	陳炳崑譯	120元
7. 癌症早期檢查法	廖松濤譯	160元
8. 老人痴呆症防止法	柯素娥編譯	130元
9. 松葉汁健康飲料	陳麗芬編譯	130元
10. 揉肚臍健康法	永井秋夫著	150元
11. 過勞死、猝死的預防	卓秀貞編譯	130元
12. 高血壓治療與飲食	藤山順豐著	150元
13. 老人看護指南	柯素娥編譯	150元
14. 美容外科淺談	楊啟宏著	150元
15. 美容外科新境界	楊啟宏著	150元
16. 鹽是天然的醫生	西英司郎著	140元
17. 年輕十歲不是夢	梁瑞麟譯	200元
18. 茶料理治百病	桑野和民著	180元
19. 綠茶治病寶典	桑野和民著	150元
20. 杜仲茶養顏減肥法	西田博著	150元
21. 蜂膠驚人療效	瀨長良三郎著	180元
22. 蜂膠治百病	瀨長良三郎著	180元
23. 醫藥與生活(一)	鄭炳全著	180元
24. 鈣長生寶典	落合敏著	180元
25. 大蒜長生寶典	木下繁太郎著	160元
26. 居家自我健康檢查	石川恭三著	160元
27. 永恆的健康人生	李秀鈴譯	200元
28. 大豆卵磷脂長生寶典	劉雪卿譯	150元
29. 芳香療法	梁艾琳譯	160元

30. 醋長生寶典	柯素娥譯	180 元
31. 從星座透視健康	席拉・吉蒂斯著	180 元
32. 愉悅自在保健學	野本二士夫著	160 元
33. 裸睡健康法	丸山淳士等著	160 元
34. 糖尿病預防與治療	藤田順豐著	180 元
35. 維他命長生寶典	菅原明子著	180 元
36. 維他命 C 新效果	鐘文訓編	150 元
37. 手、腳病理按摩	堤芳朗著	160 元
38. AIDS 瞭解與預防	彼得塔歇爾著	180 元
39. 甲殼質殼聚糖健康法	沈永嘉譯	160 元
40. 神經痛預防與治療	木下真男著	160 元
41. 室內身體鍛鍊法	陳炳崑編著	160 元
42. 吃出健康藥膳	劉大器編著	180 元
43. 自我指壓術	蘇燕謀編著	160 元
44. 紅蘿蔔汁斷食療法	李玉瓊編著	150 元
45. 洗心術健康秘法	竺翠萍編譯	170 元
46. 枇杷葉健康療法	柯素娥編譯	180 元
47. 抗衰血癒	楊啟宏著	180 元
48. 與癌搏鬥記	逸見政孝著	180 元
49. 冬蟲夏草長生寶典	高橋義博著	170 元
50. 痔瘡・大腸疾病先端療法	宮島伸宜著	180 元
51. 膠布治癒頑固慢性病	加瀨建造著	180 元
52. 芝麻神奇健康法	小林貞作著	170 元
53. 香煙能防止癡呆？	高田明和著	180 元
54. 穀菜食治癌療法	佐藤成志著	180 元
55. 貼藥健康法	松原英多著	180 元
56. 克服癌症調和道呼吸法	帶津良一著	180 元
57. B 型肝炎預防與治療	野村喜重郎著	180 元
58. 青春永駐養生導引術	早島正雄著	180 元
59. 改變呼吸法創造健康	原久子著	180 元
60. 荷爾蒙平衡養生秘訣	出村博著	180 元
61. 水美肌健康法	井戶勝富著	170 元
62. 認識食物掌握健康	廖梅珠編著	170 元
63. 痛風劇痛消除法	鈴木吉彥著	180 元
64. 酸莖菌驚人療效	上田明彥著	180 元
65. 大豆卵磷脂治現代病	神津健一著	200 元
66. 時辰療法—危險時刻凌晨 4 時	呂建強等著	180 元
67. 自然治癒力提升法	帶津良一著	180 元
68. 巧妙的氣保健法	藤平墨子著	180 元
69. 治癒 C 型肝炎	熊田博光著	180 元
70. 肝臟病預防與治療	劉名揚編著	180 元
71. 腰痛平衡療法	荒井政信著	180 元
72. 根治多汗症、狐臭	稻葉益巳著	220 元
73. 40 歲以後的骨質疏鬆症	沈永嘉譯	180 元

74. 認識中藥 松下一成著 180元
75. 認識氣的科學 佐佐木茂美著 180元
76. 我戰勝了癌症 安田伸著 180元
77. 斑點是身心的危險信號 中野進著 180元
78. 艾波拉病毒大震撼 玉川重德著 180元
79. 重新還我黑髮 桑名隆一郎著 180元
80. 身體節律與健康 林博史著 180元
81. 生薑治萬病 石原結實著 180元
82. 靈芝治百病 陳瑞東著 180元
83. 木炭驚人的威力 大槻彰著 200元
84. 認識活性氧 井土貴司著 180元
85. 深海鮫治百病 廖玉山編著 180元
86. 神奇的蜂王乳 井上丹治著 180元
87. 卡拉OK健腦法 東潔著 180元
88. 卡拉OK健康法 福田伴男著 180元
89. 醫藥與生活(二) 鄭炳全著 200元
90. 洋蔥治百病 宮尾興平著 180元
91. 年輕10歲快步健康法 石塚忠雄著 180元
92. 石榴的驚人神效 岡本順子著 180元
93. 飲料健康法 白鳥早奈英著 180元
94. 健康棒體操 劉名揚編譯 180元
95. 催眠健康法 蕭京凌編著 180元

・實用女性學講座・電腦編號19

1. 解讀女性內心世界 島田一男著 150元
2. 塑造成熟的女性 島田一男著 150元
3. 女性整體裝扮學 黃靜香編著 180元
4. 女性應對禮儀 黃靜香編著 180元
5. 女性婚前必修 小野十傳著 200元
6. 徹底瞭解女人 田口二州著 180元
7. 拆穿女性謊言88招 島田一男著 200元
8. 解讀女人心 島田一男著 200元
9. 俘獲女性絕招 志賀貢著 200元
10. 愛情的壓力解套 中村理英子著 200元
11. 妳是人見人愛的女孩 廖松濤編著 200元

・校園系列・電腦編號20

1. 讀書集中術 多湖輝著 150元
2. 應考的訣竅 多湖輝著 150元
3. 輕鬆讀書贏得聯考 多湖輝著 150元
4. 讀書記憶秘訣 多湖輝著 150元

5. 視力恢復！超速讀術　江錦雲譯　180元
6. 讀書 36 計　黃柏松編著　180元
7. 驚人的速讀術　鐘文訓編著　170元
8. 學生課業輔導良方　多湖輝著　180元
9. 超速讀超記憶法　廖松濤編著　180元
10. 速算解題技巧　宋釗宜編著　200元
11. 看圖學英文　陳炳崑編著　200元
12. 讓孩子最喜歡數學　沈永嘉譯　180元
13. 催眠記憶術　林碧清譯　180元

・實用心理學講座・電腦編號 21

1. 拆穿欺騙伎倆　多湖輝著　140元
2. 創造好構想　多湖輝著　140元
3. 面對面心理術　多湖輝著　160元
4. 偽裝心理術　多湖輝著　140元
5. 透視人性弱點　多湖輝著　140元
6. 自我表現術　多湖輝著　180元
7. 不可思議的人性心理　多湖輝著　180元
8. 催眠術入門　多湖輝著　150元
9. 責罵部屬的藝術　多湖輝著　150元
10. 精神力　多湖輝著　150元
11. 厚黑說服術　多湖輝著　150元
12. 集中力　多湖輝著　150元
13. 構想力　多湖輝著　150元
14. 深層心理術　多湖輝著　160元
15. 深層語言術　多湖輝著　160元
16. 深層說服術　多湖輝著　180元
17. 掌握潛在心理　多湖輝著　160元
18. 洞悉心理陷阱　多湖輝著　180元
19. 解讀金錢心理　多湖輝著　180元
20. 拆穿語言圈套　多湖輝著　180元
21. 語言的內心玄機　多湖輝著　180元
22. 積極力　多湖輝著　180元

・超現實心理講座・電腦編號 22

1. 超意識覺醒法　詹蔚芬編譯　130元
2. 護摩秘法與人生　劉名揚編譯　130元
3. 秘法！超級仙術入門　陸明譯　150元
4. 給地球人的訊息　柯素娥編著　150元
5. 密教的神通力　劉名揚編著　130元
6. 神秘奇妙的世界　平川陽一著　200元

7. 地球文明的超革命　吳秋嬌譯　200元
8. 力量石的秘密　吳秋嬌譯　180元
9. 超能力的靈異世界　馬小莉譯　200元
10. 逃離地球毀滅的命運　吳秋嬌譯　200元
11. 宇宙與地球終結之謎　南山宏著　200元
12. 驚世奇功揭秘　傅起鳳著　200元
13. 啟發身心潛力心象訓練法　栗田昌裕著　180元
14. 仙道術遁甲法　高藤聰一郎著　220元
15. 神通力的秘密　中岡俊哉著　180元
16. 仙人成仙術　高藤聰一郎著　200元
17. 仙道符咒氣功法　高藤聰一郎著　220元
18. 仙道風水術尋龍法　高藤聰一郎著　200元
19. 仙道奇蹟超幻像　高藤聰一郎著　200元
20. 仙道鍊金術房中法　高藤聰一郎著　200元
21. 奇蹟超醫療治癒難病　深野一幸著　220元
22. 揭開月球的神秘力量　超科學研究會　180元
23. 西藏密教奧義　高藤聰一郎著　250元
24. 改變你的夢術入門　高藤聰一郎著　250元

・養 生 保 健・電腦編號 23

1. 醫療養生氣功　黃孝寬著　250元
2. 中國氣功圖譜　余功保著　230元
3. 少林醫療氣功精粹　井玉蘭著　250元
4. 龍形實用氣功　吳大才等著　220元
5. 魚戲增視強身氣功　宮　嬰著　220元
6. 嚴新氣功　前新培金著　250元
7. 道家玄牝氣功　張　章著　200元
8. 仙家秘傳袪病功　李遠國著　160元
9. 少林十大健身功　秦慶豐著　180元
10. 中國自控氣功　張明武著　250元
11. 醫療防癌氣功　黃孝寬著　250元
12. 醫療強身氣功　黃孝寬著　250元
13. 醫療點穴氣功　黃孝寬著　250元
14. 中國八卦如意功　趙維漢著　180元
15. 正宗馬禮堂養氣功　馬禮堂著　420元
16. 秘傳道家筋經內丹功　王慶餘著　280元
17. 三元開慧功　辛桂林著　250元
18. 防癌治癌新氣功　郭　林著　180元
19. 禪定與佛家氣功修煉　劉天君著　200元
20. 顛倒之術　梅自強著　360元
21. 簡明氣功辭典　吳家駿編　360元
22. 八卦三合功　張全亮著　230元
23. 朱砂掌健身養生功　楊永著　250元

24. 抗老功	陳九鶴著	230 元
25. 意氣按穴排濁自療法	黃啟運編著	250 元
26. 陳式太極拳養生功	陳正雷著	200 元
27. 健身祛病小功法	王培生著	200 元

・社會人智囊・電腦編號 24

1. 糾紛談判術	清水增三著	160 元
2. 創造關鍵術	淺野八郎著	150 元
3. 觀人術	淺野八郎著	180 元
4. 應急詭辯術	廖英迪編著	160 元
5. 天才家學習術	木原武一著	160 元
6. 貓型狗式鑑人術	淺野八郎著	180 元
7. 逆轉運掌握術	淺野八郎著	180 元
8. 人際圓融術	澀谷昌三著	160 元
9. 解讀人心術	淺野八郎著	180 元
10. 與上司水乳交融術	秋元隆司著	180 元
11. 男女心態定律	小田晉著	180 元
12. 幽默說話術	林振輝編著	200 元
13. 人能信賴幾分	淺野八郎著	180 元
14. 我一定能成功	李玉瓊譯	180 元
15. 獻給青年的嘉言	陳蒼杰譯	180 元
16. 知人、知面、知其心	林振輝編著	180 元
17. 塑造堅強的個性	坂上肇著	180 元
18. 為自己而活	佐藤綾子著	180 元
19. 未來十年與愉快生活有約	船井幸雄著	180 元
20. 超級銷售話術	杜秀卿譯	180 元
21. 感性培育術	黃靜香編著	180 元
22. 公司新鮮人的禮儀規範	蔡媛惠譯	180 元
23. 傑出職員鍛鍊術	佐佐木正著	180 元
24. 面談獲勝戰略	李芳黛譯	180 元
25. 金玉良言撼人心	森純大著	180 元
26. 男女幽默趣典	劉華亭編著	180 元
27. 機智說話術	劉華亭編著	180 元
28. 心理諮商室	柯素娥譯	180 元
29. 如何在公司崢嶸頭角	佐佐木正著	180 元
30. 機智應對術	李玉瓊編著	200 元
31. 克服低潮良方	坂野雄二著	180 元
32. 智慧型說話技巧	沈永嘉編著	180 元
33. 記憶力、集中力增進術	廖松濤編著	180 元
34. 女職員培育術	林慶旺編著	180 元
35. 自我介紹與社交禮儀	柯素娥編著	180 元
36. 積極生活創幸福	田中真澄著	180 元
37. 妙點子超構想	多湖輝著	180 元

38. 說NO的技巧 廖玉山編著 180元
39. 一流說服力 李玉瓊編著 180元
40. 般若心經成功哲學 陳鴻蘭編著 180元
41. 訪問推銷術 黃靜香編著 180元
42. 男性成功秘訣 陳蒼杰編著 180元
43. 笑容、人際智商 宮川澄子著 180元
44. 多湖輝的構想工作室 多湖輝著 200元
45. 名人名語啟示錄 喬家楓著 180元

・精選系列・電腦編號25

1. 毛澤東與鄧小平 渡邊利夫等著 280元
2. 中國大崩裂 江戶介雄著 180元
3. 台灣・亞洲奇蹟 上村幸治著 220元
4. 7-ELEVEN高盈收策略 國友隆一著 180元
5. 台灣獨立（新・中國日本戰爭一） 森詠著 200元
6. 迷失中國的末路 江戶雄介著 220元
7. 2000年5月全世界毀滅 紫藤甲子男著 180元
8. 失去鄧小平的中國 小島朋之著 220元
9. 世界史爭議性異人傳 桐生操著 200元
10. 淨化心靈享人生 松濤弘道著 220元
11. 人生心情診斷 賴藤和寬著 220元
12. 中美大決戰 檜山良昭著 220元
13. 黃昏帝國美國 莊雯琳譯 220元
14. 兩岸衝突（新・中國日本戰爭二） 森詠著 220元
15. 封鎖台灣（新・中國日本戰爭三） 森詠著 220元
16. 中國分裂（新・中國日本戰爭四） 森詠著 220元
17. 由女變男的我 虎井正衛著 200元
18. 佛學的安心立命 松濤弘道著 220元
19. 世界喪禮大觀 松濤弘道著 280元

・運動遊戲・電腦編號26

1. 雙人運動 李玉瓊譯 160元
2. 愉快的跳繩運動 廖玉山譯 180元
3. 運動會項目精選 王佑京譯 150元
4. 肋木運動 廖玉山譯 150元
5. 測力運動 王佑宗譯 150元
6. 游泳入門 唐桂萍編著 200元

・休閒娛樂・電腦編號27

1. 海水魚飼養法 田中智浩著 300元

2. 金魚飼養法 曾雪玫譯 250元
3. 熱門海水魚 毛利匡明著 480元
4. 愛犬的教養與訓練 池田好雄著 250元
5. 狗教養與疾病 杉浦哲著 220元
6. 小動物養育技巧 三上昇著 300元
20. 園藝植物管理 船越亮二著 220元

・銀髮族智慧學・電腦編號 28

1. 銀髮六十樂逍遙 多湖輝著 170元
2. 人生六十反年輕 多湖輝著 170元
3. 六十歲的決斷 多湖輝著 170元
4. 銀髮族健身指南 孫瑞台編著 250元

・飲 食 保 健・電腦編號 29

1. 自己製作健康茶 大海淳著 220元
2. 好吃、具藥效茶料理 德永睦子著 220元
3. 改善慢性病健康藥草茶 吳秋嬌譯 200元
4. 藥酒與健康果菜汁 成玉編著 250元
5. 家庭保健養生湯 馬汴梁編著 220元
6. 降低膽固醇的飲食 早川和志著 200元
7. 女性癌症的飲食 女子營養大學 280元
8. 痛風者的飲食 女子營養大學 280元
9. 貧血者的飲食 女子營養大學 280元
10. 高脂血症者的飲食 女子營養大學 280元
11. 男性癌症的飲食 女子營養大學 280元
12. 過敏者的飲食 女子營養大學 280元
13. 心臟病的飲食 女子營養大學 280元
14. 滋陰壯陽的飲食 王增著 220元

・家庭醫學保健・電腦編號 30

1. 女性醫學大全 雨森良彥著 380元
2. 初為人父育兒寶典 小瀧周曹著 220元
3. 性活力強健法 相建華著 220元
4. 30歲以上的懷孕與生產 李芳黛編著 220元
5. 舒適的女性更年期 野末悅子著 200元
6. 夫妻前戲的技巧 笠井寬司著 200元
7. 病理足穴按摩 金慧明著 220元
8. 爸爸的更年期 河野孝旺著 200元
9. 橡皮帶健康法 山田晶著 180元
10. 三十三天健美減肥 相建華等著 180元

11.男性健美入門　孫玉祿編著　180元
12.強化肝臟秘訣　主婦の友社編　200元
13.了解藥物副作用　張果馨譯　200元
14.女性醫學小百科　松山榮吉著　200元
15.左轉健康法　龜田修等著　200元
16.實用天然藥物　鄭炳全編著　260元
17.神秘無痛平衡療法　林宗駛著　180元
18.膝蓋健康法　張果馨譯　180元
19.針灸治百病　葛書翰著　250元
20.異位性皮膚炎治癒法　吳秋嬌譯　220元
21.禿髮白髮預防與治療　陳炳崑編著　180元
22.埃及皇宮菜健康法　飯森薰著　200元
23.肝臟病安心治療　上野幸久著　220元
24.耳穴治百病　陳抗美等著　250元
25.高效果指壓法　五十嵐康彥著　200元
26.瘦水、胖水　鈴木園子著　200元
27.手針新療法　朱振華著　200元
28.香港腳預防與治療　劉小惠譯　200元
29.智慧飲食吃出健康　柯富陽編著　200元
30.牙齒保健法　廖玉山編著　200元
31.恢復元氣養生食　張果馨譯　200元
32.特效推拿按摩術　李玉田著　200元
33.一週一次健康法　若狹真著　200元
34.家常科學膳食　大塚滋著　220元
35.夫妻們關心的男性不孕　原利夫著　220元
36.自我瘦身美容　馬野詠子著　200元
37.魔法姿勢益健康　五十嵐康彥著　200元
38.眼病錘療法　馬栩周著　200元
39.預防骨質疏鬆症　藤田拓男著　200元
40.骨質增生效驗方　李吉茂編著　250元
41.蕺菜健康法　小林正夫著　200元
42.赧於啟齒的男性煩惱　增田豐著　220元
43.簡易自我健康檢查　稻葉允著　250元
44.實用花草健康法　友田純子著　200元
45.神奇的手掌療法　日比野喬著　230元
46.家庭式三大穴道療法　刑部忠和著　200元
47.子宮癌、卵巢癌　岡島弘幸著　220元
48.糖尿病機能性食品　劉雪卿編著　220元
49.奇蹟活現經脈美容法　林振輝編譯　200元
50.Super SEX　秋好憲一著　220元
51.了解避孕丸　林玉佩譯　200元

國家圖書館出版品預行編目資料

胃、十二指腸潰瘍的飲食／勝健一、宮本千華子著；
劉小惠譯；－初版－臺北市，大展，民 87
面；21 公分－（飲食保健；15）
譯自：胃・十二指腸潰瘍の食事と食べ方
ISBN 957-557-896-1（平裝）
1. 胃潰瘍 2. 十二指腸潰瘍 3. 食物治療 4. 食譜
415.527 87016899

I・JYUNISHICHOKAIYO NO SHOKUJI TO TABEKATA
Originally published in Japan by Shufunotomo Co., Ltd., Tokyo

胃、十二指腸潰瘍的飲食 ISBN 957-557-896-1

原 著 者／勝健一、宮本千華子
編 譯 者／劉 小 惠
發 行 人／蔡 森 明
出 版 者／大展出版社有限公司
社 址／台北市北投區（石牌）致遠一路 2 段 12 巷 1 號
電 話／(02) 28236031・28236033
傳 真／(02) 28272069
郵政劃撥／0166955—1
登 記 證／局版臺業字第 2171 號
承 印 者／國順圖書印刷公司
裝 訂／嶸興裝訂有限公司
排 版 者／千兵企業有限公司
電 話／(02) 28812643
初版1刷／1998 年（民 87 年）12 月

定 價／280 元

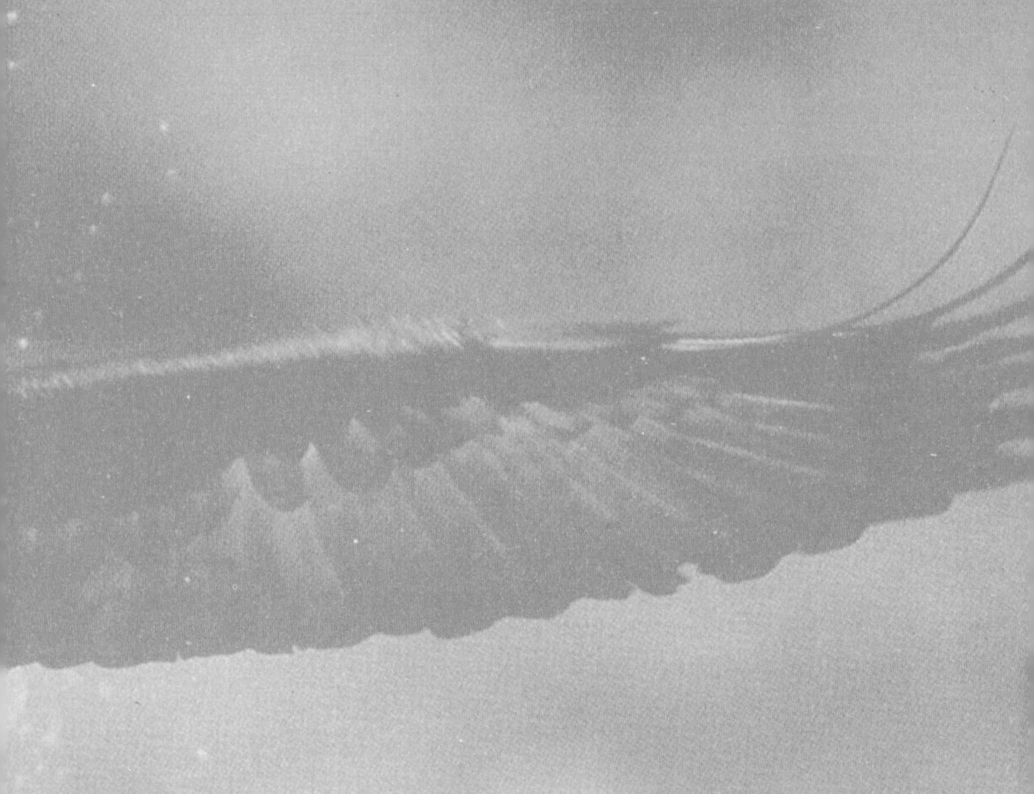

大展好書　好書大展

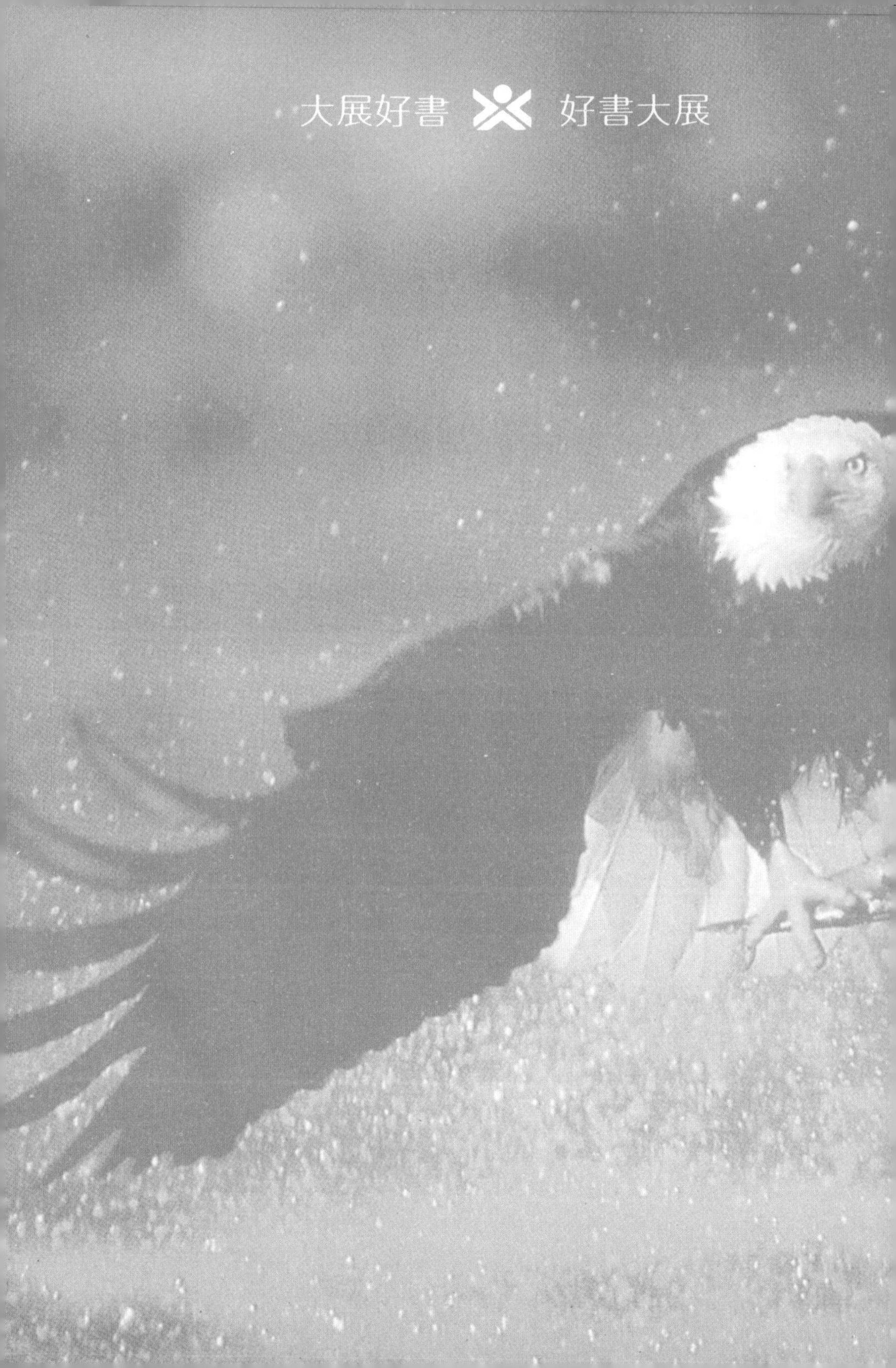
大展好書 好書大展